Oriol de Fàbregues-Boixar i Nebot

Noves formes farmacèutiques i vies d'administració de levodopa

Oriol de Fàbregues-Boixar i Nebot

Noves formes farmacèutiques i vies d'administració de levodopa

per al tractament de la malaltia de Parkinson

PUBLICIA

Imprint
Any brand names and product names mentioned in this book are subject to trademark, brand or patent protection and are trademarks or registered trademarks of their respective holders. The use of brand names, product names, common names, trade names, product descriptions etc. even without a particular marking in this work is in no way to be construed to mean that such names may be regarded as unrestricted in respect of trademark and brand protection legislation and could thus be used by anyone.

Cover image: www.ingimage.com

Publisher:
PUBLICIA
is a trademark of
Dodo Books Indian Ocean Ltd., member of the OmniScriptum S.R.L Publishing group
str. A.Russo 15, of. 61, Chisinau-2068, Republic of Moldova Europe
Printed at: see last page
ISBN: 978-3-639-64743-3

Zugl. / Approved by: Barcelona, Universitat Autònoma de Barcelona, 2016

Número de Depósito Legal:
DL B 1356-2022

A Francisca Cuesta Cruz (e.p.d.),

a Carmen Nebot Cuesta,

a Josep Mª de Fàbregues-Boixar,

i a Malú de Souza.

"Per a abraçar el problema mèdic per complert, la medicina experimental ha d'abraçar tres parts fonamentals: la *Fisiologia*, la *Patologia* i la *Terapèutica*. El coneixement de les causes dels fenòmens de la vida en l'estat normal, la *Fisiologia*, ens ensenyarà a mantenir les condicions normals de la vida, això és, *conservar la salud*. El coneixement de les malalties i de les causes que les determinen, la *Patologia*, ens conduirà per una banda a prevenir el desenvolupament de les condicions morboses, i per l'altra a combatre els efectes mitjançant els agents medicamentosos, això és *guarir les malalties*"

Claude Bernard
Introduction a l'étude de la médecine expérimentale

Agraïments

Agraeixo a tots els mestres i professors del batxillerat i de llicenciatura, en especial als professors C. Mezquita, J.Carreras, R. Bartons, E. Tolosa i J.Santamaria, per desvetllar i educar en l'interès científic i en la neurologia.

A tots els col.legues i mestres en la professió per inciar-me en l'exercici i pràctica de la neurologia, en especial als Drs. J. Guardia i M. Vilardell i als neuròlegs M. Lozano, ML. Viguera, C. Nos, C. Molina, J. Gàmez, F. Pujadas, M. Tintoré, F. Titus, F. Miquel, J.M. Martínez, J. Alvarez Sabin i A. Codina.

A tots els malalts que he atès i de qui he après, en particular a F. Carrasco amb qui vam salpar plegats en la singladura que aquí presento.

Als amics, companys i rivals, i sobretot a la família pel sosteniment i l'impuls en el progrés.

Nadie es una isla, completo en sí mismo; cada hombre es un pedazo de continente, una parte de la tierra.; si el mar se lleva una porción de tierra, toda Europa queda disminuida, como si fuera un promontorio, o la casa de uno de tus amigos, o la tuya propia. La muerte de cualquier hombre me disminuye porque estoy ligado a la humanidad; por consiguiente nunca hagas preguntar por quién doblan las campanas: doblan por ti.

John Donne, Devotions Upon Emergent Occasions

Por quien doblan las campanas. E. Hemingway

Index

ÍNDEX DE FIGURES - IL·LUSTRACIONS

ÍNDEX DE TAULES

ÍNDEX D'ABREVIATURES

AAN	*American Academy of Neurology*
CEIC	Comitè Ètic d'Investigació Clínica
CGI	*Clinical Global Impression*
CL	Cossos de Lewy
COMT	Enzim Catecol-o-metil transferasa
DCL	Deterior Cognitiu Lleu
EA	Esdeveniments adversos
EAG	Esdeveniment advers greu
ECP	Estimulació cerebral profunda
AEMPS	Agència Espanyola del Medicaments i Productes Sanitaris
EMA	Agència Europea del Medicament
EMG	Electromiografia
EQ-5D	EuroQol-5D. *European Quality of Life - 5 Dimensions instrument.* Instrument europeu de 5 dimensions de qualitat de vida
EQ-VAS	*European Quality of Life Visual Analog Scale.* Escala Analògica Visual de Qualitat de vida Europea
EUA	Estats Units d'Amèrica
FDA	*Food and Drug Administration* (Direcció Federal de Fàrmacs i Aliments dels EUA)
GCP	*Good Clinical Practice*. Bona Pràctica Clínica
GEP	Gastrostomia endoscòpica percutània
GEP-J	Gastrojejunostomia endoscòpica percutània
GILC	Gel d'infusió intestinal de levodopa / Carbidopa
GGBB	Ganglis basals
GP	Globus pàl·lid
GPe	Globus pàl·lid intern
GPi	Globus pàl·lid extern
H&Y	Hoehn & Yahr, estadis de malaltia de Parkinson
IDD	Inhibidor de l'enzim DOPA decarboxilasa
MAO	Enzim monoaminooxidasa
Levodopa	L-DOPA. L-3,4 dihidroxifenilalanina. Àcid (S)-2-amino-3-(3,4-dihidroxifenil) propanoic
MIBG	metaiode-benzil-guanidina
MMSE	*Mini-Mental State Examination*. Mini examen de l'estat mental

MP	Malaltia de Parkinson
NICE	*National Institute for Health and Care Excellence*
NST	Nucli subtalàmic de Luys
NMSS	*Non-Motor Symptoms Scale*
PDQ-39	*Parkinson's Disease Qüestionnairie-39 summary index*
PDSS	*Parkinson's Disease Sleep Scale*
PSG	Polisomnografia
PET	Tomografia per emissió de positrons
QRD	Quadern de recollida de dades
REM	*Rapid Eye Movement*. Fase del son: *Sommeil paradoxal*
RM	Ressonància magnètica
S&E	Schwab & England, escala d'activitats de la vida diària
SN	Substància negra
SNr	Part reticular de la substància negra
SNc	Part compacta de la substància negra
SPECT	Tomografia computeritzada d'emissió de fotons
TAC	Tomografia axial computaritzada
UPDRS	*Unified Parkinson's Disease Rating Scale*
ZBI	*Zarit Burden Index*

Summary / Resum

Summary

Though Parkinson's disease (PD) was first described 200 years ago, it's only been 50 years of successful clinical use of levodopa for its symptomatic treatment. Levodopa bioavailability and fluctuations in plasma levels however, are related in part to motor and to non-motor complications of PD. This encourages research for finding other forms and routes of administration, such as the intestinal delivery. Clinical observations, case series, comparative, retrospective, prospective, controlled, randomized and double-blind clinical trials demonstrating that administration of levodopa / carbidopa intestinal gel (LCIG) reduces the motor fluctuations are reviewed. However LCIG is a complex and expensive treatment, long-term management and the effects on cognition and behaviour, sleep and the impact in patient's quality of life, and caregiver burden are not well established. The aim of the study is to describe a long experience of nine years in the management of treating with LCIG for PD responding to levodopa with severe motor fluctuations, despite optimal conventional therapy. In a prospective, open, observational study of 116 months of clinical practice, PD motor and non-motor clinical aspects were collected. UPDRS scale and patient diaries were used to evaluate the motor condition before the study, at the beginning of LCIG treatment, at three and six months, and continuing annual follow up for nine years. Adverse events (AE) were collected as well as the corresponding action taken to solve them; the causes of treatment withdrawal were also collected. Three prospective sub-studies were performed: 1, of cognition and behaviour : in a subgroup of 5 patients evaluated with a specific battery of neuropsychological tests at baseline and at three/six months; 2, of quality of sleep : in a subgroup of 5 patients evaluated with Epworth scale, fatigue scale, Pittsburg quality of sleep questionnaire, Beck depression scale, and Hamilton anxiety scale, and overnight polysomnography study at baseline and at three/six months; 3, of health status, quality of life and caregiver burden : in 9 patients evaluated with quality of life questionnaire in PD (PDQ-39), health status questionnaires (EQ-5D and EQ-VAS), global clinical impression scale (CGI) and caregiver burden questionnaire (Zarit Burden index) at the start of LCIG, first week, 3, 6 and 12 months of treatment. Thirty seven patients were included (22M/15F) with a mean of 6.03 ± 1.42 hours a day in Off state. They followed LCIG treatment an average of 40.86 ± 31.26 months (range 1 to 116). All patients experienced improvement in motor fluctuations, reducing 4.87 ± 1.08 hours a day in Off state at 3 months, 4.91 ± 1.12 after 1 year, 4.90 ± 1 20 after five years, and 6.25 ± 0.35 to 9 years of treatment in two patients. Dyskinesias were reduced in duration but changes in severity of disability were not statistically significant. H&Y stages and S&E activities of daily living scale improved at mid term, with little variation of other motor aspects. Mental activity, behaviour and mood improved, most of the neuropsychiatric disorders were not exacerbated and impulse control disorders improved. Patients under LCIG had a high number of AE, which were usually well controlled. In sub-studies no neuropsychological impairment was found with treatment, and attentional functions, semantic fluency and voluntary motor control improved. The quality of sleep, which was bad at baseline, did not worsen, nor did it modify. Despite the high number of complications, quality of life significantly improved 26% of PDQ39 without worsening, but reducing the caregiver burden. Our experience with this largest prospective study, confirms that treatment with LCIG is well tolerated and safe, effective, and sustained for improving motor fluctuations of PD in routine clinical practice; improves and doesn't worsen other motor aspects, cognitive and sleep; improves quality of life and caregiver burden, where the correct management requires the organization of a multidisciplinary team.

Resum

Malgrat que la malaltia de Parkinson (MP) fou descrita ja fa 200 anys, segueix sent un repte el maneig terapèutic del deterior progressiu que experimenten els malalts, per la progressió de la patologia i la pèrdua de neurones dopaminèrgiques nigrals i per les complicacions motores i no motores que s'esdevenen.

Això no obstant es compleixen 50 anys, i és motiu de celebració, de la revolucionària aplicació clínica de la levodopa per al tractament simptomàtic de la malaltia. Un èxit de la neurofarmacologia. Si bé disposem, a dia d'avui, de diversos agents terapèutics (selegilina, rasagilina, entacapone, agonistes dopaminèrgics) de tots ells, malgrat ser el més vell, la levodopa segueix sent el més efectiu. Ara bé amb el tractament perllongat i l'avanç de la malaltia la seva eficàcia es redueix i apareixen complicacions motores (fluctuacions, discinèsies) i no motores (neuropsiquiàtriques com la psicosi, al·lucinacions, trastorns del control d'impulsos, entre d'altres), en part relacionades amb la biodisponibilitat i amb les fluctuacions irregulars dels nivells plasmàtics de la levodopa. Això ha motivat la recerca de noves formes farmacèutiques i noves vies d'administració d'aquest fàrmac. S'han estudiat formes farmacèutiques administrables per via rectal, nasal, pulmonar, transdèrmica, endovenosa i intraduodenal. Aquesta darrera via va ser utilitzada per administrar levodopa en forma de suspensió aquosa per Kurlan et al el 1986 i en forma de suspensió en gel el 1993 per l'equip suec de la Universitat d'Uppsala que ha demostrat que l'administració de gel intestinal de levodopa/carbidopa (GILC) directament al duodè permet una administració continuada de levodopa, aconsegueix evitar els efectes del buidatge gàstric pulsatiu, redueix la variabilitat en les concentracions plasmàtiques de levodopa i redueix clínicament les fluctuacions motores i les discinèsies. Des d'aleshores s'ha publicat en la literatura científica observacions clíniques, experiències en sèries de casos, estudis comparatius, estudis retrospectius, estudis prospectius, assaigs clínics controlats, assaigs aleatoritzats i un assaig clínic doble cec que es revisen en aquesta tesi, que demostren la seva eficàcia i seguretat, i que han motivat la seva aprovació pel seu ús en diversos sistemes nacionals sanitaris. A Espanya, el *Comité de Evaluación de Medicamentos* de l'*Agencia Española de Medicamentos y Productos Sanitarios* el va aprovar el 2005 per al tractament de la MP avançada amb complicacions motores malgrat el tractament convencional optimitzat, i el seu ús clínic s'inicià el 2006. En aquesta fase de la malaltia, hi ha dues altres opcions terapèutiques: l'estimulació cerebral profunda (ECP) i la infusió subcutània d'apomorfina. El tractament amb GILC és un tractament complex i costós; el seu maneig a llarg termini en la pràctica clínica habitual així com els seus efectes en la cognició i la conducta, el son i en la qualitat de vida dels pacients i la sobrecàrrega dels seus cuidadors són poc coneguts.

L'objectiu de l'estudi és descriure la nostra llarga experiència de 9 anys en el maneig del tractament amb infusió contínua intraduodenal de GILC per a la MP amb fluctuacions motores, l'eficàcia d'aquesta teràpia en el control dels trastorns motors, cognitius i de la son, en la qualitat de vida i la càrrega del cuidador; la seva seguretat, els problemes trobats, i les mesures adoptades per resoldre'ls i les causes de retirada del tractament.

Es tracta d'un estudi prospectiu, obert, observacional, de 116 mesos de durada, en pacients amb MP avançada responedors a la levodopa i tots ells amb fluctuacions motores intenses malgrat el tractament convencional optimitzat, que iniciaren tractament amb GILC a l'Hospital Universitari Vall d'Hebron, en el context de la pràctica clínica habitual.

Se'ls va substituir el seu tractament de levodopa oral per GILC en infusió duodenal contínua, inicialment a través d'una sonda nasoduodenal utilitzant una bomba portàtil externa per tal d'avaluar la resposta al tractament individual i la dosi requerida durant un període de prova de 3-10 dies. A continuació se'ls introduí un catèter gastro-duodenal per gastrostomia endoscòpica percutània (GEP) per a la infusió ja permanent de levodopa perfosa per la mateixa bomba portàtil a l'intestí prim a través d'un catèter. La dosi s'ajustà individualment per minimitzar períodes de temps *Off* i la discinèsia.

S'examinà previ al tractament, en iniciar-lo, al mes, als tres, sis, dotze mesos, i anualment durant el seu seguiment de fins a 9 anys; els següents paràmetres:

-Aspectes clínics motors: hores en *Off* del diari fluctuacions, discinèsies avaluades amb Unified Parkinson's Disease Rating Scale (UPDRS) part IV, UPDRS part II en *On* i *Off* , UPDRS part III en *On* i *Off,* estadi de estadi de Hoehn i Yahr (H&Y) en *On* i en *Off,* i escala de Schwab i England (S&E).

-Aspectes clínics no motors: com la funció cognitiva mitjançant el Mini-Mental State Examination (MMSE), i la UPDRS part I i el recull de trastorns neuropsiquiàtrics rellevants.

-Efectes Adversos (EA) i solucions: es recullen les complicacions i els efectes adversos ocorreguts des del seu ingrés i prova de resposta a GILC per sonda nasoduodenal, col·locació de GEP, i controls del tractament intraduodenal ambulatoris programats i urgents, durant màxim 116 mesos; les solucions i mesures trobades i adoptades per resoldre'ls i els motius de suspensió i retirada del tractament.

Es van realitzar tres estudis prospectius (subestudi 1: de Cognició i Conducta, subestudi 2: del Son, subestudi 3: de Qualitat de Vida, Estat de Salut i Càrrega del Cuidador) en tres subgrups de pacients d'aquesta població de pacients amb MP avançada:

Subgrup 1: Es va avaluar la cognició i la conducta en 5 pacients (2 homes / 3 dones) amb una bateria de tests neuropsicològics especialment seleccionats per a avaluar la cognició i els trastorns conductuals en pacients amb MP, a l'inici, i als tres o sis mesos de tractament.

Subgrup 2: La qualitat del son es va estudiar en 5 pacients (1 home / 4 dones), previ al tractament i 3-6 mesos després, mitjançant una bateria de tests (l'escala d' Epworth, l'escala de fatiga, el qüestionari de qualitat del son de Pittsburg, l'escala de depressió de Beck i l'escala d'ansietat de Hamilton) i la realització d'un estudi de polisomnografia nocturna (PSG).

Subgrup 3: L'Estat de salut, la qualitat de vida i la càrrega del cuidador foren examinades en 9 pacients (8 homes / 1 dona) prèviament i després de 1 setmana, 3, 6 i 12 mesos de tractament usant els qüestionaris de qualitat de vida: qüestionari de la malaltia de Parkinson de 39 ítems (PDQ-39) versió espanyola, els qüestionaris de salut, European Quality of Life - 5 Dimensions instrument (EQ-5D) i European Quality of Life Visual Analogic Scale (EQ-VAS) versió espanyola, l'escala d'impressió clínica global (CGI) i el qüestionari sobre la càrrega del / la cuidador / a, Zarit Burden Index versió espanyola (ZBI).

S'inclogueren 37 pacients (22 homes/15 dones), que presentaven una mitjana d'hores diàries en *Off* de 6,03 ± 1,42, en estadis de H&Y en *On* de 2 el 16,2%, de 2,5 el 67,5% i de 3 el 16,2%, i, en estat *Off* , de 3 el 35,1%, de 4 el 51,4% i de 5 el 13,5% restant; amb una puntuació UPDRS total de 43,19 ± 15,69 en estat *On* i de 70,41 ± 21,84 en estat *Off*; i una puntuació de 28 de mediana en el MMSE i amb símptomes no motors neuropsiquiàtrics en 20 pacients (54,1%). Van seguir el tractament amb GILC una mitjana de 40,86 ± 31,26 mesos, amb un rang de 1 a 116 mesos, 35 durant la vigília i en 2 casos durant 24 hores. Dos dels pacients rebien alimentació alhora per la mateixa gastrostomia del tractament. Dels 37 pacients tractats 2 (5,4%) van arribar al control dels 9 anys (108 mesos), 11 (29,7%) al dels 5 anys (60 mesos) i 23 (62,2%) al del primer any.

Després del tractament amb GILC tots els pacients experimenten milloria de les fluctuacions motores, amb una reducció de 4,87 ± 1,08 hores *Off* el dia als 3 mesos, de 4,91 ± 1,12 al cap d'1 any, de 4,90 ± 1,20 al cap de cinc anys i de 6,25 ± 0,35 als 9 anys en dos pacients. Les discinèsies es redueixen en el percentatge del dia que apareixen però els canvis en la seva gravetat no són estadísticament significatius, 5 (13,5%) milloren, 28 (75,7%) romanen estables i 4 (10,8%) empitjoren. Els estadis de H&Y i l'escala de S&E milloren a mitjà termini, mentre que els aspectes motors mesurats amb UPDRS II i III varien poc, millorant sobretot en l'estat *Off*. L'estat cognitiu mesurat amb MMSE no es modifica a mitjà termini, però millora l'activitat mental, conducta i ànim de la UPDRS I. No s'agreugen els trastorns neuropsiquiàtrics i milloren els trastorns de control d'impulsos. Els pacients presenten un alt nombre de EA, sobretot relacionats amb el dispositiu i el sistema d'infusió, però també amb el procediment GEP i la gastrostomia així com farmacològics, de perfil similar als descrits per la levodopa. Els subestudis obtenen que no hi ha deterior neuropsicològic amb el tractament amb GILC, i fins i tot poden millorar funcions atencionals, de fluència semàntica i de control motor voluntari. La qualitat del son, que és dolenta en aquests pacients, si bé no s'agreuja tampoc no es modifica. Malgrat l'alt nombre de complicacions els pacients presenten una significativa milloria de qualitat de vida, amb una milloria del 26% en PDQ39, sense agreujament, ans reduint la càrrega del seu cuidador, amb una reducció del 10% en el ZBI.

Es tracta de l'estudi prospectiu de més llarg seguiment realitzat que conclou que el tractament amb levodopa en forma farmacèutica GILC administrada via intestinal a través d'una gastrojejunostomia és un tractament eficaç pel control de les fluctuacions motores, i per la milloria o no agreujament d'altres aspectes motors i no motors de la MP, ben tolerat i segur, i de forma llargament sostinguda, i factible d'utilització en la pràctica clínica habitual.

Introducció

1 Introducció

1.1 Generalitats

La naturalesa amb dificultats potser distingeix entre ser viu i la resta de matèria, morta. Però sens dubte no distingeix en els sers vius - que els pot considerar com a "enginys de supervivència"-, els sans dels malalts. Tal com reflexionava Claude Bernard, no hi ha cap realitat objectiva en les paraules vida, mort, salut i malaltia. Són expressions literàries que ens servim (Bernard 1865). Els homes, que tenim el do i la oportunitat de classificar i anomenar el món, encertada o equivocadament, distingim els malalts com aquells sers vius que s'allunyen de la normalitat i s'acosten, més, a la mort; i considerem i anomenem el camí, la drecera, el pendent, que ens acosta a la mort com la malaltia.

Descrivim les malalties en termes macroscòpics (clínics i anatòmics), microscòpics (histològics i d'anatomia patològica) i moleculars (bioquímics), tan estàtics com dinàmics (fisiopatològics, patològics moleculars, patogènics, epidemiològics), i n'intentem comprendre el seu origen (etiologia, medicina evolucionista darwiniana); amb la voluntat de conèixer què ens passa en emmalaltir (Diagnosi), que ens passarà (Prognosi) i què hi podem fer per lluitar-hi (Terapèutica).

La fórmula que ha trobat la naturalesa -amb milions d'anys d'experimentació- de lluitar contra la malaltia i la mort, i afavorir i mantenir l'elevadíssima entropia de la vida, a diferència de la matèria morta, ha estat per una banda la d'implementar mecanismes de correcció de l'homeòstasi dinàmica en els sers vius -aconseguint un auto manteniment actiu en elevada ordenació-, i, sobretot, per l'altra, que sembla li ha sortit més rentable, generar nova vida, progressant, evolucionant, en la complexitat, i rebutjant-ne la vella; fins la nostra arribada. Nosaltres els homes -amb molta menys experiència, centenars, potser algun miler d'anys- hem esmerçat els nostres esforços no tan en generar nova vida, que també, però sobretot en salvaguardar al màxim la vida present. Evitant d'emmalaltir i intentant guarir, si ja s'ha donat el cas. Entestant-nos en recuperar l'homeòstasi que s'esmuny. Els nostres tractaments de la malaltia van en aquest sentit. El tractament de la malaltia de Parkinson n'és un bon exemple, un dels exemples més rellevants.

1.2 Descripció de la malaltia de Parkinson

La malaltia de Parkinson (MP) és una malaltia degenerativa, progressiva i discapacitant que clínicament es caracteritza per bradicinèsia, tremolor, rigidesa i inestabilitat postural. Constitueix la patologia degenerativa neurològica més prevalent després de la malaltia d'Alzheimer. Fou descrita per primera vegada per James Parkinson en el seu assaig sobre la "paràlisi tremolosa" *An Essay on the Shaking Palsy* el 1817 (figura 1) (Parkinson 1817), i fou Jean Martin Charcot qui primer la va anomenar com a "malaltia de Parkinson" en reconèixer la importància d'aquest treball del seu col·lega anglès (Charcot i Vulpian 1861). La patologia de la malaltia, però, no fou coneguda fins a principis del segle XX. El 1912 el patòleg alemany Frederick Lewy va notificar de l'existència d'inclusions citoplasmàtiques neuronals en diverses regions cerebrals, i el 1919 Konstantin N. Tretiakoff, qui donà el nom de cossos de Lewy (CL) a aquestes característiques inclusions, ressenyà que l'anormalitat més important en la MP és la pèrdua de neurones en la pars compacta de la substància negra (SN) del mesencèfal. Diversos investigadors, en la dècada de 1950, van establir la importància de la dopamina i de la seva pèrdua en els ganglis basals (GGBB) com la clau per a entendre la patologia bioquímica i la fisiopatologia de la MP i, per tant, el seu abordatge terapèutic.

Es tracta d'una malaltia heterogènia amb diversos subtipus clínics, així com formes esporàdiques i familiars; i multi sistèmica, amb compromís essencialment del sistema motor dopaminèrgic però amb disseminació de la patologia i progressiva afectació d'altres sistemes amb conseqüents símptomes no motors en la cognició, l'ànim, el son, vegetatius i sensitius.

Si bé s'han fet notables avenços pel que fa al coneixement de la fisiopatologia, l'anatomia i funció dels GGBB, dels mecanismes de degeneració neuronal i en la recerca dels múltiples factors etiològics de la malaltia, en especial amb la descoberta de diversos gens relacionats, la polimerització proteica anormal, etc la causa de la MP, el seu inici i la seva forma de progressar romanen encara desconegudes. Això no obstant, d'entre les malalties neurodegeneratives la MP és la que compta amb tractaments simptomàtics més eficaços, si bé el seu tractament etiològic encara no s'ha aconseguit.

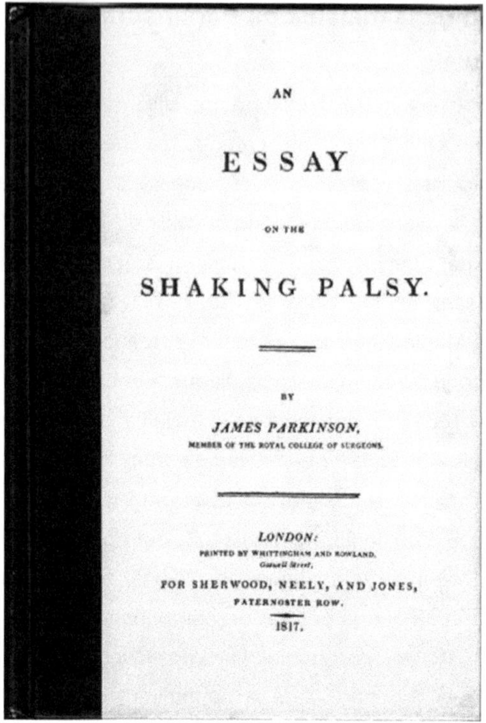

AN

ESSAY

ON THE

SHAKING PALSY.

BY

JAMES PARKINSON,

MEMBER OF THE ROYAL COLLEGE OF SURGEONS.

LONDON:

PRINTED BY WHITTINGHAM AND ROWLAND,

Goswell Street,

FOR SHERWOOD, NEELY, AND JONES,

PATERNOSTER ROW.

1817.

Figura 1. Pàgina del títol de *An Essay on the Shaking Palsy* de James Parkinson publicat el 1817.

1.2.1 Epidemiologia

La freqüència de la MP varia en els estudis epidemiològics segons les característiques de la població estudiada i els mètodes emprats.

1.2.1.1 Incidència

És rara en persones menors de 40 anys, i la incidència, nombre de casos nous per any, de la malaltia augmenta ràpidament a partir dels 60 anys. Les estimacions de la incidència de la MP segons els estudis oscil·len de 8 a 19 per

100.000 persones-any en població general (Twelves, Perkins et al. 2003; de Lau i Breteler 2006). La incidència s'incrementa amb l'edat, la incidència de la MP als 65 anys seria aproximadament de 50/100.000, als 75 anys 150/100.000 i als 85 anys fins a 400/100.000 (de Lau i Breteler 2006).
No disposem d'estudis sobre la incidència de la malaltia al nostre país. A l'estat espanyol s'aventura una incidència de 10 per 100.000 persones l'any (García-Ramos, López Valdés et al. 2013).

1.2.2.2 Prevalença

La MP és una malaltia neurodegenerativa progressiva que afecta entre 100 i 200 casos per cada 100.000 persones majors de 40 anys. Segons els estudis té una prevalença estimada de 31 a 328 per cada 100.000 persones a tot el món (Tanner i Golman 1996). S'estima que més de l'1 per cent de la població major de 65 anys es veu afectada per la MP (de Rijk MC, Tzourio C, 1997).
Una metanàlisi recent de 47 estudis conclou que la prevalença de la MP en població general de més de 40 anys és del 0,3% (Pringsheim, Jette et al. 2014). Segons aquesta metanàlisi, la prevalença de la MP augmenta amb l'edat, des de 41 per 100.000 per a les edats de 40 a 49 anys, fins a 1.900 per cada 100.000 per a l'edat de 80 anys o més. La prevalença als 60 anys seria aproximadament del 0,25%, del 0,5% als 65 anys, del 0,5 a 1,0% als 70 anys, de l'1,0-1,5% als 75 anys, de 2.0 a 2,5% als 80 anys, i de 3,0 a 4,0% a 85 anys (de Lau i Breteler 2006; Pringsheim, Jette et al. 2014).
Un estudi poblacional al País Basc obtenia una prevalença d'1,5% (Bergareche, De La Puente et al. 2004), al Baix Aragó de 220 per 100.000 persones (Errea JM, Ara et al. 1999), i a Guadalajara de 585 per 100.000 habitants (Martínez-Pérez, Ortiz-García et al. 2014). L'equip de P. Mir a Sevilla, estima que a Espanya hi ha uns 300.000 malalts (García-Ramos, López Valdés et al. 2013). A Catalunya s'estima hi ha uns 16.000 malalts.

1.2.2.3 Factors de risc i protectors

Les dades dels estudis epidemiològics (Noyce, Bestwick et al. 2012; Kieburtz i

Wunderle 2013) evidencien que els **riscs potencials** de contraure la MP són :

- L'envelliment.
  La *International Parkinson and Movement Disorder Society Task Force* (Berg, Postuma et al. 2015) reconeix que la prevalença i probabilitat de MP segons les edats seria:
  0,25% a l'edat de 60 anys;
  0,5% a l'edat de 65 anys;
  0,5 - 1,0% a l'edat de 70 anys;
  1,0 - 1,5% a l'edat de 75 anys;
  2,0 - 2,5% a l'edat de 80 anys;i
  3,0 - 4,0% a l'edat de 85 anys;
- L'existència d'antecedents familiars.
- El sexe masculí.
  La majoria dels estudis epidemiològics demostren una preponderància en homes (Pringsheim, Jette et al. 2014), si bé n'hi ha que no demostren cap diferència pel que fa a la prevalença en el sexe.

Respecte als **factors de protecció**:

- El tabaquisme és un factor epidemiològic de protecció.
- El consum de cafè i cafeïna s'ha associat a una menor incidència de la malaltia.
- Les dades de diversos estudis prospectius suggereixen que l'activitat física de moderada a vigorosa i l'exercici s'associa amb un menor risc de desenvolupar la MP.
- Hi ha evidència de diverses metanàlisis que l'ibuprofè pot estar associat amb un menor risc de MP (Gagne i Power 2010). Les dades respecte a altres fàrmacs antiinflamatoris no esteroides (AINE) són contradictòries.

Respecte a **altres factors de risc**:

- Alguns estudis epidemiològics han suggerit que la MP és més freqüent en els països industrials i en àrees amb importants indústries d'aliatge d'acer i fàbriques de pasta de fusta. Altres estudis han relacionat l'aparició de la MP amb la vida a les zones rurals, el cultiu de vegetals, l'exposició als herbicides, els pesticides, l'ús d'aigua de pou i el consum de llet.
- Professions relacionades amb l'advocacia, els negocis i finances, la construcció i extracció, i l'ocupació religiosa s'associen a la MP. Treballar en

agricultura, educació, salut o soldadura s'ha associat a la malaltia en alguns estudis d'evidència limitada.

- Tot i que la prevalença de càncers entre els malalts amb MP és baixa, tenen major risc de melanoma i de càncer de pròstata.

1.2.2.4 Genètica

Si bé la majoria dels casos de MP són esporàdics hi ha una creixent evidència que el factor genètic té un paper rellevant. Un 20-25% dels pacients amb MP esporàdica tenen almenys un familiar de primer grau amb MP i els familiars de primer grau de pacients amb MP tenen de 2,3 a 14,6 vegades més probabilitats de desenvolupar la malaltia que els controls. Dels estudis amb bessons es desprèn els factors genètics són més importants quan la malaltia comença abans dels 50 anys d'edat, però no després (Tanner CM, Ottman et al. 1999), i que la importància dels efectes genètics en la MP globalment és força baixa (Wirdefeldt, Gatz et al. 2005). S'han descrit diversos llinatges amb un fenotip de MP d'origen monogenètic. Les formes familiars de parkinsonisme associades amb mutacions causals s'han anomenat : PARK 1 - PARK 18. Una metanàlisi d'estudis genètics identifica més de 32 gens, nuclears específics i gens mitocondrials com a factors de risc per a la MP (Nalls, Pankratz et al. 2014).

Els gens identificats més rellevant són, entre d'altres:

- El gen de la glucocerebrosidasa (GBA), mutacions heterozigotes; en homozigosi causen la malaltia de Gaucher.
- El gen de la quinasa 2 rica en repeticions de leucina (LRRK-2), en PARK8, que juntamnet amb GBA ocasiona les formes més freqüents de MP monogènica.
- El gen de l'alfa-sinucleïna (SCNA), amb mutacions *missense* en PARK1 o multiplicacions en PARK4, formes molt rares però rellevants pel descobriment d'alfa-sinucleïna en els CL.
- El gen de la proteïna parkina, en PARK8.
- El gen mitocondrial de la quinasa 1 putativament induïda per PTEN (PINK1) en PARK6.
- El gen mitocondrial DJ-1, en PARK7.

Les malalties de Parkinson de causa genètica es designen com a PARK amb números progressius de l'1 al 18.

S'associa a mutacions en el gen de l'alfa-sinucleïna una MP familiar, hereditària de caràcter dominant, el PARK1 i PARK4, poc freqüent. Mutacions en el gen Parkin causen una forma de MP juvenil amb resposta a levodopa hereditària recessiva, el PARK2. Les mutacions del gen de la cinasa 1 suposadament induïda pel PTEN mitocondrial (PINK1), s'associen a una MP familiar autosòmica recessiva, el PARK6. Mutacions en el gen mitocondrial DJ-1 s'associen a una MP juvenil d'herència recessiva, PARK7. La forma més freqüent de MP monogènica és el PARK8, causada per mutacions en el gen de Kinasa-2 rica en repeticions de Leucina (LRRK2), el producte proteic del qual és la dardarina (de l'eusquera dardara, que significa "tremolor"). A Catalunya podria representar el 6,4% de la MP familiar, així com el 3,4 % de la MP esporàdica (Gaig, Ezquerra et al. 2006). El gen associat amb la malaltia de Gaucher és un important factor de risc per a la malaltia. De ben segur la investigació aportarà noves formes de MP monogenètiques que acotaran progressivament molts dels casos actualment considerats esporàdics. Les proves de genètica molecular per a determinar mutacions dels gens SNCA, Parkin (PARK2), PINK1 (PARK6), DJ-1 (PARK 7) i LRRK2 (PARK8) estan disponibles, en centres de recerca, però la interpretació clínica d'aquestes proves és difícil. Les proves de rutina per a aquests gens no són, doncs, recomanables en aquest moment en la pràctica clínica.

1.2.2 Etiologia

La MP és un procés neurodegeneratiu, de caràcter progressiu de causa desconeguda. Probablement és d'origen multi factorial amb una participació de l'herència i de la circumstància.

La majoria dels casos de MP semblen ser esporàdics. Pel que fa al dilema sobre el pes causal entre l'herència i la circumstància en la malaltia, cal tenir present, a favor del paper de la circumstància, que la malaltia va ser descrita en ple apogeu de la revolució industrial i que el 1983 es va publicar l'associació entre l'exposició a MPTP (1 metil - 4 fenil - 1, 2, 3, 6 tetrahidropiridina) i el parkinsonisme.

Hi ha una evidència creixent, però, que els factors genètics juguen un paper en la patogènesi de la MP, sobretot quan l'edat d'inici dels símptomes és anterior als 50 anys, com són les malalties de Parkinson de causa genètica (PARK 1 al 18), o en la malaltia de Gaucher què és un important factor de risc per a la MP. Sembla probable que l'origen de la malaltia procedeixi d'una combinació d'exposició a alguna toxina i una incapacitat heredada per a eliminar-la adequadament.

1.2.3 Patogènesi

Independentment de l'etiologia inicial de la malaltia, el que s'esdevé en la MP és una disfunció sinàptica i sobretot una degeneració neuronal particularment de cèl·lules productores de dopamina de la substància negra (SN) situada al mesencèfal (Agid, Ruberg et al. 1993), però no exclusivament, doncs hi ha també una afectació de multiples sistemes neuronals, per apoptosi, autofàgia i necrosi i una progressió en l'espai d'aquesta degeneració. Es desconeix, però, amb precisió el seu origen i els mecanismes patogènics. Probablement la malaltia es genera per una cascada d'esdeveniments que conjuguen la interacció entre factors genètics, anormalitats en el processament de proteïnes, particularment anomalies en la proteïna alfa-sinucleïna amb la formació d'agregats fibril·lars insolubles, alteracions en el sistema ubiqüitina-proteasoma, disfuncions mitocondrials, estrès oxidatiu i mecanismes inflamatoris i immunològics, factors glials i factors tròfics. Amb afectació dels tres sistemes de manteniment de l'homeòstasi cel·lular de proteïnes -el sistema de xaperones, el sistema proteasoma ubiqüitina i el sistema d'autofàgia lisosomal- i un conseqüent cúmul letal de proteïnes anormals, i participació d'alteracions en el metabolisme del ferro, neuromelanina, dopamina i radicals lliures (Perier i Vila 2015). En la propagació i progressió de la malaltia hi estaria implicada l'alfa-sinucleïna mal plegada transmissible de cèl·lula a cèl·lula com ha descobert entre altres, l'equip de M. Vila (Recasens, Dehay et al. 2014). Procés que condueix a la degeneració de les neurones nígriques, amb la conseqüent denervació de l'estriat i la disminució de l'aport de dopamina.

1.2.3.1 Fisiopatologia

La depleció de dopamina en els GGBB, trastorn fonamental en la malaltia, ocasiona alteracions en les seves connexions fisiològiques cap al tàlem i l'escorça cerebral motora, fet que clínicament s'expressa amb els signes parkinsonians com el de la lentitud del moviment.

Els GGBB són una entitat funcional, part essencial del circuit corticosubcortical, també anomenat en el passat, sistema extrapiramidal, que està relacionada amb el moviment, l'emoció i la cognició automàtics subconscients (Agid 2013). Estan constituïts per un grup de masses cel·lulars estretament connectades, que s'estenen des de la base del telencèfal a través de la porció central del diencèfal fins al tegment del mesencèfal, que són:

- el neoestriat: cos estriat constituït pels
  - nuclis caudat i
  - putamen, que són contigus
- el paleoestriat:
  - globus pàl·lid (GP) intern (GPi) i extern (GPe). El GP i el putamen formen el nucli lenticular.
  - la zona incerta i
  - el nucli subtalàmic de Luys (NST).
- el mesencèfal:
  - la SN, quin tret histològic distintiu i específic és l'existència de grànuls de pigment (melanina) escampats pel protoplasma de les grans neurones. La SN es compon de dues parts: una posterior molt fosca, en la qual les neurones amb melanina es troben en gran quantitat i estan juntes (la pars compacta (SNc)); i una altra anterior, més clara, que ocupa més espai i amb moltes menys neurones (la pars reticulada (SNr)).
  - el nucli roig
  - la formació reticular
- el nucli accumbens, claustre, amígdala i tubercle olfactori.
- i el tàlem òptic, que no s'inclou estrictament com a GGBB, però hi té íntimes connexions.
- així com de la protuberància: el nucli pedunculopontí (de recent interès

en relació a la marxa)

- i del bulb: les olives bulbars

Segons el model funcional dels GGBB proposat els anys 80 (Alexander, DeLong et al. 1986), aquests formen part d'un sistema cortico-subcortical que integra diverses regions de l'escorça cerebral i els GGBB, i que retorna a l'escorça després de fer sinapsi al tàlem. Segons la regió de l'escorça on s'origina, es distingeix un circuit sensitivomotor (mesoestriatal), un de cognitiu (mesocortical) i un d'afectiu (mesolímbic). Aquests cirucits estan respectivament relacionats amb la motricitat, l'emoció i la cognició. El circuit motor, mesoestriatal, està relacionat amb l'execució automàtica els moviments, apresos, amb la selecció del programa motor adequat, eliminant els moviments inapropiats i amb l'aprenentatge dels patrons motors. En particular amb el manteniment de la postura del cos i de les extremitats i els moviments espontanis i reflexs (com el parpelleig i gesticulacions) i automàtics o associats que acompanyen un acte motor voluntari (com el balanceig dels braços en caminar).

L'organització del circuit motor (figura 2) té com a principal nucli d'entrada l'estriat, i, com a nuclis de sortida del sistema, el globus pàl·lid intern (GPi) i la pars reticular de la SN (SNr), d'acció inhibitòria GABAèrgica sobre els nuclis ventrals del tàlem, i aquest té una acció excitadora sobre l'escorça. Entre aquestes estructures d'entrada i de sortida, hi hauria dos sistemes de projecció anomenats "via directa" i "via indirecta". Una "via hiperdirecta" salvaria l'estriat i es projectaria directament al NST. Per la via directa, l'estriat, a través dels seus receptors dopaminèrgics D1, es projecta directament, de forma mono sinàptica, al GPi i a la SNr; i per la via indirecta, l'estriat, a través dels seus receptors dopaminèrgics D2, es projecta de forma polisinàptica a la porció externa del GP (GPe), que envia eferències GABAèrgiques al NST, que seguidament es projecta als nuclis de sortida GPi i SNr amb sinapsis glutamatèrgiques. Seqüencialment la via hiperdirecta activa el GPi /SNr inhibint el tàlem, suposant un fre al moviment; la via directa inhibeix el GPi/SNr desinhibint el tàlem i facilita el moviment i seguidament la via indirecta de nou activa el GPi /SNr inhibint el tàlem, i suposa un nou fre al moviment.

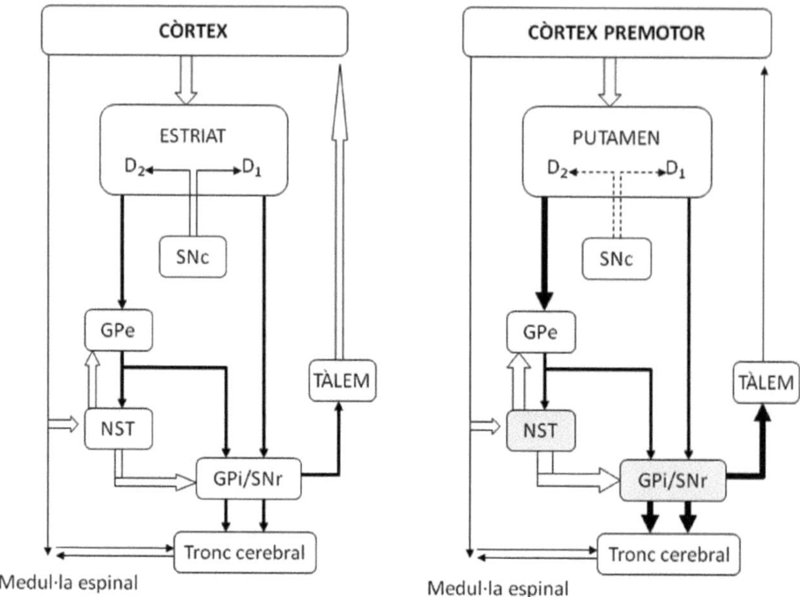

Figura 2. Organització funcional dels ganglis de la base (Alexander, 1986) en el sa i en la malaltia de Parkinson.

Arreu dels GGBB i del sistema límbic s'hi han identificat i clonat cinc receptors de dopamina diferents (D1-D5). La dopamina a l'estriat, provinent de les neurones de la SNc (única font de dopamina dels GGBB) ocasiona un efecte modulador, dual, del sistema; per una banda, estimulador, a través de les neurones amb receptors D1 de la via directa, i per l'altra, inhibitori, a través de les neurones amb receptors D2 de la via indirecta. L'efecte net sobre el control del moviment és, doncs, ambivalent i equilibrat; de l'activació de la via directa en resulta una inhibició dels nuclis de sortida (que estimula el moviment) i de l'activació de la via indirecta, amb la inhibició del GPe i la desinhibició del NST, en resulta una excitació dels nuclis de sortida del sistema (que frena el moviment).

En la MP hom considera que la depleció dopaminèrgica té com a conseqüència el desequilibri del sistema amb una relativa hiperactivitat de la via indirecta, això és, un augment de la inhibició del GPe i una desinhibició del NST, amb un conseqüent increment de l'excitació dels nuclis de sortida. Alhora la seva inhibició per la via directa s'hauria reduït. El resultat, doncs, seria un excés d'activació dels nuclis de sortida, amb un desequilibri a favor del fre al moviment.

Aquest model ha permès un avenç notable en el coneixement sobre la malaltia i ha estimulat alhora nous estudis neurocientífics, els resultats dels quals, però, en el nou segle XXI, han demostrat que l'organització funcional dels GGBB està constituïda per una xarxa de connexions més complexa que no només aquest simple sistema dual i jeràrquic; que inclou el concurs del complex centre-medià-parafascicular i la SN, i que manté una organització somatotòpica. Es tendeix, doncs, a adoptar un model funcional de xarxa neuronal en la qual els seus diferents elements estan interconnectats i s'influencien en tota la xarxa, mantenint una segregació funcional, convergent i paral·lela però integrada (Obeso, Rodríguez-Oroz et al. 2000).

Cal tenir present, a més, que el cervell té una notable capacitat per a compensar l'esgotament de la dopamina presinàptica, amb mecanismes compensatoris com l'augment de la síntesi de dopamina en les neurones supervivents i l'augment de les eferències de les dendrites de les neurones dopaminèrgiques. La denervació dopaminèrgica ha demostrat que genera una proliferació dels receptors D2, així com una col·localització de receptors D1 i D2. S'han proposat tres etapes de compensació que es correspondrien al període premotor de la MP:

- Un primer període durant el qual els mecanismes homeostàtics compensatoris són capaços d'"emmascarar" la malaltia.
- Augment de l'activitat dels nuclis dels ganglis basals de sortida (GPi) quan comença a fer fallida l'homeòstasi de dopamina de l'estriat.
- Augment de la intensitat de la compensació del dèficit per part d'estructures fora dels GGBB (per exemple, àrea motora suplementària de l'escorça) amb la conseqüent manifestació de la semiologia clínica motora de la MP.

Cal ressenyar que hi ha també afectació d'altres sistemes -colinèrgics, serotoninèrgics i noradrenèrgics- que ocasionaran els símptomes no motors de la malaltia en la cognició, ànim, son, vegetatius i sensitius.

1.2.4 Patologia

La lesió fonamental de la MP rau en la part compacta de la substància negra (SNc) o locus niger, on s'hi observa, a nivell macroscòpic, una progressiva despigmentació (figura 3); i, a nivell microscòpic, una pèrdua neuronal i gliosi, mentre que en les neurones supervivents, s'hi pot observar la presència d'acúmuls citoplasmàtics anomenats "cossos de Lewy" (CL) (figura 4) senyal histològica més característica, però no patognomònica (pot ser absent en MP familiar PARK2 per mutació gen Parkin per exemple). La degeneració axonal de les cèl·lules nígriques en l'estriat explica la disminució de la dopamina en aquesta estructura i l'alteració de la transmissió dopaminèrgica. En el moment que els primers símptomes de la MP sorgeixen, al voltant del 60 per cent de les neurones en la pars compacta de la substància negra s'han perdut, i el 80 per cent de la dopamina estriatal s'ha esgotat (Pakkenberg, Møller et al. 1991).

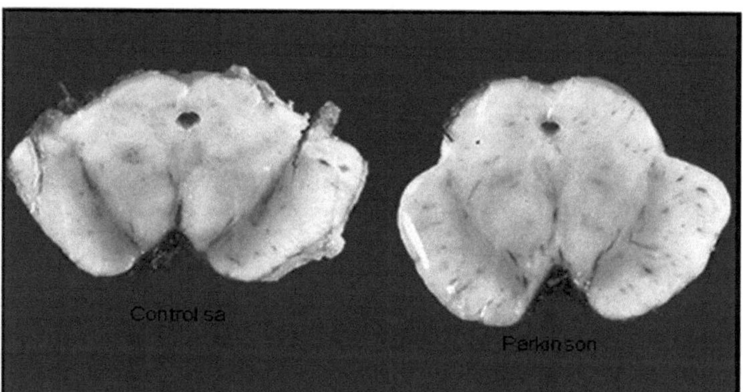

Figura 3. Substància negra en el sa i en la malaltia de Parkinson. (gentilesa de J. Bové)

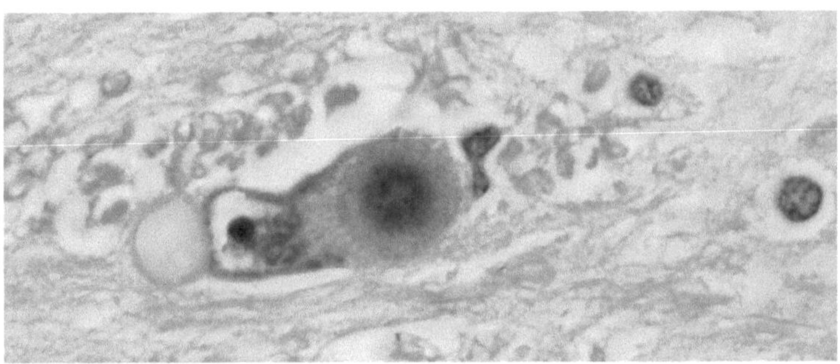

Figura 4. Cos de Lewy en la malaltia de Parkinson marcat positivament per immuhistoquímica d'alfa-sinucleïna.(gentilesa de M. Vila)

A més de la degeneració de la SNc mesencefàlica, també s'observa en pacients amb MP neurodegeneració en el *nucleus ceruleus* pontí, en el nucli dorsal del vague medul·lar i en altres nuclis del tronc cerebral incloent el GPi, el complex del centre-medià-parafascicular, els nuclis del tegment pedunculoponti i els nuclis intralaminars caudals glutamatèrgics del tàlem. D'altra banda, estudis de ressonància magnètica volumètrica han trobat una atròfia significativa de l'hipocamp en pacients amb MP, amb o sense deteriorament cognitiu.

El diagnòstic patològic s'estableix en base a la presència de pèrdua neuronal a la SN i patologia de tipus Lewy. Si bé encara no hi ha un consens en quins criteris patològics són necessaris per al diagnòstic de la MP, la majoria dels investigadors accepta que els CL, anomenats així honorant Frederick H. Lewy, constitueixen la característica patològica de la MP, tot i que no són específics de la MP, ja que s'observen també en la vellesa i en altres malalties neurodegeneratives de tipus taupatia, amiloïdeopatia i sinucleïnopatia.

Els CL són inclusions eosinofíliques rodones del citoplasma neuronal. Els estudis immunohistoquímics han demostrat que els CL es componen principalment d'alfa-sinucleïna (figura 4) i d'ubiqüitina; també contenen calbindina, proteïnes del complement, subunitats de microfilaments, tubulina, proteïna 1 i 2 associada a microtúbuls, i una proteïna del substrat parkin anomenada substrat Pael-R.

En els pacients amb MP, els CL s'observen no només en la substància negra,

sinó també en el nucli basal de Meynert, en el *locus ceruleus*, l'escorça cerebral, els ganglis simpàtics, el nucli dorsal del vague, el plexe mientèric de l'intestí, i fins i tot en el plexe simpàtic cardíac.
Hi ha controvèrsia en el fet de si els CL són tòxics per a les neurones com s'ha considerat tradicionalment o, en canvi, són neuroprotectors i, per tant, la seva gènesi disminueix la patologia de la MP. S'ha postulat que allò realment neurotòxic són de fet els oligòmers d'alfa-sinucleïna.

1.2.4.1 Estadiatge de Braak

Des del punt de vista tradicional, el procés patològic de la MP s'inicia amb la degeneració de les neurones dopaminèrgiques en la substància negra. Aquesta visió ha estat qüestionada pel neuropatòleg Heiko Braak (Goedert M, Spillantini et al. 2013; Braak, Del Tredici 2008), que ha proposat que els canvis patològics de la MP en el sistema nerviós central, tant els CL com les neurites de Lewy, s'inicien a la medul·la del tronc cerebral i en el bulb olfactori, i que progressen rostralment durant molts anys fins a assolir l'escorça cerebral en un procés predictible de sis etapes. Segons l'estadiatge de Braak, la progressió dels canvis patològics es produeix de la següent manera (figura 5):

- Durant les **fases presimptomàtiques 1 i 2,** els canvis patològics es troben en el bulb raquidi i bulb olfactori (fase 1) i nuclis de la protuberància (fase 2).
- En les **etapes 3 i 4**, la patologia ha migrat rostralment a la part compacta de la substància negra i altres nuclis neuronals del mesencèfal i prosencèfal, així com l'uncus de l'hipocamp (fase 3) i la resta del sistema límbic (fase 4), moment en què els símptomes motors clàssics de la MP apareixen per primera vegada.
- En les **etapes finals 5 i 6**, el procés patològic envaeix l'escorça telencefàlica associativa (fase 5) i primària (fase 6) dels lòbuls temporal i frontal.

Aquesta proposta és encara d'acceptació controvertida. També són controvertides altres hipòtesis que proposen l'origen de la patologia fora del sistema nerviós central.

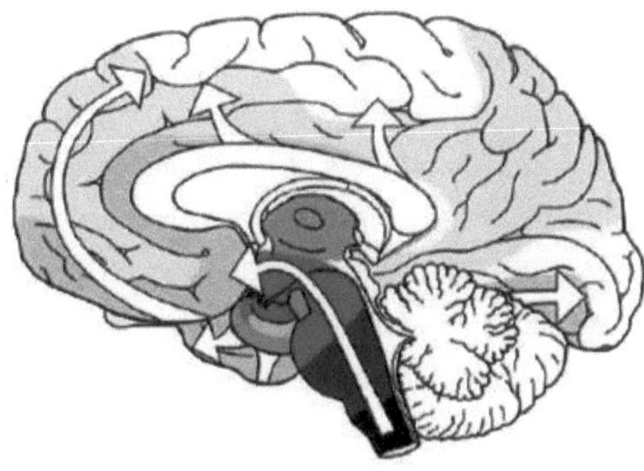

Figura 5. Progressió anatòmica de la patologia segons hipòtesi de Braak.

1.2.5 Ecologia

Qualsevol característica dels éssers vius, és el resultat de l'evolució per selecció natural, la malaltia no n'és una excepció. Malauradament, en la medicina acadèmica encara no ha fet prou lloc la revolució de la ciència natural que ha aportat la Teoria de l'evolució de Darwin. Llevat de les malalties infeccioses i parasitàries, en la resta de disciplines mèdiques l'aportació de coneixements dels processos morbosos sota el prisma darwinià, evolutiu o ecològic és encara escàs.

Arsuaga recorda que els humans d'avui duen una vida molt diferent a la natural per a la qual van adaptar-se i evolucionar. La vida humana és més llarga que la dels nostres avantpassats, i moltes patologies neurodegeneratives no es detecten fins a edats avançades. En la major part dels casos, un cop superada l'edat reproductiva, pel que han quedat fora del procés de selecció natural i, per tant, l'evolució no les ha erradicat. No està clar que la MP sigui una malaltia de l'humà sotmès a les circumstàncies actuals, o bé ve de lluny evolutivament (Arsuaga 2014).

Encara que s'ha proposat que la MP va sorgir com a conseqüència de la revolució industrial, hi ha alguna evidència que una malaltia coneguda com "Kampavata", que consistent en agitació (Kampa) i la falta de moviment muscular (vata), existia en l'antic sistema mèdic indi, Ayurveda, fa tant de temps com 4500 anys (Manyam 1990); i en el cap de l'art també hi ha descripcions antigues molt suggerents de pacients amb MP, com per exemple la descripció pictòrica d'un parkinsonisme camptocòrnic en el quadre "San Hugo en el refectorio de los Cartujos" (Sevilla, Museo de Bellas Artes) de Francisco de Zurbarán, realitzat el 1655 (figura 6). En qualsevol cas la gran prevalença de la malaltia i la seva etiologia multi factorial, incloent factors genètics, permeten inferir que la base genètica de la malaltia i la predisposició genètica a desenvolupar-la hauran estat sel·lecciondes en el curs de l'evolució. Aquesta base genètica malgrat condicionar el desenvolupament de la malaltia en l'individu adult, haurà estat seleccionada, per altra banda, per haver afavorit, d'alguna manera, la supervivència dels individus.

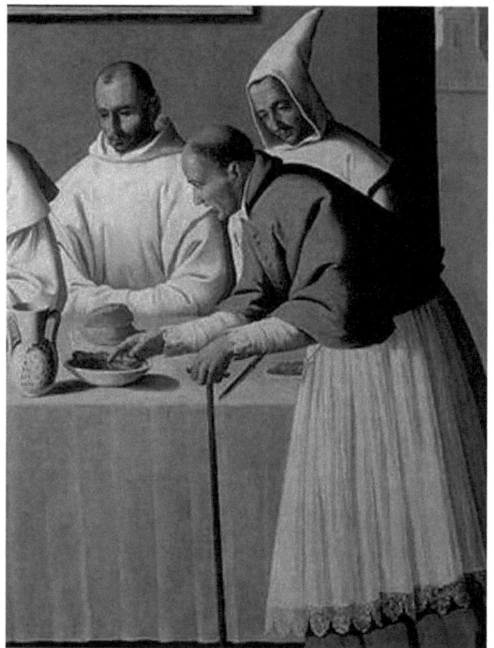

Figura 6. Part del quadre "San Hugo en el refectorio de los Cartujos" de Francisco de Zurbarán (Sevilla, Museo de Bellas Artes), on s'aprecia Sant Hug camptocòrnic i parkinsonià el 1655.

Alguna raó evolutiva doncs ha de tenir la MP, ara com ara desconeguda. La MP pot ser l'altra cara de la moneda d'algun tipus de benefici evolutiu desconegut. Durant molts milers d'anys els homes han viscut en petits grups integrats per parents abans de la civilització i probablement en aquest temps es seleccionessin trastorns com la psicopatia, l'autisme, l'esquizofrènia, potser la predisposició a la MP aportava algun benefici evolutiu als individus humans anteriors a la civilització. Em permeto aventurar que anteriorment a la fase premotora i preclínica de la malaltia d'adult, l'individu condicionat a la malaltia haurà tingut una major facilitat per a sobreviure en la infantesa i joventut i reproduir-se amb èxit. La primera hipòtesi conductual ecològica a tenir en compte al respecte és que la "personalitat premòrbida" (Ishihara i Brayne 2006; Poletti i Bonuccelli 2012) dels malalts podria haver afavorit l'arribada amb èxit de l'individu a l'edat adulta i la seva reproducció. Una hipòtesi seria aventurar que la MP en la seva fase preclínica (personalitat premòrbida) aporta algun tipus de factor que propicia la supervivència en edats infantils i juvenils i la reproducció, però que després no podrà afrontar la senectut. Nens i joves "responsables", "prudents" i "autocontrolats" tindrien menys risc d'accidentar-se, menor sinistralitat i la seva presa de decisions afavoriria assolissin l'edat fèrtil, i probablement siguin a més apreciats i ben reconeguts en el grup humà afavorint la seva descendència.

Ara bé, la MP també podria ser l'exponent d'algun benefici evolutiu a sers vius anteriors als homes i als homínids. L'evolució no només selecciona espècies i individus, també selecciona molècules. Pot ser que el cos del malalt beneficiï la supervivència d'algun tipus de proteïna o de replicador, que faci ús del malaurat malalt.

1.2.6 Semiologia clínica

1.2.6.1 Manifestacions clíniques cardinals

La MP es caracteritza per l'aparició lenta i de manera asimètrica, de quatre manifestacions clíniques principals cardinals: 1) la bradicinèsia, 2) el tremolor de repòs, 3) la rigidesa, i en avançar la malaltia, 4) l'alteració de l'equilibri, de la postura i de la marxa per alteració dels reflexos posturals (Gelb, Oliver et al. 1999). Si bé hi concorren també, de forma més heterogènia, altres símptomes i signes.

1. **Bradicinèsia**: lentitud generalitzada del moviment voluntari. Es produeix un alentiment progressiu dels moviments voluntaris, particularment en la seva iniciació. Amb pèrdua o disminució dels moviments associats (com el braceig en caminar), i dels moviments espontanis (com el parpelleig i les gesticulacions). Afecta la cara i els músculs axials i, en combinació amb el tremolor i la rigidesa, fa que tasques simples com escriure, vestir-se o cordar-se esdevinguin difícils o impossibles. És la principal causa de discapacitat de la malaltia. El malalt ho pot descriure com una "debilitat", "falta de coordinació", "cansament" en apreciar les dificultats en l'inici del moviment. A la cara, li ocasionarà la pèrdua de la riquesa de l'expressió de la musculatura facial, hipomímia o amímia facial. En la parla que perdrà entonació. La bradicinèsia s'aprecia, en els braços, distalment, amb mala destresa dels dits. Els pacients es queixen de dificultat per a realitzar tasques com ara cordar-se la roba, lligar-se els cordons, fer doble clic a un ratolí de l'ordinador, escriure (micrografia) o agafar monedes d'una butxaca. A les cames, les queixes fan referència a caminar arrossegant els peus i amb la passa més curta (marxa "*à petit pas*") o una sensació d'inestabilitat. Els pacients també poden tenir dificultat per aixecar-se d'una cadira o sortir d'un cotxe. A mesura que la malaltia progressa, pot aparèixer el "bloqueig" o la "congelació" de la passa; de sobte el pacient es queda enganxat al lloc, incapaç de fer un pas endavant, com si els peus estiguessin enganxats a terra. Aquest fet es produeix típicament quan el pacient s'aixeca d'una cadira, intenta canviar de direcció mentre camina o canvia d'una superfície a una altra (creuar portes).

L'examen clínic de la bradicinèsia inclou l'avaluació dels moviments de les extremitats de cada costat del cos. La velocitat, l'amplitud i el ritme dels dits tocant, agafant la mà, els moviments de pronació-supinació de la mà, i flexions dorsal i plantar del peu.

2. Tremolor: es presenta sovint en estadis inicials de la malaltia i és un tremolor de repòs, asimètric, groller (3-7 Hz, generalment 4-6 Hz), que disminueix, tanmateix, en mantenir una postura o realitzar una acció. Afecta principalment les mans i els peus, encara que també pot afectar el crani, sobretot a llavis, barbeta i la llengua. El tremolor de les mans produeix el característic "comptar monedes" que es produeix per la postura de la mà, amb el canell flexionat, els dits estesos i el polze adduït, en caminar, que es una forma de repòs de la mà. Generalment és d'inici unilateral, asimètric i afecta posteriorment al membre contra lateral, pot començar per algun dit, mà canell, colze, peu, cama, hemicos, barbeta o cervical-cefàlic. S'agreuja en situacions d'ansietat, excitació emocional o estrès, i es fa més palès amb la distracció del pacient, i desapareix en la son.
No és estrany que un tremolor de MP sigui present en maniobres posturals o en una acció; però en aquests casos, el tremolor serà encara més notable en el repòs. No obstant això, quan el tremolor és greu, pot ser difícil distingir entre un tremolor de repòs i un tremolor d'acció. Alguns pacients amb MP poden tenir un "tremolor reemergent", és a dir, un tremolor postural que es manifesta després d'una latència de diversos segons i que té una freqüència típica del tremolor de repòs de la MP, a distingir i no confondre amb el tremolor essencial.
Està present en un 70% dels casos, però un 20-25% poden no presentar-lo mai.

3. Rigidesa (o hipertonia parkinsoniana): augment de la resistència al moviment passiu d'una articulació. És global, tots els músculs de les extremitats afectades estan rígids; i plàstica, es produeix un augment del to al llarg de tot el moviment passiu de l'extremitat, per la qual cosa s'ha comparat clàssicament amb el doblegar un tub de plom. Amb el característic fenomen de la "roda dentada", signe de Negro, ocasionat per la combinació de l'augment del to, rigidesa, i el tremolor i es nota millor quan es flexiona i s'estén passivament, o quan es supina i prona el canell del pacient. La rigidesa parkinsoniana pot evidenciar-se amb la maniobra de Froment en estirar un grup muscular d'una extremitat, flexors i extensors del canell, mentre el pacient realitza un moviment voluntari amb l'extremitat contra lateral. La rigidesa pot afectar qualsevol part del cos. Pot ocasionar l'anomenada "mà de l'estriat" (extensió de les articulacions interfalàngiques proximals i distals amb la flexió de les articulacions metacarpofalàngiques), la disminució del balanceig dels braços en caminar i la típica postura encorbada.

4. Desequilibri, inestabilitat postural i trastorn de la marxa: l'alteració dels reflexos posturals centrals propicia el desequilibri i les caigudes, típicament endavant. No es presenten a l'inici, sinó en fases intermitges o avançades, amb la progressió de la malaltia. Els pacients se senten inestables i s'adonen dels constants ajustaments posturals imperceptibles que es produeixen normalment. Tenen dificultat per a mantenir-se drets en posició recta i, quan intenten caminar cap endavant, el cap i el tronc es mouen descompassats amb els peus, que són incapaços de seguir-los per evitar la caiguda, que pot ser greu, en caure els pacients "a plom" a terra. No s'atreveixen a canviar de direcció sense aturar-se i recuperar la seva postura inicial, i tornar a repetir el procés complet. Qualsevol maniobra en espais reduïts pot ocasionar-los dificultats. Entrar i sortir de la banyera, llevat que hi hagi alguna cosa on recolzar-se, pot arribar a ser impossible. En fases més avançades el trastorn es fa notable i apareixen les caigudes i la progressiva necessitat de suports per evitar-les.
S'explora amb la maniobra de l'empenta, en empentar al pacient aquest fa mès de dues o tres passes endarrere o fins i tot cau. També s'examina clínicament el seu caminar.
La marxa es deteriora, es fa lenta, arrossegant els peus, a petites passes (*à petit pas*). Pot fer-se "festinant" amb inclinació endavant cada cop més ràpid i accelerada, necessitant fins i tot agafar-se a un fanal per exemple, per frenar-se. També pot succeir la dificultat per a fer la passa, fenomen de congelació o *freezing*.

Són també signes clínics freqüents addicionals característics de la MP l'aparició asimètrica dels símptomes i la millora dels quals amb levodopa (Gelb, Oliver et al. 1999; Calne, Snow et al. 1992).

1.2.6.2 Altres símptomes i signes motors

A més de les manifestacions cardinals de la malaltia esmentades, la MP pot manifestar-se clínicament també amb altres trastorns motors que són segons la musculatura compromesa:

- **Musculatura craniofacial:**

- Hipomímia: cara de màscara o de "jugador de pòquer".
- Disminució del parpelleig.
- Trastorns de la parla: la disàrtria del pacient parkinsonià és hipocinètica i es combina amb una hipofonia. Taquifèmia i palilàlia (repetició d'una frase o una paraula amb una rapidesa cada vegada més gran). Disprosòdia, pèrdua de l'entonació de la veu, parla monòtona, lenta poc modulada i de poc volum.
- Disfàgia. Dificultat per a empassar sobretot en les primeres fases de la deglució.
- Sialorrea.

- **Visual:**

- Visió borrosa.
- Alteració de la sensibilitat al contrast.
- Sàcades hipomètriques.
- Deteriorament del reflex vestibulo-ocular.
- Alteració de la mirada cap amunt i de la convergència.
- Apràxia d'obertura de parpelles.

- **Musculatura esquelètica**

- Micrografia.
- Distonia.
- Mioclònia.
- Postura encorbada.
- Camptocòrmia: flexió greu anterior de la columna toracolumbar.
- Cifosi.
- Escoliosi.
- Torsió axial
- Dificultat quan es vol girar en el llit.

- **Marxa**

- Arrossegar els peus, passes curtes (marxa *à petit pas*).

- Congelació.
- Festinació.

- **Altres:**

-Acatísia.
-Moviments i postures distòniques.
-Trastorns osteoarticulars (mà estriatal).
-Reflex glabelar inesgotable.

La majoria d'aquestes alteracions s'esdevenen pel concurs d'una o més de les manifestacions cardinals de la malaltia. La disminució dels moviments espontanis associats, com ara la pèrdua dels gestos durant la conversa, la disminució de parpelleig dels ulls o la cara de màscara, són probablement el resultat d'una combinació de bradicinèsia i de rigidesa, per exemple. La disfàgia és deguda a la bradicinèsia de la musculatura de la orofaringe, la qual cosa pot causar també l'acumulació de saliva a la boca i el baveig (sialorrea).

1.2.6.3 Símptomes no motors

Els aspectes no motors de la MP determinen la qualitat de vida del malalt gairebé tant com els aspectes motors (Global Parkinson's disease Survey Steering Commitee 2002) i estan presents segons estudis recents en el 97% dels casos (Barone, Antonini et al. 2009). Tot i que la MP ha estat tradicionalment considerada un trastorn del sistema motor, hom reconeix que es tracta d'un trastorn neurològic complex, multi sistèmic amb manifestacions tant motores com cognitives, autonòmiques i sensorials; i en alguns pacients els símptomes no motors de la MP com la hipòsmia, el restrenyiment, la depressió i en particular el trastorn de la conducta del son REM (Iranzo, Tolosa et al. 2013) poden precedir al propi parkinsonisme motor.

Trastorns neuropsiquiàtrics:

En la descripció inicial de la malaltia (Parkinson 1817) James Parkinson va concloure que els sentits i l'intel·lecte no s'afectaven. En els anys posteriors els trastorns cognitius i afectius de la malaltia s'estudiaren poc i es consideraren secundaris a l'afectació motriu que ocasionava la pròpia malaltia, a l'edat i al mateix tractament farmacològic. Actualment es reconeix que la MP cursa amb freqüència amb trastorns cognitius i afectius que poden aparèixer en els estadis inicials i sobretot en les fases avançades, en que poden formar part de les fluctuacions "no motores" (Hillen i Sage 1996).

• **Trastorns de l'estat d'ànim.** Com la **depressió**, **l'ansietat**, **l'apatia** i **l'abúlia** són freqüents en pacients amb MP. La depressió és el més habitual, fins a un 50% dels pacients amb MP tenen queixes depressives. La depressió que amb freqüència s'associa a l'ansietat pot ser per una banda reactiva o exògena, a causa de la discapacitat física produïda per la MP. Es produeix quan es diagnostica la malaltia, quan hi ha un empitjorament dels símptomes o quan sorgeixen complicacions en el tractament. Però per l'altra banda pot ser també "endògena" o "bioquímica", en relació a l'afectació de sistemes serotoninèrgics. El dèficit de dopamina a més contribueix a l'anhedonisme, l'apatia i la manca de motivació. Existeixen fluctuacions anímiques en relació a l'estat motor dels pacients fluctuants. La depressió major sembla ser un factor de risc per a una progressió més ràpida de la MP.

• **Psicosi: Al·lucinacions** i **deliris.** Són també relativament freqüents en la MP. S'observen en un 10-50% dels malalts. Atribuïbles per un costat a una difusió cortical dels CL o i per l'altra al propi tractament antiparkinsonià, tant dels agents dopaminèrgics o dels seus potenciadors (inhibidors de la COMT) com dels anticolinèrgics, els inhibidors de la MAO-B (selegilina i rasagilina) i l'amantadina; o a ambdós. Aquest problema és més freqüent en aquells pacients que ja tenen un deteriorament cognitiu, que són particularment sensibles als efectes mentals de tots els fàrmacs dopaminèrgics. Les al·lucinacions són majoritàriament visuals, més rarament auditives, olfactòries o tàctils; estereotipades i amb poca o cap implicació emocional, inicialment no solen produir temor o por. Amb il.lusions de presència. Els deliris més freqüents són de tipus persecutori, de creença de ser seguit, espiat o amenaçat, de ruïna o zelotípics. El nivell de consciència és clar en els estadis inicials. En fases més avançades pot aparèixer un comportament paranoic amb temor, disminució de l'atenció i idees de persecució. El trastorn psicòtic, més que no pas el trastorn motor, sovint és el motiu d'ingrés del pacient en un centre residencial assistit.

• **Conductes impulsives i compulsives.** Són relativament freqüents en la MP, i s'observen en un 13-35% dels pacients tractats (Lee i Jeon 2014). Els trastorns compulsius (*punding, walkabout, hobbysme*), el trastorn per dependència dels fàrmacs dopaminèrgics o síndrome de disregulació dopaminèrgica i els trastorns del control dels impulsos comparteixen un increment de la impulsivitat, amb respostes ràpides i poc planificades davant estímuls interns i externs, amb poca valoració de les conseqüències negatives tant per al propi subjecte com per als altres. La impulsivitat genera diferents conductes, entre els quals destaquen la ludopatia, la ingesta impulsiva, la compra compulsiva, la hipersexualitat, la piromania, la cleptomania i el trastorn explosiu. S'han postulat diversos factors de risc que contribueixen a la seva aparició. Destaquen una vulnerabilitat biològica personal, els antecedents psiquiàtrics personals i familiars d'impulsivitat, el sexe masculí, una edat d'inici precoç de la MP i una major duració de la malaltia, i sobretot la influència dels tractaments substitutius dopaminèrgics.

• **Trastorn cognitiu i demència.** S'estima que el 26,7% dels pacients amb MP presenten deteriorament cognitiu lleu (DCL), segons un informe de la *Movement Disorder Society task force* (Litvan, Aarsland et al. 2011). La prevalença puntual estimada del DCL és del 30% i la prevalença acumulativa estimada és > 75% en els pacients amb MP que sobreviuen més de 10 anys (Hely, Reid et al. 2008; Bronnick, Ehrt et al. 2006). El grup de treball va revisar sistemàticament dos estudis prospectius i sis estudis transversals (n = 776) i va trobar que la freqüència de DCL augmenta amb l'edat, la duració i la gravetat de la malaltia, amb alguns pacients que mostren DCL ja en el moment del diagnòstic. El DCL pot afectar un nombre de dominis cognitius, essent més comuns els no-amnèsics que l'amnèsic. El DCL també sembla ser un factor de risc per al desenvolupament posterior de demència.
La disfunció cognitiva de MP és diferent de la característica pèrdua de memòria, afàsia, apràxia i agnòsia de la malaltia d'Alzheimer. En la demència de la MP la pèrdua de memòria és menys important al principi, mentre que la disfunció executiva i les deficiències visuo-espacials són característiques que

poden ser evidents i limitar funcionalment el pacient abans que hom el consideri dement. Els primers signes de deteriorament cognitiu en pacients amb MP són la disfunció executiva, les alteracions visuoespacials, i la memòria verbal. Les proves de reconeixement facial, en particular, es deterioren precoçment.

La demència de la MP s'ha considerat clàssicament de tipus subcortical, caracteritzada per bradifrènia o alentiment dels processos del pensament, síndrome disexecutiva, dificultat per canviar l'atenció mental i manca d'iniciativa, apatia, depressió, i menys sovint una síndrome afaso-apraxo-agnòsica com a la malaltia d'Alzheimer. Estudis longitudinals indiquen que del 20 al 60% dels pacients amb MP sense demència desenvolupen demència en el curs de 2-5 anys del diagnòstic (Williams-Gray, Evans et al. 2009; Aarsland, Andersen et al. 2001; Levy, Schupf et al. 2002), i són les alteracions corticals posteriors les més associades amb aquesta evolució i no tant les frontosubcorticals o dopaminèrgiques. Així tot i que és clínicament distingible de la malaltia d'Alzheimer, sovint la diferenciació no és fàcil. A més, les dues malalties, freqüents en ancians, poden coexistir sinergísticament.

• **Fatiga.** És una queixa força habitual en pacients amb MP, sovint s'associa a la progressió de la malaltia, a la depressió i a la hipersòmnia diürna.

• **Trastorns del son.** Són molt freqüents en la MP. Consisteixen en una alteració del ritme, amb fragmentació del son i despertars freqüents inicialment. Sovint hi ha insomni que té diferents causes: la nictúria, la falta de mobilitat i dificultat per girar-se al llit, la depressió, l'acatísia, el miòclon nocturn o la síndrome de les cames neguitoses. Altres problemes són els "somnis viscuts", els malsons, i el trastorn de la conducta en el son, en els quals els pacients vocalitzen i breguen durant el son REM. I també l'excessiva somnolència diürna. Aquestes alteracions poden precedir la simptomatologia motora de la MP.

• **Alteracions autonòmiques.** Entre elles la hipotensió ortostàtica (que pot produir síncope o presíncope), el restrenyiment, la seborrea, la urgència i incontinència urinària (causades per hiperreflèxia del detrusor), les alteracions de la regulació tèrmica amb hipersudoració, la sialorrea i la disfunció sexual són també manifestacions tardanes d'aquesta malaltia. La disfunció sexual en la MP pot variar des de la baixa activitat a la hipersexualitat. La meitat dels pacients masculins poden tenir impotència amb dificultats en aconseguir o mantenir l'erecció, mentre que les dones malaltes sovint relaten estretor vaginal, sequedat i incapacitat d'arribar a l'orgasme. La hipersexualitat, per altra banda, pot estar associada al tractament farmacològic o quirúrgic.

• **Troballes dermatològiques.** Seborrea.

• **Disfunció olfactòria.** Els dèficits en l'olfacte poden precedir els símptomes motors o produir-se relativament d'hora en el curs de la MP. Són freqüents en la MP, amb dèficits en la identificació, discriminació i detecció de les olors. En ocasions, els pacients s'adonen del seu dèficit o que no identifiquen les pudors, però sovint no s'adonen del seu trastorn olfactiu.

• **Dolor**

1.2.6.4 Subtipus clínics de la malaltia

Segons la simptomatologia, els subtipus clínics principals de la MP són els següents:

- **Tremòric**.
- **Rígid-acinètic**.
- Mixt.
- **Amb inestabilitat postural i dificultat per a la marxa** (solapat tipus rígid).

Alguns investigadors han postulat que la progressió de la MP podria variar segons el subtipus clínic. El subtipus tremòric tindria una evolució més lenta i amb menys repercussió neuropsicològica; però és controvertit, i actualment no hi ha símptomes o signes en la MP que permetin predir amb precisió el curs de la malaltia. Segons l'edat d'inici dels símptomes hom distingeix també els subtipus de **MP precoç** i **MP juvenil** (iniciada entre els 20 i 40 anys) del d'**inici tardà**; i segons l'etiologia es distingeix la **MP familiar** i l'**esporàdica**.

1.3 Pronòstic en la malaltia de Parkinson

1.3.1 Evolució clínica

El curs clínic de la malaltia és al deteriorament progressiu. L'evolució, com la clínica, tamé és heterogènia i varia d'un cas a l'altre. En els estudis inicials de Margaret Hoehn i Melvin Yahr (Hoehn i Yahr 1967) un 25% dels malalts esdevenien greument discapacitats als 5 anys, un 67% als 10 anys i un 80% als 15 anys. Els tractaments mèdics avui disponibles no han aconseguit modificar aquesta progressió.

La MP s'associa a un increment de la mortalitat. La mortalitat dels pacients amb MP d'edat avançada és de dues a cinc vegades més gran que en els controls de la mateixa edat (Louis ED, Marder et al. 1997). Si bé tots els estudis mostren una major mortalitat amb la MP, les taxes de mortalitat varien àmpliament entre els estudis, amb ratios de mortalitat respecte controls d'entre 0,9 a 3,8 (Macleod AD, Taylor et al. 2014). La mitjana de supervivència oscil·la entre 6 a 22 anys. L'augment de l'edat i la presència de demència s'associen a un major risc de mortalitat.

1.3.1.1 Estadis motors de la malaltia de Parkinson

Habitualment s'utilitza la classificació en **estadis de Hoehn i Yahr** (figura 7). Es tracta d'una escala ordinal que indica la situació evolutiva motora de la malaltia.

Estadi 0: Sense signes de la malaltia.

Estadi 1: Malaltia unilateral.

Estadi 1,5: Malaltia unilateral, amb afectació axial.

Estadi 2: Malaltia bilateral, sense afectació de l'estabilitat postural.

Estadi 2,5: Malaltia bilateral, amb afectació lleu de l'estabilitat postural.

Estadi 3: Lleu a moderada malaltia bilateral, amb inestabilitat postural.

Estadi 4: Greu alteració; encara capaç de caminar sense ajuda.

Estadi 5: En cadira de rodes o al llit.

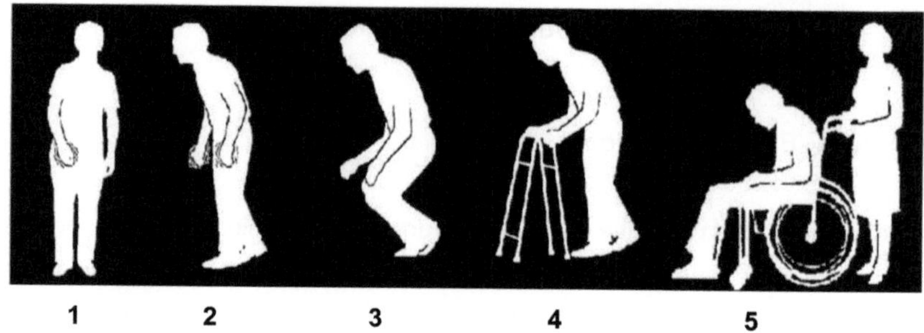

Figura 7. Estadis de Hoehn i Yahr de progressió clínica motora

L'escala de Schwab & England es gradua del 100% al 0%, amb intervals del 10%. Valora la discapacitat en tasques quotidianes d'activitats de vida diària (AVD). El 100% significa cap incapacitat i el 0%, una invalidesa total.

100% Completament independent. Capaç de fer totes les tasques sense lentitud ni dificultat. Essencialment normal. No conscient de cap dificultat.

90% Completament independent. Capaç de fer totes les tasques amb cert grau de lentitud i dificultat. Pot trigar el doble del normal. Comença a ser conscient de certa incapacitat.

80% Completament independent en la majoria de les tasques. Triga el doble del normal. Consciència de dificultat i alentiment.

70% No completament independent. Més dificultats en algunes tasques. Triga tres o quatre vegades més del normal per fer-ne algunes. Pot passar la major part del dia en les tasques.

60% Alguna dependència. Pot fer la majoria de les tasques, però d'una manera excessivament lenta i amb molt d'esforç. Errors i algunes tasques impossibles.

50% Més dependent. Ajuda en la meitat de les tasques: molt lent. Dificultat en quasi tot.

40% Molt dependent. Pot ajudar en algunes coses, però en pot fer poques sol.

30% Amb esforç pot realitzar algunes tasques o començar-les sol. Necessita molta ajuda.

20% No pot fer res sol. Pot ajudar una mica en algunes coses. Invalidesa severa.

10% Totalment dependent. Completament invàlid.

0% Disfàgia i incontinència esfinteriana. Al llit.

1.3.1.2 Fases clíniques de la malaltia de Parkinson

Segons la gravetat dels simptomes i la seva evolució, hom distingeix la MP en el seu grau lleu (MP inicial) al moderat (MP en fase d'estat) fins l'avançat (MP amb complicacions), així com una fase prèvia prodòmica o preclínica (Gironell i De Fàbregues 2011).

- **MP en fase prodròmica, o síndrome "de Risc de MP"**

La pèrdua neuronal en la MP ja ha estat significativa, conseqüència d'un procés anterior, abans no es manifesta la seva semiologia clínica motora definitòria. Aquest fet, corroborat pels estudis de neuroimatge, ha conduït a considerar l'existència prèvia d'una fase premotora, presimptomàtica, subclínica, prenígrica o preclínica o prodròmica en la MP. La identificació d'aquesta fase preclínica de la malaltia és especialment interessant de cara a la prevenció de la MP. Els coneixements en genètica, neuroimatge i de la patologia extranígrica de la MP van jerarquitzar aquestes hipòtesis amb el concepte de Síndrome de risc de MP (*Syndrome Parkinson at risk*) (Stern i Siderowf 2010) i recentment de MP prodròmica (Berg, Postuma et al. 2015). En el vèrtex de la piràmide hi hauria pròpiament la MP diagnosticada, i en les seves bases, des del vertex cap abaix:

MP prediagnòstica

En aquesta categoria s'inclourien els individus amb símptomes o signes parkinsonians motors, però que encara no complirien completament els criteris diagnòstics establerts (exposats en apartat 1.4.1).

MP premotora

S'hi inclourien els individus amb símptomes no motors precedents a la clínica motora, com ara la disminució de l'olfacte, la depressió, diversos símptomes gastrointestinals, en particular el restrenyiment, el trastorn del son REM, la dermatitis seborreica, el dolor i disfuncions autonòmiques (Pont-Sunyer, Hotter et al 2015).

MP preclínica

La MP preclínica es referiria a les anormalitats de via nigroestriatal visualitzades per 18F-fluorodopa PET o SPECT, en absència de simptomatologia motora o no motora.

MP prefisològica

Finalment hi hauria els subjectes prefisiològics, que no presenten cap trastorn suggestiu de MP però tenen trets, com per exemple mutacions genètiques, que els confereixen un alt risc de desenvolupar la malaltia en el futur.

Segons la *International Parkinson and Movement Disorder Society Task Force* (Berg, Postuma et al. 2015) la prevalença probable de MP prodròmica seria: 0,4% entre les edats de 50 a 54; 0,75% entre les edats de 55 a 59; 1,25% entre les edats de 60 a 64; 2,0% entre les edats de 65 a 69; 2,5% entre les edats de 70 a 74; 3,5% entre les edats de 75 a 79; i 4,0% i més de 80 anys.

- **MP en fase inicial, o lleu**

En aquesta situció la incapacitat és mínima o nul·la. El pacient realitza sense ajuda totes les tasques qüotidianes. Li costa una mica tallar, cordar-se el primer botó de la camisa, aixecar-se d'una butaca baixa o girar-se amb rapidesa al llit. Segueix realitzant les seves activitats laborals i socials.
En la seva exploració física, s'hi constata una lleugera disminució del braceig en el costat afectat, una lleugera rigidesa, poca destresa i lleu tremolor.

- **MP en fase d'estat, intermitja o moderada**

En aquesta situació la progressió de la MP comença a impedir que el malalt porti a terme la seva activitat sociolaboral i familiar. Al pacient pot costar-li molt realitzar certes activitats de la vida diària, per a les quals ja necessita

ocasionalment ajuda: botonar-se, introduir el braç a la màniga de la jaqueta, entrar i sortir de la banyera, afaitar-se, tallar la carn, aixecar-se del llit i d'una butaca.
A l'exploració física la rigidesa i la bradicinèsia són marcades, el tremolor pot ser manifest, el pacient camina arrossegant la cama, no braceja, el colze es col·loca en flexió i la mà comença a adoptar una postura en tenda de campanya. La síndrome s'ha fet bilateral, encara que es manté asimètrica i hi ha rigidesa axial. Els reflexos posturals encara es conserven i no hi ha episodis de congelació de la marxa.

- **MP en fase de complicacions, o avançada**

En aquesta fase el pacient perd l'expressivitat facial, perd la prosòdia de la parla, la postura s'encorba marcadament, apareixen els problemes de congelació de la passa i festinació, de desequilibri i caigudes, s'alenteixen tots els moviments, necessita ajuda per vestir-se, per menjar, per fer-se la higiene, per aixecar-se d'una cadira, per girar-se al llit. Els símptomes no motors com les complicacions neuropsiquiàtriques poden ser rellevants i el deterior cognitiu pot fer-se més evident. Els trastorns refractaris al tractament dopaminèrgic com la disfagia, la disàrtria, el desequilibri, els trastorns del son o la demència, han progressat fins discapacitar al pacient.
A l'exploració física, el parkinsonisme és bilateral i marcat i s'han perdut els reflexos posturals, els signes axials són més rellevants.
La combinació, per una banda, del tractament de la MP a llarg termini amb levodopa, per l'altra de la mateixa progressió de la malaltia, ocasiona en un grup de pacients una progressiva pèrdua d'eficàcia simptomàtica del tractament dopaminèrgic, i, en d'altres, l'aparició de complicacions, principalment motores, amb fluctuacions motores i discinèsies (moviments involuntaris), però també no motores.
Aquests darrers pacients entren en una nova fase de la malaltia, en la qual apareixen una sèrie de canvis, **complicacions**, que obliguen a fer importants modificacions en el tractament. El malalt, que fins aleshores havia obtingut una millora notable, i sobretot estable amb el tractament en les fases anteriors de la MP, percep que per moments s'agreugen els símptomes de la malaltia. A

aquests períodes d'empitjorament dels símptomes parkinsonians se'ls anomena **períodes *Off*.** No obstant això, durant una gran part del dia, segueixen existint moments en els quals el pacient es troba bé, amb efecte terapèutic que li reduiex els símptomes parkinsonians, anomenats **períodes *On*.** Amb el pas dels anys apareix doncs una pèrdua de l'eficàcia de la medicació, i diferents complicacions. Es tracta d'una etapa més greu, més complexa, fisiopatològicament mal coneguda, i de tractament menys eficaç anomenada MP avançada amb complicacions.

Complicacions - Fluctuacions motores

La complicació consistent amb que els períodes *Off* s'alternen amb els *On*, s'anomena fluctuació. Són les complicacions més freqüents del tractament perllongat amb fàrmacs dopaminèrgics. La seva incidència és del 80% en els pacients joves i d'un 44% en pacients vells després de 5 anys de tractament amb levodopa. Les fluctuacions motores, definides com la presència de períodes durant els quals no es respon com en les fases anteriors a les dosis de levodopa o els seus efectes duren poc temps, clínicament poden ser:

- **Acinèsia o deteriorament "fi de dosi" (fenomen del *wearing-Off*)** És la fluctuació més freqüent; es tracta d'un declivi regular i previsible de l'efecte de la levodopa que s'esdevé de 2 a 4 hores després de cada dosi, de manera que reapareixen els símptomes parkinsonians abans de la següent. Com més curt és el període amb una bona resposta a la levodopa, més greu és el fenomen del *wearing-Off*. Està directament relacionat amb el declivi en plasma del nivell de levodopa, i a mesura que disminueix el nivell plasmàtic d'aquest fàrmac, va disminuint la resposta clínica (com s'exposa en apartat 1.3.2).

- **Fenomen o resposta *On-Off* (fluctuacions complexes)** També anomenat "oscil·lacions a l'atzar" o *On-Off* veritable. Es tracta d'una resposta sobtada i imprevisible que no té relació amb la dosi o l'horari de la levodopa. L'efecte de la medicació es perd sobtadament i apareix i desapareix bruscament el parkinsonisme. A la gradual pèrdua de l'efecte o *wearing-Off* s'oposa el brusc desenvolupament dels períodes *Off* d'aquest fenomen. El pacient passa de *l'On* a *l'Off* sobtadament, i d'aquí el seu nom. La seva gènesi sembla radicar en els mecanismes que intervenen en l'acció central de la levodopa. És un problema molt difícil de resoldre.

- **Falta d'efecte de dosis (absència de resposta *On*)** Certes dosis poden començar a fallar, i la manca d'efecte sol produir-se a la tarda-nit, probablement per l'absorció inadequada o per un buidament gàstric pobre, que impedeixen que alguns comprimits passin de l'estómac. Apareix en pacients amb fluctuacions greus, i en general amb una gran quantitat de preses al dia: l'efecte terapèutic pot coincidir amb la presa següent, i el resultat és una estimulació dopaminèrgica excessiva, amb els seus efectes tòxics corresponents.

Complicacions - Discinèsies

A més d'aquestes oscil·lacions de la clínica parkinsoniana, durant els períodes O*n* apareixen moviments involuntaris anormals, anomenats "discinèsies". Després de les fluctuacions, són el problema més important que apareix després del tractament crònic amb agents dopaminèrgics. Són moviments involuntaris anormals, produïts en la MP pels agents dopaminèrgics. La seva freqüència és del 30-80% després de 5-7 anys de tractament amb levodopa. L'aparició de discinèsies sovint coincideix amb l'inici de les fluctuacions motores. Les discinèsies més freqüents són la **corea** (moviments involuntaris breus, usualment distals, ràpids i sense propòsit) i la **distonia** (contraccions musculars perllongades i lentes que originen postures anormals).

Les discinèsies coreiques poden aparèixer en fases primerenques del tractament, i és característic de MP idiopàtica, però la seva incidència augmenta amb els anys. Al principi, la corea és més comuna que la distonia, però amb la continuació del tractament els pacients desenvolupen més distonia i menys corea. Al final pot haver-hi una barreja de les dues discinèsies, però el component distònic és més incapacitant.

En fases avançades de la MP, les discinèsies són inseparables dels efectes antiparkinsonians de la medicació, de manera que si apareixen i es redueixen els fàrmacs en un intent de controlar-les, és a costa d'un increment del parkinsonisme. Actualment les discinèsies greus i invalidants són una de les indicacions de la cirurgia en la MP (apartat 1.5.3.3).

Existeixen tres patrons bàsics de discinèsies:

- **Discinèsies de pic de dosi** Són les més freqüents i també s'anomenen "discinèsies *On*". Es produeixen durant el màxim efecte de la levodopa, que correspon a la màxima concentració en el cervell i al major grau de mobilitat. Les discinèsies acostumen a ser generalitzades i a afectar les extremitats, el tronc i el cap. Aquestes discinèsies de pic de dosi anuncien l'aparició de les fluctuacions motores. Tendeixen a ser pitjors en el costat més afectat i reflecteixen la major pèrdua de dopamina nigroestriatal. El major factor de risc per al desenvolupament d'aquest tipus de discinèsia és la gravetat de la malaltia. La "corea de pic de dosi" és més freqüent que la distonia i es produeix abans. La seva intensitat és molt variable i es manifesta com una lleugera intranquil·litat a penes perceptible, fins a moviments coreics que mereixerien la qualificació de "balístics". Aquests poden produir traumatismes a la pell per les repetides rascades, sudoració i un aprimament accelerat progressiu. Amb el temps poden adquirir un caràcter distònic molt més invalidant.

- **Discinèsies bifàsiques** També conegut com a **fenomen D-I-D** (distonia-millora-distonia). El pacient presenta discinèsies tant a l'inici com al final de l'interval entre les dosis, que corresponen a l'augment i a la caiguda dels nivells de levodopa, encara que el seu mecanisme és desconegut. La majoria s'associen a fluctuacions. Els moviments poden ser distònics, coreics, o d'ambdós tipus. De forma característica, consisteixen en moviments rítmics alternants de les extremitats inferiors, la qual cosa facilita el diagnòstic d'aquest fenomen, que pot ser conseqüència d'unes dosis farmacològiques infraterapèutiques.

- **Distonia precoç matutina (distonia de l'*Off*)** Aquesta "distonia de l'*Off*" sorgeix amb més freqüència al matí, però es pot veure a qualsevol hora quan es redueixen els nivells de levodopa plasmàtica, i al mateix temps es veuen altres signes de la MP. Aquesta distonia està clarament relacionada amb les fluctuacions per levodopa. Sol afectar els peus i les cames. El seu mecanisme és desconegut i és de difícil tractament.

Les fluctuacions motores són més complexes i menys previsibles com més duren la malaltia i les discinèsies. En la MP juvenil, les fluctuacions són més primerenques i més greus. Les fluctuacions i discinèsies produeixen un canvi substancial en l'expressió clínica de la MP durant el tractament perllongat amb levodopa.

Un dels principals reptes en el tractament de la MP, a més d'evitar la progressió de la malaltia, és el control de les fluctuacions motores i de les discinèsies greus i incapacitants, ja que si es poguessin atenuar o evitar aquestes complicacions, la qualitat de vida dels pacients amb la MP milloraria considerablement.

Complicacions - no motores

El tractament perllongat amb fàrmacs dopaminèrgics també pot conduir a fluctuacions de símptomes psíquics i vegetatius. Així com aparició o agreujament de trastorns psicòtics amb il·lusions, al·lucinacions, episodis confusionals, i deliris, i conductes impulsives i compulsives, i també trastorns del son. Aquestes complicacions malmeten de forma marcada la qualitat de vida dels pacients.

1.3.2 Complicacions i levodopa

El propi tractament farmacològic de la malaltia amb levodopa de forma perllongada comporta les complicacions motores, que van ser ja descrites als pocs anys del seu ús (Muenter i Tyce 1971; Sweet i McDowell 1974). Si bé un grup de pacients tractats amb levodopa manté una resposta modesta i estable, tot i que progressivament menor, la majoria segueix sent sensible a la levodopa però desenvolupa complicacions motores en forma de fluctuacions i discinèsies (McColl, Reardon et al. 2002) (Kempster, Williams et al. 2007) que poden arribar a causar una discapacitat greu i limitar el mateix ús del fàrmac (Marsden i Parkes 1976). La incidència de les fluctuacions motores i discinèsies en els pacients tractats amb levodopa-carbidopa oral oscil·la entre el 20% i el 50% dels pacients en els diferents estudis (Agid, Ahlskog et al. 1999; Van Laar 2003).

Com s'ha comentat anteriorment, després d'un període inicial caracteritzat per una bona resposta simptomàtica de llarga durada a la levodopa amb un benefici motor estable, la resposta motora a cada dosi es va escurçant progressivament, donant lloc al fenomen de les fluctuacions motores que poden ser simples, també conegudes com *wearing-Off*, o complexes (O*n-Off*). En les fluctuacions simples, l'estat motor oscil·la al llarg del dia entre períodes de bona mobilitat a les hores següents a la presa de levodopa, i de parkinsonisme quan desapareix el seu efecte. En les fluctuacions complexes la relació entre el benefici motor i la presa de la dosi es perd, de manera que la resposta a la medicació es fa impredictible. Les discinèsies consisteixen en moviments involuntaris induïts pel tractament dopaminèrgic, fonamentalment per la levodopa, que encara que poden estar presents en pacients amb resposta motora estable, solen aparèixer fonamentalment en pacients amb fluctuacions motores. S'esdevenen en resposta a la levodopa, poden aparèixer durant tot el període de benefici (discinèsies *On*), només en el pic de dosi (discinèsies de pic de dosi), o a l'inici i final de l'efecte, és a dir, abans i després que el pacient arribi al màxim benefici motor (discinèsies bifàsiques) (Tolosa, Martin et al. 1975; Obeso, Rodriguez-Oroz et al. 2000; Nutt, Chung et al. 2010) Sovint diverses d'aquestes complicacions coexisteixen en un mateix pacient (Mouradian MM, Heuser et al. 1989).

Quan la MP ha arribat a l'estadi avançat de complicacions, les fluctuacions en resposta a la levodopa reflecteixen les fluctuacions del seu nivell plasmàtic com mostren les següents figures 8 i 9.

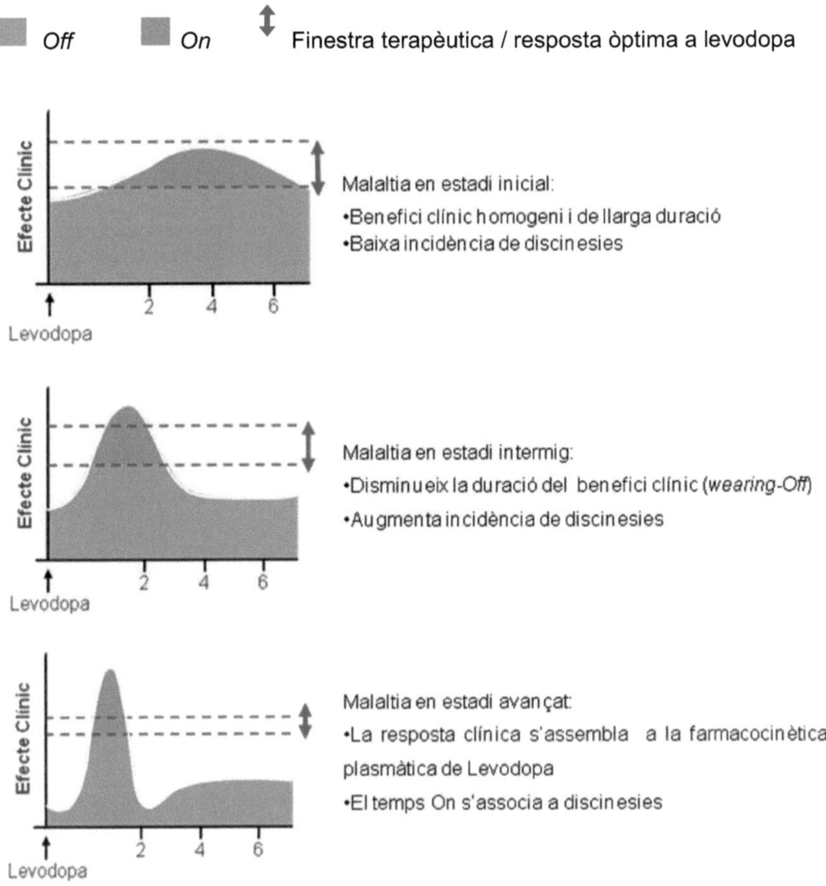

Figura 8. Progressió de la resposta clínica a levodopa i finestra terapèutica (adaptat d'Obeso, Rodriguez-Oroz et al. 2000b).

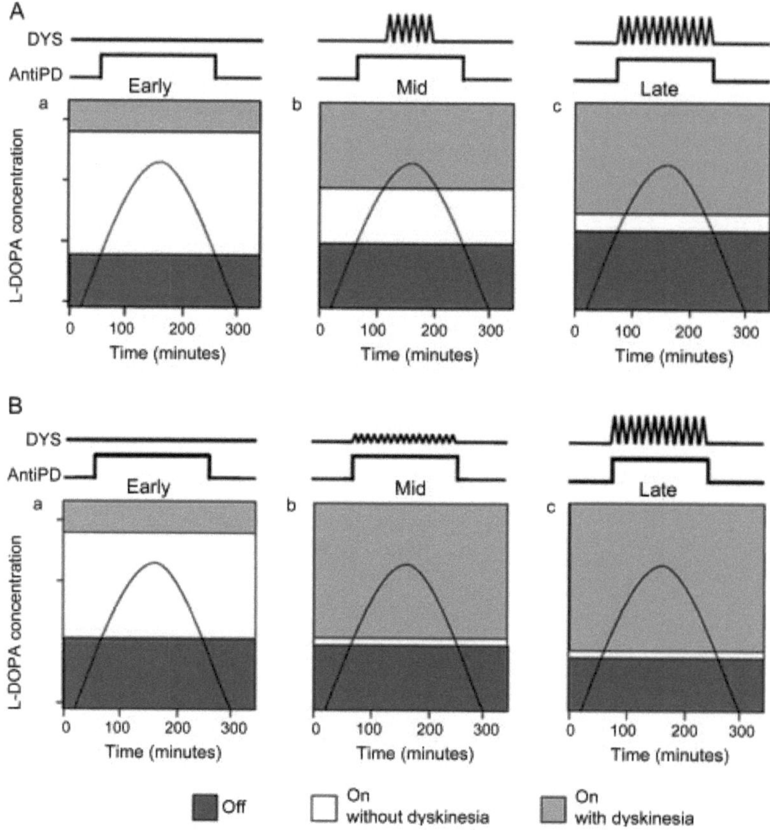

Figura 9. Progressió de la resposta clínica a levodopa i finestra terapèutica segons Nutt, Chung et al. 2010.

Aquesta variabilitat en la resposta simptomàtica motora es correlaciona estretament amb la fluctuació de les concentracions plasmàtiques de levodopa (relacionades amb l'administració intermitent per via oral i el buidatge gàstric irregular) i per tant amb la disponibilitat central pulsàtil de dopamina (de la Fuente-Fernandez R, Lu et al. 2001). L'aparició del fenomen de "extinció precoç de resposta", fluctuació motora tipus *wearing-Off*, esdevé quan el nivell plasmàtic de levodopa cau al 50% del seu pic de concentració (Kempster,

Frankel et al. 1989). L'intent de mantenir uns nivells constants de levodopa evitant la fluctuació, feu sorgir, la hipòtesi clínica de l'estimulació dopaminèrgica constant, com una estratègia empírica terapèutica per al maneig d'aquests trastorns motors, complicacions associades a la levodopateràpia perllongada.
La patogènia d'aquestes alteracions en la resposta motora que compliquen la teràpia de la MP amb levodopa, és complexa i encara roman fosca i confusa en l'actualitat (Calabresi, Giacomini et al. 2000). Obeeix sens dubte a causes farmacocinètiques i a causes farmacodinàmiques. Guarda relació amb la gravetat del parkinsonisme i la progressiva denervació dopaminèrgica nigro-estriatal i amb la concentració plasmàtica de levodopa conseqüent a la curta vida mitjana de la levodopa (Tolosa, Martin et al. 1973). De l'evidència acumulada de diferents estudis (Fahn, Oakes et al. 2004) (Whone, Watts et al. 2003) (Parkinson Study Group CALM Cohort Investigators 2009) es desprèn que l'aparició d'aquestes complicacions del tractament prolongat està relacionada amb:

- L'edat d'inici de la malaltia.
- La gravetat de la degeneració nígrica. Probablement, la gravetat de la MP intervé de manera decisiva, això explica perquè els primers estudis (Yahr, Duvoisin et al. 1969), que incloïen pacients en estadis avançats de la malaltia, gairebé immediatament observaven complicacions mentre que en els estudis moderns (que inclouen pacients menys greus) les complicacions motores no són ni tan cridaneres ni tan freqüents com en els primers (Parkinson Study Group 2000; Rascol, Brooks et al. 2000; Koller WC, Hutton et al. 1999).
- L'ús, durada i dosis de levodopa.
- La pulsatilitat en l'estimulació dels receptors de dopamina estriatals (Chase 1998) (Olanow, Agid et al. 2004).

Les fluctuacions motores i les discinèsies després de l'administració oral de levodopa poden explicar-se, doncs, per la progressió subjacent de la malaltia i la desaparició gradual de neurones dopaminèrgiques en el cervell. En aproximar-se a un cert llindar de degeneració de les neurones dopaminèrgiques i d'altres tipus, la capacitat del subjecte per emmagatzemar dopamina al cervell i per respondre a la levodopa es torna cada vegada més inestable. Després de cada administració oral de levodopa la regulació presinàptica de la transformació de la levodopa en dopamina és més deficient conforme la malaltia avança, donant lloc a oscil·lacions en la disponibilitat central de dopamina associades a les oscil·lacions de la concentració plasmàtica de levodopa. L'interval terapèutic de concentracions plasmàtiques de levodopa es redueix progressivament amb el temps. Com a resultat, hi haurà una resposta insuficient (parkinsonisme) quan la concentració de levodopa estigui per sota d'aquest interval, i discinèsies problemàtiques quan la concentració augmenti més enllà del llindar superior del subjecte.

El fet que l'ús de fàrmacs agonistes dopaminèrgics de vida mitjana curta com l'apomorfina no evités les complicacions motores, va posar de manifest que a més del mecanisme presinàptic ha d'haver factors postsinàptics desencadenats per la pulsatilitat, (Colosimo, Merello et al. 1996) i va reforçar la rellevància de la manera d'administració dels fàrmacs en el desenvolupament de complicacions motores. D'altra banda, les fluctuacions complexes en què es perd la relació entre la dosi de levodopa o altres agonistes i la resposta motora recolzen l'existència de mecanismes postsinàptics.

Així doncs, bo i esperant que els avenços neurocientífics desvetllin la realitat biològica i les raons presinàptiques i postsinàptiques de l'origen de les fluctuacions motores i de les discinèsies esdevingudes en la MP tractada perllongadament amb levodopa, i ens orientin sobre el seu correcte tractament; l'única estratègia terapèutica que s'ha mostrat eficaç per al maneig de les quals, ha estat intentar administrar nivells suficients i relativament constants del fàrmac (Obeso, Grandas et al. 1994) (Okereke 2002).

1.4 Diagnòstic de malaltia de Parkinson

1.4.1 Criteris diagnòstics

La MP es defineix com una síndrome clínica i anatomopatològica. El seu diagnòstic per tant continua essent essencialment **clínic** amb confirmació **histopatològica**. Malgrat els avenços en neurogenètica i neuroimatge funcional, no hi ha proves fisiològiques o d'anàlisi de sang, que siguin determinants diagnòstiques. El veritable patró d'or diagnòstic segueix sent l'examen histopatològic, i el diagnòstic de sospita de MP és clínic, i es basa, segons **criteris convencionals,** en reconèixer:

a) La presència dels símptomes i signes de parkinsonisme (és a dir, bradicinèsia, tremolor, rigidesa i inestabilitat postural) quan es constaten a més de la bradicinèsia dues de les tres altres manifestacions clíniques cardinals de la malaltia (tremolor, o rigidesa o alteració dels reflexes posturals).

b) L'exclusió d'altres malalties que no són la MP idiopàtica com el tremolor essencial i d'altres malalties neurodegeneratives com la demència amb cossos de Lewy, la degeneració corticobasal, atròfia multisistema, la paràlisi supranuclear progressiva, la forma rígida de malaltia de Huntington, la demència frontotemporal amb parkinsonisme, l'atròfia dentat-rubro-pal·lido-Luysiana, les atàxies espinocerebel·loses i d'una àmplia varietat de trastorns causants de parkinsonisme secundari; amb l'absència de dades incompatibles amb el diagnòstic de MP i que són pròpies d'aquestes malalties i trastorns. Aquestes dades incompatibles amb MP són: presa de fàrmacs amb efectes parkinsonitzants, haver patit determinades intoxicacions, antecedents d'encefalitis o crisis oculogires, començament agut o curs esglaonat, evidència de malaltia cerebrovascular, caigudes precoces o parèsia de la mirada supranuclear, aparició de signes cerebel·losos o piramidals, signes autonòmics intensos i precoços, demència inicial o precoç, signes corticals focals, disfàgia o disàrtria precoces, distonia de començament pel braç, i evolució estacionària.

Amb aquests criteris es diagnostiquen pràcticament tots els casos de MP. Per tant, la seva sensibilitat de diagnòstic és molt elevada. Però amb aquests criteris es pot catalogar com MP a pacients amb una clínica que correspon a altres processos, la qual cosa succeeix en aproximadament un de cada quatre malalts (20-25% de falsos positius), és a dir, l'especificitat és baixa.

Per augmentar la seguretat diagnòstica s'han proposat uns **criteris selectius de diagnòstic de MP**, que poden ser exigits per exemple, en un assaig clínic, establint criteris diagnòstics per a la recerca (Ward i Gibb 1990) i esquemes diagnòstics probabilístics (Calne, Snow et al. 1992; Gelb, Oliver et al. 1999) que distingeixen una MP clínicament possible, probable o definida. Augmenta així l'especificitat, però disminueix la sensibilitat, ja que així només s'inclouen una mica més d'una tercera part dels malalts amb MP.

Fins molt recentment els criteris més extensament emprats són els definits per la *United Kingdom Parkinson's Disease Society Brain Bank* (Gibb i Lees 1988; Hughes, Daniel et al 1992; Hughes, Daniel et al. 1993; Daniel, Lees et al. 1993) molt específics, i s'exposen en aquest algoritme diagnòstic:

Esglaó 1. *Diagnòstic de síndrome parkinsoniana:* Constatar l'existència de parkinsonisme. Cal que existeixi bradicinèsia i almenys un dels següents criteris: rigidesa muscular, tremolor de repòs de 4-6 Hz o inestabilitat postural.

Esglaó 2. *Criteris d'exclusió de la MP:* en cas d'ictus de repetició amb progressió esglaonada de la síndrome parkinsoniana, història de traumatismes cranioencefàlics repetits, història d'encefalitis definida, crisis oculogires, tractament neurolèptic a l'inici dels símptomes, afectació de més d'un familiar, remissió persistent, signes estrictament unilaterals després de tres anys, paràlisi supranuclear de la mirada, signes cerebel·losos, intensa participació autonòmica precoç, intensa demència precoç amb afectació de la memòria, llenguatge i praxis, signe de Babinski, troballa de tumor cerebral o hidrocefàlia comunicant en la TC cerebral, resposta negativa a dosis molt elevades de levodopa (si s'exclou una malabsorció), i exposició a MPTP(1 metil - 4 fenil - 1, 2, 3, 6 tetrahidropiridina).

Esglaó 3. Criteris positius per a MP: criteris prospectius de recolzament. En calen tres o més per al diagnòstic de seguretat d'entre: començament unilateral, presència de tremolor de repòs, curs progressiu, asimetria persistent amb major afectació del costat pel qual van començar les alteracions, resposta excel·lent a la levodopa (70-100%), corea intensa produïda per levodopa, resposta a la levodopa persistent durant almenys cinc anys i curs clínic que es perllonga 10 o més anys.

Un **criteri de recolzament** que augmenta l'especificitat del diagnòstic és la resposta a la teràpia dopaminèrgica. Si hi ha una millora amb els fàrmacs dopaminèrgics, en general indica que el parkinsonisme és d'origen presinàptic. El més senzill és veure la resposta amb levodopa, que es considera negativa només si dosis elevades, d'almenys 1.000 mg/dia, són ineficaces. Un test més ràpid és la resposta a l'apomorfina subcutània. No obstant això, hi ha un 20-30 % de falsos positius, subjectes amb parkinsonisme vascular i un 20% de pacients amb parkinsonisme per atròfia multisistema poden respondre inicialment a levodopa; i un 30% de falsos negatius, que no responen a una dosi aguda.

D'acord amb la revisió basada en l'evidència de *l'American Academy of Neurology* (Suchowersky, Reich et al 2006), es poden tenir com a **criteris suggestius d'exclusió** de MP la presència en estadis inicials de les característiques clíniques següents:

- Caigudes precoçment o en la presentació de la malaltia.
- Mala resposta a la levodopa.
- Signes motors simètrics.
- Ràpida progressió a l'etapa de Hoehn i Yahr 3, malaltia de lleu a moderada, amb certa inestabilitat postural, però físicament independent.
- Manca de tremolor.
- Disautonomia a principis del curs de la malaltia, manifestada amb urgència urinària / incontinència i la incontinència fecal, retenció urinària que requereix cateterisme, fallida persistent de l'erecció o hipotensió ortostàtica simptomàtica.

Recentment, el mes d'octubre de 2015, la *Movement Disorders Society* ha fet públic uns criteris actualitzats: els *Movement Disorder Society Clinical Diagnostic Criteria for Parkinson's disease (MDS-PD criteria*) (Postuma, Berg et al. 2015), per a ser emprats tant en investigació com en la pràctica clínica. Amb els quals un cop s'ha diagnosticat clínicament un parkinsonisme, en absència de criteris d'exclusió absoluts, i si hi ha almenys dos criteris de suport i cap senyal d'alerta-bandera vermella (*red flags*) es pot concloure el diagnòstic de **MP clínicament establerta**. Es conclou el diagnòstic de **MP clínicament probable** i si hi ha l'absència de criteris d'exclusió absoluts, però hi ha la presència de banderes vermelles que estiguin contrapesades per criteris de suport (això és si 1 bandera vermella està present, també ha d'haver almenys 1 criteri de suport, i si hi ha 2 banderes vermelles, es necessiten almenys 2 criteris de suport, sense que es permetin més de 2 banderes vermelles). A més de tot el recollit en els criteris diagnòstics anteriors, pel que fa als criteris de suport s'incorpora la semiologia no motora, com la hipòsmia, i les exploracions complementàries, com la gammagrafia cardíaca amb metaiode-benzil-guanidina (MIBG) que objectivi denervació simpàtica cardíaca. En els senyals d'alerta o banderes vermelles s'incorpora l'absència de símptomes no motors en el curs de 5 anys d'evolució. Se suprimeixen els antecedents familiars dels criteris d'exclusió, alhora que s'hi inclou la normalitat de les exploracions complementàries de la neuroimatge funcional del sistema dopaminèrgic presinàptic com a criteri d'exclusió absolut.

Precisió diagnòstica clínica. Tot i que el diagnòstic clínic de la MP idiopàtica pot semblar relativament senzill, l'exactitud d'aquest diagnòstic quan s'utilitza l'examen neuropatològic com a prova definitiva, pot ser tan baixa com del 75%. D'altra banda, la precisió diagnòstica s'incrementa fins a un màxim de 90% si els pacients són seguits a llarg termini per especialistes en trastorns del moviment (Hughes, Daniel et al. 2002).

1.4.2 Procediments diagnòstics paraclínics

El diagnòstic de la MP és problemàtic a causa de la manca d'una prova estàndard de referència. El diagnòstic es fa generalment clínicament (Hughes, Daniel et al. 1992). Els resultats de les proves neurodiagnòstiques complementàries no són doncs suficients per al diagnòstic de MP. La revisió sistemàtica de l'*American Academy of Neurology* (AAN), publicada el 2006 (Suchowersky, Reich et al 2006), no va trobar evidències suficients per donar suport o refutar el valor de determinades proves complementàries com les imatges de ressonància magnètica (RM), la ultrasonografia del parènquima cerebral, la tomografia per emissió de positrons (PET) amb 18F fluorodeoxiglucosa, els estudis d'urodinàmica, les proves de funció autonòmica, electromiografia (EMG) rectal o uretral, per distingir la MP d'altres síndromes parkinsonianes.

Neuroimatge estructural convencional.

La neuroimatge no és diagnòstica en l'avaluació d'una sospita de MP, però s'ha de realitzar per excloure anormalitats estructurals específiques (per exemple, hidrocefàlia, tumors o infarts lacunars). La RM cerebral també pot ser útil en pacients amb troballes clíniques que suggereixen parkinsonisme atípic quan es palesa una atròfia mesencefàlica o cerebel·losa i de tronc encefàlic.

Noves tècniques de Ressonància Magnètica.

Les tècniques de RM més avançades, com la volumetria, l'espectroscòpia o la difusió, són mètodes prometedors, encara que no prou abastables arreu del nostre territori sanitari, que poden oferir una sensibilitat més elevada que la RM convencional per distingir la MP idiopàtica dels parkinsonismes atípics. Aixo no obstant es necessiten més estudis per a establir la utilitat diagnòstica d'aquests mètodes.

Neuroimatge funcional

Tant el PET (*Positron Emission Tomography* o "tomografia per emissió de positrons") com el SPECT (*Single Photon Emission Computed Tomographic Imaging* o "imatge computeritzada tomogràfica d'emissió de fotons") són mètodes d'estudi objectius i no invasius del sistema dopaminèrgic nigroestriatal que han aconseguit d'aproximar-se a l'estudi de la integritat de la via nigroestriada, tant presinàptica (PET amb fluorodopa, PET amb C11-dihidrotetrabenacina i SPECT de transportador de dopamina amb I123-beta-CIT) com postsinàptica (PET amb raclopride i SPECT amb iodebenzamida (IBZM).

El PET amb fluorodopa (18F-dopa) determina la integritat dels terminals dopaminèrgics de l'estriat: en la MP existeix una característica reducció de la captació de fluorodopa, en especial en el putamen i en fases mitjanes i avançades de la MP. El PET discrimina els pacients dels subjectes normals amb una alta fiabilitat.

Els "transportadors estriatals de dopamina" són unes proteïnes presinàptiques situades a la membrana de les neurones dopaminèrgiques, i per tant són un marcador potencial d'aquestes neurones. La seva funció és captar activament la dopamina de l'esquerda sinàptica després de la fi de la interacció de la dopamina amb els receptors postsinàptics. La degeneració del circuit nigroestriatal i la consegüent reducció o pèrdua dels transportadors de dopamina en l'estriat, particularment en el putamen, s'esdevé en les "síndromes parkinsonianes presinàptiques", com la MP, però també en altres malalties com l'atròfia multisistèmica o la paràlisi supranuclear progressiva. La imatge d'aquests transportadors és una eina clínica per a detectar degeneració del circuit dopaminèrgic nigroestriatal. Els radiolligants utilitzats amb el PET per al mesurament dels transportadors de dopamina són l'11C-nomifensina i l'11C-WIN35.428, i amb el SPECT: el 123I- β-CIT, i en especial, el 123I-FP-CIT (DaTSCAN©).

Els estudis amb SPECT (i també amb PET) ajuden a diferenciar els "parkinsonismes presinàptics" del tremolor essencial i d'aquelles formes de parkinsonisme en les quals no existeix pèrdua de cèl·lules dopaminèrgiques presinàptiques, com el parkinsonisme farmacològic, la distonia amb resposta a levodopa o el parkinsonisme psicogen. En els casos de parkinsonisme incert o atípic, l'ús de DaTSCAN© és un procediment objectiu per a confirmar o excloure un parkinsonisme presinàptic, amb un alt valor predictiu positiu. És a dir, un SPECT alterat és capaç de predir correctament el diagnòstic d'un parkinsonisme presinàptic. La sensibilitat d'aquesta tècnica per al diagnòstic clínic del parkinsonisme és del 95-97%. Es tracta d'un mètode ràpid de diagnòstic, ja que per la seva ràpida cinètica, la imatge s'obté de tres a sis hores després del subministrament del radiolligant, la qual cosa suposa una major comoditat per al pacient i és a l'abast de l'assistència rutinària en un Servei de Medicina Nuclear. Hi ha un grup de pacients en què la correlació clínica no és bona, i falten estudis correlacionats amb necròpsies.

Els receptors D2 postsinàptics estan preservats a l'estriat dels pacients amb MP, mentre que en d'altres síndromes parkinsonianes del tipus de l'atròfia multisistèmica i la paràlisi supranuclear progressiva l'afectació dels receptors estriats D2 exclou el diagnòstic de MP. La iodebenzamida (IBZM) marcada és el radiolligant utilitzat per observar els receptors D2 en el SPECT.

El PET i el SPECT es consideren avui en dia les tècniques d'imatge més sensibles en la detecció de la MP, i també són una eina útil per a diferenciar la MP d'altres afeccions parkinsonianes. Comparat amb el PET, el SPECT és una tècnica relativament simple, menys cara i d'ús rutinari en la pràctica clínica, que permet l'estudi dels receptors dopaminèrgics i transportadors de dopamina en l'estriat humà.

Els recents *MDS-PD criteria* consideren la normalitat de la neuroimatge funcional del sistema dopaminèrgic presinàptic com a criteri diagnòstic de MP d'exclusió absolut (Postuma, Berg et al. 2015).

Gammagrafia cardíaca amb MIBG

El SPECT amb metaiode-benzil-guanidina (MIBG) és una tècnica radiològica funcional que avalua la integritat de les cèl·lules post ganglionars del sistema simpàtic cardíac. Permet diferenciar la MP, en la qual hi ha afectació del sistema nerviós autònom amb denervació cardíaca post ganglionar (com n'hi ha també en la demència de cossos de Lewy difusos i en la fallida autonòmica pura), d'altres parkinsonismes degeneratius (atròfia multisistema, paràlisi supranuclear progressiva o degeneració corticobasal) a més del parkinsonisme vascular. Sembla, doncs, una tècnica útil per al diagnòstic de la MP i per al seu diagnòstic diferencial, tot i ser necessaris estudis més extensos i amb comparació histopatològica. Malgrat que en la pràctica clínica, en pacients sovint envellits i amb comorbiditat, no es fàcil d'implementar per l'alt nombre de fàrmacs que poden alterar-ne el resultat.

Els recents *MDS-PD criteria* consideren la denervació simpàtica cardíaca, amb la gammagrafia cardíaca amb MIBG, com a criteri diagnòstic de MP de suport (Postuma, Berg et al. 2015).

Sonografia de parènquima cerebral.

També anomenada ultrasonografia transcranial. La troballa d'augment de l'ecogenicitat de la substància negra és clarament característica de la MP respecte a subjectes sans. I també permet distingir-ho d'altres parkinsonismes degeneratius. També s'ha descrit que la hiperecogenicitat en substància negra podria precedir al diagnòstic clínic de la malaltia. Es tracta d'una tècnica senzilla i a l'abast, però que també necessita estudis amb més pacients i amb correlació histopatològica.

Proves olfactòries

Tot i la seva escassa utilització en la pràctica clínica és una prova que podria ser prometedora per al diagnòstic precoç de la MP. El test més emprat és el test d'Upsit, que inclou 40 olors, algunes d'elles són però estranyes en el medi cultural català.

Proves de funció autonòmica

No es pot recomanar el seu ús en l'estudi diagnòstic de MP. En alguns casos poden ser útils per al diagnòstic diferencial entre MP i atròfia multisistema, per exemple.

Proves genètiques

En determinats centres de recerca es poden realitzar estudis genètics, però la contribució dels resultats al diagnòstic és incerta. En l'actualitat, la interpretació dels tests genètics és problemàtica i tampoc no condueix a tractaments específics. No és, doncs, recomanable actualment el seu ús com a rutina diagnòstica.

1.4.3 Diagnòstic histopatològic

El diagnòstic definitiu de certesa de la MP és histopatològic, per tant, és un diagnòstic *post mortem*. El veritable "patró or" per al diagnòstic de la malaltia és l'examen neuropatològic. Malgrat els avenços recents, el diagnòstic de MP avui en dia només es pot fer amb certesa en l'autòpsia.
Encara que no hi ha un acord sobre quins criteris patològics són necessaris per al diagnòstic de MP. A més de la pèrdua neuronal allò més característic, però

no específic, des d'un punt de vista anatomopatològic, és la presència dels CL (veure apartat 1.2.4). Aquests cossos es troben en el citoplasma de les neurones de la substància negra, del nucli basal de Meynert, del *locus ceruleus*, de ganglis simpàtics, del nucli dorsal del vague i fins i tot en el plexe mientèric, així com en l'escorça cerebral. Es tracta d'inclusions arrodonides eosinofíliques amb un *quore* dens granulós i elements fibril·lars solts estesos en un halo perifèric. Els CL poden arribar a estar presents en el 10% de cervells de persones normals ancianes, però són molt més nombrosos en la SN de pacients amb MP. També estan augmentats en altres malalties neurodegeneratives com la malaltia per dèficit de pantotenat cinasa 2, l'atàxia telangièctasia, la paràlisi supranuclear progressiva i la degeneració corticobasal. També en els cervells de MP s'han trobat cossos pàl·lids, sobretot en la SN i en el *locus ceruleus*, però són menys nombrosos que els CL i menys fiables per al diagnòstic de MP.

En la MP no hi ha un únic i exclusiu quadre clinicopatològic. Aquesta manca d'especificitat de les troballes patològiques ha fet pensar en la possibilitat que la MP no sigui una malaltia específica i única, sinó més aviat una síndrome, en la qual hi confluirien malalties genètiques i esporàdiques diferents.

1.5 Teràpia de la malaltia de Parkinson

1.5.1 Principis generals

Els principis generals del tractament de la MP són en primer lloc el d'oferir informació, seguretat, esperança i encoratjar el pacient es mantingui actiu i participi en el seu procés terapèutic. Així com oferir els tractaments basats en l'evidència científica de forma individualitzada al malalt, segons els seus símptomes i segons l'estat de la malaltia, amb l'objectiu de mantenir el pacient, el màxim de temps possible, independent (en la fase inicial i moderada) i en estat funcional acceptable, i assegurar-ne l'assistència (en la fase avançada) quan li calgui. Els tractaments disponibles són de tipus no farmacològic, farmacològic i complex (neuroquirúrgic o administrat amb dispositius). El tractament farmacològic pot dividir-se en el neuroprotector o modificador del curs de la malaltia i la teràpia simptomàtica.

1.5.2 Tractament etiològic, modificador o neuroprotector

1.5.2.1 Farmacològic

Un dels principals esforços neurocientífics ha estat el desenvolupament de teràpies neuroprotectores que modifiquin el curs de la malaltia, en retardin o aturin la seva progressió. Amb l'objectiu etiològic d'interferir en la causa de la malaltia o en el mecanisme patofisiològic de la mort de la cèl·lula nígrica. Diversos grans assajos controlats han investigat l'efecte neuroprotector de diversos fàrmacs: selegilina, pramipexol, ropinirol i rasagilina (DATATOP, TEMPO, ADAGIO i CALM-PD) (Parkinson Study Group 1993; Parkinson Study Group 2004; Olanow, Rascol et al 2009; Parkinson Study Group 2009). En tots quatre casos el resultat del corresponent estudi ha estat positiu, indicant un possible efecte neuroprotector. Ara bé, problemes metodològics dels estudis amb pramipexol, ropinirol i rasagilina han fet que els resultats fossin controvertits. Tanmateix, el clar efecte simptomàtic de la selegilina i la rasagilina podria explicar els resultats positius dels estudis.

En l'actualitat, doncs, no hi ha una evidència prou sòlida que doni suport a cap dels assajos fets sobre el tema. Malgrat això, diverses guies de pràctica clínica reconeixen que fàrmacs possiblement neuroprotectors, com la selegilina i la rasagilina, amb molt pocs efectes secundaris i una posologia molt còmoda, especialment la rasagilina, són utilitzables justificadament en el moment en què s'estableixi el diagnòstic de MP (grau de recomanació B).

També s'ha investigat el coenzim Q, la vitamina E, riluzol, isardipina i l'àcid úric, sense aconseguir evidència suficient. S'està investiganat la nicotina (agonista nicotínic), la cafeïna (antagonista del receptor de l'adenosina) i la teràpia viral amb factor de creixement derivat de la glia (GDNF) amb AAV2.

Recentment però el coneixement neurocientífic bàsic del paper de l'α-sinucleïna en la patogènesi de la MP ha portat als investigadors a considerar el seu potencial terapèutic en diverses estratègies dirigides a la reducció de la toxicitat α-sinucleïna en la MP (Dehay, Bourdenx et al. 2015).

1.5.2.2 Complex

Durant els darrers 40 anys s'han utilitzat tècniques d'empelt de teixit cerebral. Els símptomes motors de la MP són en gran part a causa de la degeneració de les neurones dopaminèrgiques del cervell mitjà. A causa de que la patologia nigroestriatal està relativament centrada anatòmicament, la MP ha estat considerada candidata ideal per a la reparació cerebral mitjançant empelt neural i s'hi han trasplantat neurones dopamièrgiques d'origen fetal, i de diversos teixits i actualment derivades de cèl·lules mare pluripotents o cèl·lules somàtiques adultes reprogramades. Es van descriure beneficis funcionals fins a 18 anys després de la cirurgia de trasplantament en pacients amb MP, en aquest sentit podria considerar-se un tractament simptomàtic complex (apartat 1.5.3.3). Ara bé, ha resultat que les cèl·lules - neurones dopaminèrgiques fetals - trasplantades a pacients amb MP desenvolupen en el seu interior els agregats de proteïnes que contenen α-sinucleïna, idèntics als CL (Kordower, Chu et al. 2008). Això dóna pistes sobre els mecanismes patogènics que operen a la MP, però alhora també planteja la qüestió de si la funció de l'empelt neural declina com a resultat del procés de la malaltia.

1.5.3 Tractament simptomàtic

1.5.3.1 No farmacològic

Els avenços realitzats en el tractament farmacològic de la MP junt amb el progrés sanitari general experimentat per tota la població les darreres dècades ha augmentat l'esperança de vida dels malalts parkinsonians. L'allargament en l'esperança de vida ha d'anar paral·lel a tot un conjunt de mesures adreçades a mantenir o millorar l'estat funcional de tots els aparells i sistemes, com a complement imprescindible a l'administració de fàrmacs. A més el tractament farmacològic de la MP té unes limitacions que fan necessària l'atenció complementària global del pacient. Si s'aconsegueix mantenir o fins i tot millorar la situació general del malalt parkinsonià en diversos aspectes (cardiocirculatori, respiratori, muscular, osteoarticular, cutani i mucós), estarà en millors condicions per afrontar el declivi progressiu a que porta la malaltia.
Efectivament, la malaltia i l'edat són els dos factors més importants que actuaran sobre el malalt i disminueixen de mica en mica el seu potencial psicofísic i el seu estat de benestar.
L'educació és essencial per a proporcionar al pacient amb la MP i a la família una millor comprensió que redunda en millor control sobre la malaltia. A més, les necessitats emocionals i psicològiques del pacient i la seva família han de ser tractats. Els grups de suport són un recurs valuós en aquest sentit.
L'exercici físic regular i diverses modalitats de teràpia física (musicoteràpia, Tai Chi, natació, aquagym, etc) semblen oferir algun benefici per millorar la funció en pacients amb MP.
La logopèdia pot ser útil en la millora de volum de la veu i el manteniment de la qualitat de veu, com a tractament de la disàrtria i hipofonia que són manifestacions comuns de la MP.
Cap dieta específica influeix en el curs de la MP, però una dieta alta en fibra i una hidratació adequada pot ajudar a reduir el restrenyiment de la MP, mentre que els àpats abundosos, d'alt contingut greixós alenteixen el buidament gàstric i interfereixen amb l'absorció de medicaments.

1.5.3.2 Farmacològic

- **Símptomes motors**

Un cop han degenerat el 60-80% de cèl·lules de la SN la depleció de dopamina conseqüent que arriba al putamen condueix a que comenci la simptomatologia motora de la MP. El fet que es conservi la cèl·lula de l'estriat on es troben els receptors dopaminèrgics permet una teràpia substitutiva. L'objectiu de la teràpia simptomàtica és millorar la incapacitat funcional (lentitud en les tasques motores, dificultat per a la marxa, etc). El tractament ha de ser individualitzat. Hi ha certa controvèrsia sobre si el tractament simptomàtic s'ha de començar a partir del diagnòstic o bé quan el pacient comença a experimentar incapacitat funcional. L'objectiu és mantenir una situació funcional acceptable amb els menors efectes indesitjables, no pròpiament eliminar tots els símptomes i signes, la qual cosa pot no ser possible o requerir altes dosis de medicació.

Hi ha diferents alternatives terapèutiques que es poden utilitzar en el tractament simptomàtic de la MP: levodopa, agonistes dopaminèrgics, inhibidors de la MAO-B, inhibidors de la COMT, anticolinèrgics i amantadina.

Levodopa

El tractament simptomàtic amb levodopa es considera la teràpia més efectiva per la MP. La MP es caracteritza per una degeneració de la via dopaminèrgica nigroestriada, generant els símptomes característics de la malaltia: tremolor, rigidesa, acinèsia i alteracions posturals. La levodopa disminueix aquests símptomes ja que actua com a precursor de la dopamina després de la seva descarboxilació, constituint el fàrmac d'elecció en el tractament d'aquesta patologia. La carbidopa, que no travessa la barrera hemato-encefàlica, inhibeix la descarboxilació extra cerebral de la levodopa, augmentant la concentració de levodopa disponible per al transport cerebral i la seva posterior transformació en dopamina.

La levodopa produeix una ràpida millora inicial dels signes i símptomes. Una manca de resposta total a la levodopa (a dosis d'almenys un gram el dia) suggereix que la MP no és idiopàtica. Es prou ben tolerada i és la medicació amb més efecte simptomàtic i la seva efectivitat, amb major o menor mesura, persisteix durant tot el curs de la malaltia (veure apratat 1.6.1). En relació amb l'era pre-levodopa, s'ha demostrat que perllonga l'esperança de vida dels pacients parkinsonians. La levodopa no frena el curs de la patologia i la seva eficàcia disminueix amb el temps. Durant el tractament perllongat, com s'ha comentat en l'apartat 1.3.2, es produeixen fluctuacions motores: hipercinèsia i hipocinèsia, possiblement associades al pic i a la vall de concentració plasmàtica respectivament, quan s'administra per via oral. Les fluctuacions motores i moviments involuntaris anormals (discinèsia) es converteixen en un problema important en els pacients tractats amb levodopa en la MP avançada. En un intent de proporcionar l'estimulació dopaminèrgica més constant, una estratègia és disminuir tant les dosis orals com l'interval de dosificació de levodopa. Com a resultat, la majoria dels pacients en l'etapa d'agreujament fluctuant de la MP necessiten dosis cada 1 a 2 hores de formulacions d'alliberament immediat o cada 1,5 a 3 hores de formulacions d'alliberament controlat. En aquest cas, es poden emprar altres vies i formes d'administració (perfusió enteral de gel intestinal de levodopa/carbidopa (GILC) per exemple) amb millor perfil farmacocinètic que permet reduir les fluctuacions motores i augmentar la durada de l'eficàcia del fàrmac, com s'exposarà en endavant.

Agonistes dopaminèrgics

Són fàrmacs que estimulen directament els receptors postsinàptics de dopamina. El ropinirol, el pramipexol, la rotigotina i l'apomorfina són agonistes dopaminèrgics no ergòtics, d'altres com lisuride, bromocriptina, pergolida i cabergolina són derivats ergòtics, la qual cosa implica que no es tracta d'agonistes dopaminèrgics purs, sinó que també estimulen altres tipus de neuroreceptors (serotoninèrgics i noradrenèrgics). Els agonistes dopaminèrgics orals s'utilitzaven anteriorment com a coadjuvants en la teràpia amb levodopa, i en forma precoç un cop s'havia iniciat la levodopa. Però en els darrers anys s'ha demostrat àmpliament la seva utilitat com a monoteràpia en estadis inicials de la malaltia i, el que és més important, diversos estudis clínics indiquen que els agonistes dopaminèrgics, fàrmacs amb un perfil farmacocinètic millor que la levodopa, a més de millorar els símptomes parkinsonians en pacients inicials sense tractament, són capaços de retardar i/o d'induir menys discinèsies que la levodopa. Aquests resultats són un argument a favor de l'ús en monoteràpia dels agonistes dopaminèrgics des de les fases inicials de la MP, i de l'intent d'utilitzar les dosis més baixes possibles de levodopa i/o posposar el màxim possible la seva introducció, en especial en pacients joves. Tanmateix, s'ha d'apuntar que malgrat aquests importants avenços, ara per ara els agonistes dopaminèrgics no poden reemplaçar completament la levodopa en el tractament simptomàtic de la MP. Tard o d'hora, la majoria dels pacients en els quals s'inicia tractament amb agonistes en monoteràpia, requeriran levodopa (es calcula en un temps promig de 2 anys).

Inhibidors de la monoaminoxidasa

Els inhibidors de les monoaminoxidasa (MAO) són fàrmacs que inhibeixen aquesta acció enzimàtica. Aquests enzims intervenen en el catabolisme de les amines biògenes, en especial de les catecolamines. Existeixen dos tipus de MAO: A i B. En el sistema nerviós humà hi predomina la MAO-B i es distribueix preferentment a les cèl·lules de la glia. La selegilina és un inhibidor irreversible de la MAO i la rasagilina és un inhibidor selectiu i irreversible de la MAO-B. En estadis inicials poden retardar uns mesos l'inici de la levodopa i potenciar el seu efecte terapèutic. En fases avançades de la MP, com a adjuvants de la levodopa, poden reduir les fluctuacions motores i augmentar el temps on, així com estalviar dosis de levodopa. Tenen una eficàcia simptomàtica lleu-moderada en la MP.

Inhibidors de la catecol-O-metiltransferasa

La levodopa, un homòleg dels aminoàcids essencials, pateix un ampli metabolisme perifèric a través de dues vies principals: descarboxilació i O-metilació. La conseqüència és un temps de vida mitjana curta (30-60 minuts). En la pràctica habitual, la biodisponibilitat i la vida mitjana de la levodopa augmenten amb l'administració simultània d'un inhibidor de la descarboxilasa perifèrica d'aminoàcids (IDD, o inhibidor de la dopadescarboxilasa), ja sigui benserazida o carbidopa. Tanmateix, malgrat la inhibició de dopa descarboxilasa, la vida mitjana de la levodopa continua essent curta perquè, en aquestes circumstàncies, una part important del metabolisme de la levodopa es desvia a la via de l'O-metilació, que és catalitzada per la COMT (catecol-O-metiltransferasa). La COMT és un enzim cel·lular present en tot l'organisme.

Quan la levodopa és O-metilada per la COMT, el metabòlit que hi resulta és la 3-O-metildopa (3-OMD). La 3-OMD no pot convertir-se en dopamina i, des d'un punt de vista terapèutic, la levodopa metabolitzada a 3-OMD és levodopa "desaprofitada". Quan els inhibidors de la COMT s'administren conjuntament amb la levodopa i un IDD (carbidopa, benzerazida), s'incrementa la vida mitjana i la biodisponibilitat de la levodopa, sense afectar a les seves concentracions màximes. Es tracta de fàrmacs d'acció ràpida (la seva acció -o manca d'acció- sol ser evident durant els primers dies de tractament).
Hi ha dos fàrmacs d'aquest tipus, l'entacapona (d'acció perifèrica) i la tolcapona (d'acció central i perifèrica), encara que aquest últim fàrmac s'ha retirat per casos de mort per hepatitis fulminant. Poden augmentar el temps *On*, reduir el temps *Off* i millorar les activitats de la vida diària i la funció motora en pacients fluctuants amb una disminució de les dosis totals diàries i/o del nombre de preses de levodopa.

Anticolinèrgics

Històricament els alcaloides de la belladona han estat els primers fàrmacs a utilitzar-se en el tractament de la MP, a l'escola de Jean Martin Charcot de la Salpêtrière de Paris (Ordenstein 1868). Aquests agents s'han utilitzat com a principal arma per a la MP des de 1867 i durant els següents 100 anys. En l'actualitat, els anticolinèrgics es consideren marginals en el tractament de la MP. No es recomana el seu ús, excepte en casos excepcionals de tremolor parkinsonià intens i resistent a altres tractaments. Els anticolinèrgics són efectius per al tremolor i la rigidesa, i no tant per la bradicinèsia. Els efectes secundaris són freqüents i és el principal motiu de retirada del fàrmac, més que la seva manca d'eficàcia. Els efectes perifèrics són coneguts: boca seca, retenció urinària, dificultat per a l'acomodació ocular, alteració de la sudoració i restrenyiment. Els efectes a nivell del SNC consisteixen en canvis mentals com disminució de la memòria, confusió, psicosi i al·lucinacions, per la qual cosa s'han d'evitar en pacients ancians en els quals és molt freqüent aquest tipus de toxicitat.

Amantadina

El 1969 es va descobrir per casualitat l'activitat antiparkinsoniana d'aquest agent antiviràsic. Posteriorment s'ha ratificat i en general és ben tolerada. No té l'efecte tan potent de la levodopa. Pot millorar la transmissió dopaminèrgica, posseeix algunes propietats anticolinèrgiques i últimament s'han subratllat les seves característiques com a antagonista NMDA (N-Metil-D-Aspartat). Aquest últim punt és molt important, ja que estudis experimentals suggereixen que el bloqueig del receptor NMDA podia millorar les complicacions discinètiques de la MP, i estudis clínics han confirmat els efectes beneficiosos de l'amantadina en les discinèsies.

- **Símptomes no motors**

La gran varietat de símptomes no motors de la MP es tracten de forma simptomàtica específica:

Hipotensió ortostàtica simptomàtica

S'utilitza l'augment de la ingestió de sal i líquids, la fludrocortisona, o el midodrine, un agonista perifèric alfa-adrenèrgic, sense efectes cardíacs.

Sialorrea

S'utilitzen fàrmacs anticolinèrgics i infiltració de toxina botulínica a nivell de glàndules salivars, paròtides sobretot i submandibulars.

Restrenyiment

S'utilitza la modificació de la dieta: augment de líquids, fibra i volum de la quantitat ingerida. L'augment de l'activitat física. La lactulosa, domperidona, polietilenglicol i piridostigmina.

Problemes urinaris (nictúria o incontinència urinària)

S'utilitza amitriptilina, anticolinèrgics (oxibutinina o tolterodina), desmopressina.

Problemes sexuals (disfunció erèctil)

S'utilitza sildenafil, agonistes dopaminèrgics.

Disfàgia

S'indica dieta tova i homogènia, i espesseïdors en els líquids.

Trastorns del son

Insomni: correcció dels factors desencadenants en cas de dolors, dificultat per girar-se al llit, tremolor o rigidesa; augment de la dosi nocturna de fàrmacs dopaminèrgics o administrar levodopa retardada nocturna.

Hipersòmnia diürna: retirar ansiolítics durant el dia, i l'ús ocasional de te o cafè. Existeixen estudis contradictoris sobre l'eficàcia de modafinil. En casos greus es pot plantejar l'administració de metilfenidat, simpaticomimètic d'acció central.

Trastorn de conducta del son REM: s'utilitza clonazepam. La melatonina ha mostrat eficàcia en pocs estudis.

Malsons: poden requerir l'ús de neurolèptics atípics en dosi baixa nocturna.

Síndrome de cames inquietes: s'utilitzen els agents dopaminèrgics a la nit. També és útil el clonazepam.

Depressió

S'utilitzen els antidepressius en qualsevol moment de la MP per tractar la clínica depressiva, si aquesta es considera rellevant per al pacient. Els principals grups són els inhibidors selectius de la recaptació de serotonina i els antidepressius tricíclics.

Conductes impulsives i compulsives

Els trastorns de control d'impulsos van associats, però no de forma exclusiva, al tractament amb agonistes dopaminèrgics. La disminució de la dosi o retirada de l'agonista dopaminèrgic (amb un augment de dosi compensatòria de levodopa) sol ser una mesura efectiva per solucionar el problema.

Ara bé, la síndrome de retirada de l'agonista dopaminèrgic pot ocórrer en un 15-20 % de pacients. Aquesta síndrome consta de depressió, angoixa, fatiga, dolor, hipotensió ortostàtica i necessitat de prendre l'agonista (*craving*). No es resol amb un augment de dosi de levodopa. En estudis aïllats amb pocs casos, l'amantadina, finasteride, naltrexona, clozapina, zonisamida i valproat han mostrat una certa eficàcia en reduir la severitat dels trastorn de control d'impulsos refractaris a la disminució de dosi dels agonistes dopaminèrgics. El maneig de la síndrome de disregulació dopaminèrgica comporta una paulativa disminució de levodopa, especialment dels preparats amb un mecanisme d'acció ràpid (p.e. bolus d'apomorfina, fórmules de levodopa d'acció ràpida). El valproat ha estat útil en el maneig d'aquesta síndrome. El treball conjunt amb metges especialistes en conductes adictives pot ser necessari en molts casos.

Psicosi

Sovint requereix rebaixar les dosis i/o suspendre els fàrmacs dopaminèrgics, encara que de vegades no és possible, en l'ordre següent: anticolinèrgics, amantadina, selegilina, agonistes dopaminèrgics i, finalment, reduir la levodopa. Si les al·lucinacions i la paranoia són importants malgrat la reducció del fàrmac, o bé si el control motor és inadequat, s'utilitzen els neurolèptics atípics. Els fàrmacs inhibidors de acetilcolinesterasa (p.e. rivastigmina) han mostrat eficàcia en reduir les al·lucinacions en pacients amb MP amb demència i sense demència. Ara bé, no modifiquen altres símptomes psicòtics.

Demència

Les teràpies que es basen en la teoria colinèrgica aplicades a la malaltia d'Alzheimer són útils també en la demència associada a la MP. Els inhibidors de l'acetilcolinesterassa (donepezil, rivastigmina) s'associen a millores globals en la funció cognitiva, trastorns de conducta, i activitats de la vida diària en pacients amb demència associada a la MP, si bé poden agreujar el tremolor parkinsonià. Hi ha dades controvertides en l'eficàcia de la memantina.

1.5.3.3 Complex

El tractament actual de la MP se centra en el tractament farmacològic. La levodopa és el fàrmac més comú i eficaç per a la supressió de les alteracions motores en la MP. Desafortunadament, la teràpia amb levodopa a llarg terme s'associa amb complicacions motores. Com s'ha comentat en els apartats 1.3.1.2 i 1.3.2, passats entre cinc i deu anys després de la iniciació de la teràpia els pacients poden experimentar fluctuacions passant d'estats hipo a hipercinètics, amb períodes cada vegada més curts de condicions acceptables entre mig. Tot i l'optimització de la teràpia amb levodopa per via oral, els pacients greument afectats poden seguir experimentant fluctuacions motores importants. Donat que la levodopa és ràpida i completament absorbida a l'intestí prim, la variabilitat en el buidatge gàstric cap a l'intestí probablement pot ser una de les causes principals en l'origen de les complicacions motores. Això contribueix significativament a les grans variacions en el perfil de concentració plasmàtica vist en pacients individuals. Les estratègies per controlar les fluctuacions motores i discinèsies inclouen l'augment de la freqüència de les administracions de levodopa, tenir en compte la seva associació amb inhibidors de la COMT, com entacapona o tolcapona i l'ús de la rasagilina inhibidor de la MAO-B (Jankovic 2006). Independentment d'aquestes estratègies, un nombre significatiu dels pacients experimenten un control inadequat de les fluctuacions motores i discinèsies.

Quan avança la MP i els pacients experimenten complicacions motores (fluctuacions i discinèsies) malgrat l'optimització del tractament convencional, hom pot proposar, en aquesta fase de la malaltia, tres opcions terapèutiques que requereixen d'un procediment tècnic més complex:

- La neurocirugia dels GGBB, sobretot l'estimulació cerebral profunda (ECP).
- La infusió subcutània d'apomorfina.
- I recentment la infusió contínua de levodopa intraduodenal de gel intestinal de levodopa / carbidopa (GILC).

Es tracta d'alternatives de tractament no convencionals, amb dispositius, amb resultats satisfactoris (Kulisevsky, Luquin et al. 2013). Aquestes estratègies són eficaces, però la seva natura (Volkmann, Albanese et al. 2013; Antonini i Tolosa 2009) invasiva, i el cost en el seu context (Foltynie, Magee et al. 2013; Valldeoriola, Puig-Junoy et al 2013), mereixen una acurada avaluació de la idoneïtat per al pacient.

Cirurgia dels ganglis de la base

Els pacients que han desenvolupat complicacions motores greus poc millorables amb les intervencions farmacològiques disponibles poden considerar-se com a candidats a la cirurgia (Motto, Tamma et al. 2003). No obstant això, encara hi ha debat pel que fa als riscos i als beneficis de la cirurgia. El tractament neuroquirúrgic de la MP es considera generalment per a pacients que compleixin els criteris d'inclusió en relació amb l'edat i la resposta als medicaments, però pot tenir efectes secundaris greus intolerables. Les opcions neuroquirúrgiques inclouen procediments ablatius (palidotomia o talamotomia), l'ECP i el trasplantament de teixit (Arle i Alterman 1999).

Aquesta darrera estratègia malgrat tenir un objectiu i una finalitat etiològics, comentat en apartat 1.5.2.2., aconsegueix de fet efectes simptomàtics com a conseqüència de l'alliberació de dopamina intracerebral (Freed, Greene et al. 2001; Olanow, Goetz et al. 2001) però pot agreujar les discinèsies.

Cirurgia dels ganglis de la base: Estimulació cerebral profunda

L'ECP és la tècnica quirúrgica més utilitzada. Es fonamenta en el fet que l'estimulació a alta freqüència produeix una inhibició funcional de les regions estimulades al cervell. La tècnica consisteix en implantar un elèctrode en una zona diana determinada (habitualment el GP o el NST) i connectar-lo a un generador elèctric subcutani (subclavicular o abdominal). L'estimulació elèctrica produeix una inactivació reversible amb una mínima lesió estructural. Els estimuladors poden estar situats bilateralment sense els efectes adversos de les lesions bilaterals (pal·lidotomia). S'obtenen millors resultats amb el microregistre intraoperatori, amb menys efectes adversos. L'evolució dels pacients a llarg termini encara no es coneix prou, amb el temps hi pot haver una tolerància o una pèrdua d'eficàcia de la cirurgia, ja que la MP segueix progressant. Encara que s'ha plantejat la possibilitat que la cirurgia del NST pugui modificar la història natural de la MP en alterar els efectes de la descàrrega anormal de glutamat del NST, no existeixen dades clíniques que ho confirmin.

És doncs el procediment neuroquirúrgic actualment preferit per que no produeix una lesió cerebral, per la qual cosa es poden realitzar procediments bilaterals amb relativament poc risc. Permet l'estimulació de diferents zones crítiques cerebrals (per exemple, al nucli ventral intermig del tàlem (VIM), al NST o al GPi). Els paràmetres d'estimulació i els indrets de contacte de l'elèctrode poden modificar-se en qualsevol moment, i no limita l'ús de noves teràpies en el futur. Existeix, però, un risc de mortalitat (inferior al 4 %) així com un risc d'hemorràgia cerebral pel pas de l'elèctrode a través del cervell. També es pot produir una disàrtria persistent, alteracions campimètriques (en especial si no s'utilitza microregistre) i en alguns casos una parèsia facial, i alteracions de caràcter de tipus frontal. L'estimulació aguda pot produir fotòpsies, contraccions tòniques d'extremitats o cara i parestèsies, efectes adversos tots ells de caràcter transitori; a més dels efectes secundaris en relació amb l'equip d'estimulació, com trencament d'elèctrodes, infecció, erosió de la pell i problemes mecànics. En estudis de llarg seguiment s'ha vist que aquest tipus d'efecte secundari es presenta en un 25% dels pacients. Necessita bateria que s'ha de recanviar quan s'esgota i en determinats casos en que hi ha un alt consum d'energia, se n'utilitzen de recarregables externament per part del pacient. Es tracta d'una tècnica relativament cara, tot i que hi ha estudis que demostren un estalvi de medicació i altres recursos que podrien compensar la despesa. Aquesta tècnica demana freqüents controls per a una adequada programació dels estimuladors.

Infusió subcutània contínua d'apomorfina

L'apomorfina en infusió intradèrmica contínua s'ha fet servir per al tractament de la MP complicada des de fa uns 20 anys. Anteriorment s'havia utilitzat també la infusió subcutània d'un altra agonista dopaminègic, el lisuride. Aquesta tècnica ha estat avaluada en diversos estudis retrospectius i oberts prospectius, tant en monoteràpia com en teràpia afegida a la levodopa. La tècnica és senzilla, però requereix la supervisió estreta els primers dies pel neuròleg. Una vegada establerta la dosi mínima eficaç es procedeix a inserir el dispositiu i a augmentar la dosi fins arribar a un control acceptable dels símptomes. Paral·lelament, la medicació que no imprescindible es redueix fins a suprimir-la. En els estudis efectuats s'aprecia una reducció del temps *Off*, amb un augment del temps *On*. La millora del temps *Off* oscil·la entre el 50-60 %. Si bé hi ha certa controvèrsia, es considera que les discinèsies no milloren amb aquest procediment. Per altra banda, no hi ha limitacions d'edat i el procediment no té efectes potencialment tan greus com la neurocirurgia. Els efectes secundaris més freqüents són els problemes dèrmics (especialment nòduls subcutanis) i les alteracions psiquiàtriques. Hi ha un cert percentatge de pacients que no tolera el procediment o no arriba a dominar els problemes inherents a la inserció de l'agulla en el teixit subcutani o a la manipulació del sistema. Alguns autors suggereixen que els pacients amb patologia psiquiàtrica prèvia no són bons candidats per aquesta teràpia. No s'aconsegueix una reducció de la dosi equivalent de levodopa prèvia a la intervenció. Existeix un percentatge alt de pacients que abandonen el procediment, per un o altre motiu.

Infusió de gel intestinal de levodopa / carbidopa

La levodopa continua essent el fàrmac més eficaç per al control dels símptomes parkinsonians. El GILC (Duodopa®) és una fórmula galènica de levodopa (suspensió de levodopa micronitzada en un gel espessidor de caramelosa sòdica) desenvolupada a l'Hospital Universitari d'Uppsala (Suècia) per a la seva administració mitjançant infusió enteral. Les primeres experiències amb infusió de GILC es van publicar l'any 1993. Des de llavors s'han comunicat distintes sèries de pacients amb MP complicada amb fluctuacions. Les primeres infusions de GILC a hospitals catalans es van iniciar l'any 2006. S'ha utilitzat fins ara en pacients amb MP avançada amb presència de complicacions motores resistents al tractament farmacològic per via oral. Aquest tractament es descriu en els apartats a continuació.

1.6 Levodopa. Formes farmacèutiques i vies d'administració

1.6.1 La levodopa

La levodopa alleuja els símptomes de la MP després de la seva descarboxilació a dopamina en el cervell (figura 10). Coneguda també com L-3,4 dihidroxifenilalanina o L-DOPA, la seva denominació química és àcid (S)-2-amino-3-(3,4-dihidroxifenil) propanoic, quina fórmula química correspon a $C_9H_{11}NO_4$, i és el precursor metabòlic de la dopamina (figures 11 i 12).

La levodopa segueix sent el pilar fonamental del tractament simptomàtic de la MP. Per aquest motiu la *Movement Disorders Society* celebra enguany el **50 aniversari de l'ús clínic de la levodopa** (Fahn i Poewe 2015).

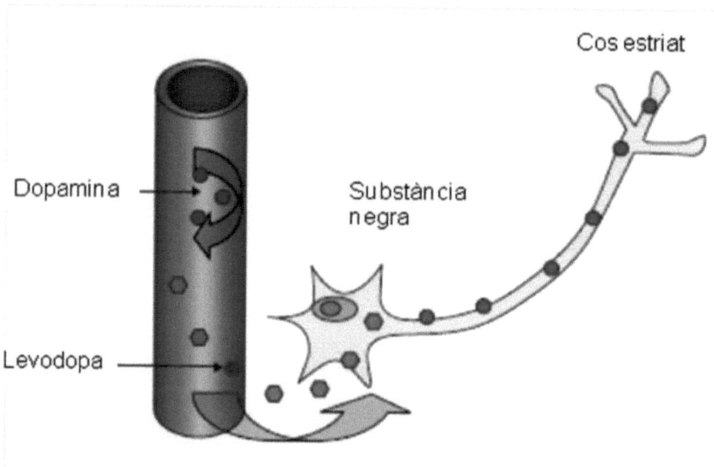

Figura 10. Esquema del mecanisme d'acció farmacodinàmic de la levodopa (adaptat de Ngwuluka, Pillay et al. 2010).

En la dècada de 1950, els pioners estudis i descobriments del distingit Nobel Arvid Carlsson i el seu grup, van permetre identificar la dihidroxifenilalanina (DOPA) com un antagonista de la reserpina (Carlsson, Lindqvist et al. 1957) i proposar la teoria del paper clau del neurotransmissor dopamina en el control del moviment (Carlsson, Lindqvist et al. 1958). Aquests avenços neurocientífics van conduir a la introducció de la Levo-3,4-DOPA (levodopa), precursor de la dopamina, amb un notori encert en la pràctica clínica en els anys 60. Inicialment en el tractament de la acinèsia causada per la reserpina (Degkwitz, Frowein et al. 1960) i tot seguit en el tractament de la acinèsia de la MP, per via endovenosa (Birkmayer i Hornykiewicz 1961; Ehringer i Hornykiewicz 1960) i oral (Barbeau, Sourkes et al 1961; Barbeau 1969). El 1961 dos grups d'investigadors, André Barbeau a Mont-real i Walther Birkmayer a Viena, demostren de forma independent que l'administració de levodopa per via oral o intravenosa, respectivament, redueix de forma significativa tots els símptomes de la malaltia, però la resposta que obtenen és de curta durada. Un nombre de neuròlegs van assajar dosis baixes de levodopa endovenosa i fins i tot dosis orals més altes, però sense obtenir bons resultats (McGeer i Zeldowicz 1964), fins el 1967 en que George C. Cotzias, farmacòleg de Nova York informa dels seus resultats (Cotzias, Van Woert et al.1967).

El 1969 la levodopa va aconseguir establir-se com una teràpia eficaç clínicament aplicable dels trastorns motors de la MP (Cotzias, Papavasiliou et al. 1969). Cotzias va administrar dosis més elevades de levodopa (3-16 gr / dia) durant un temps perllongat i va demostrar que millorava de forma significativa i mantinguda tots els símptomes de la malaltia. La levodopa es va comercialitzar als EUA l'any 1970 i la forma que combina levodopa i carbidopa està disponible al mercat des de l'any 1975.

Des de llavors, la levodopa s'ha consolidat com un dels èxits més rellevants aconseguits per la neurofarmacologia i segueix sent considerada el "*gold standard*" del tractament de la MP (Lees, Hardy et al. 2009) (Olanow, Stern et al. 2009). L'ús del fàrmac redueix substancialment la discapacitat del pacient i li perllonga la seva independència en les seves activitats de vida diària i laboral. De fet el seu impacte sobre els símptomes de la malaltia ha estat tan espectacular, que l'existència d'una resposta clínica a levodopa -definida com una reducció entre el 25 i 30% en la *Unified Parkinson's Disease Rating Scale*

UPDRS part III (motora)- és un dels criteris diagnòstics d'aquesta malaltia i segueix sent el patró or per a contrastar amb qualsevol fàrmac antiparkinsonià (Hornykiewicz 2010).

En el primer assaig doble cec enfront placebo de 1969 realitzat per Yahr i col·laboradors els autors demostren que dosis de levodopa majors de 8 g/dia durant 6 mesos proporcionen una millora significativa dels símptomes motors de la malaltia, i s'hi albira la sorpresa dels investigadors davant un fàrmac realment eficaç: "cada paràmetre clínic estudiat va millorar (amb levodopa) de forma superior a l'esperada amb els fàrmacs convencionals. A més d'una reducció marcada de rigidesa, tremolor i acinèsia, objectivem millora de la marxa, postura, vocalització, deglució, escriptura i canvis autonòmics" (Yahr, Duvoisin et al. 1969).

La MP es caracteritza per una degeneració de la via dopaminèrgica nigroestriada, generant els símptomes característics de la malaltia: tremolor, rigidesa, acinèsia i alteracions posturals. La levodopa disminueix aquests símptomes ja que actua com a precursor de la dopamina després de la seva descarboxilació, constituint el fàrmac d'elecció en el tractament d'aquesta patologia. La levodopa, però, no frena el curs de la patologia i la seva eficàcia disminueix amb el temps.

La levodopa també té un impacte en els símptomes no motors de la MP. Les observacions inicials de Yahr i col·laboradors constataven una millora dels símptomes depressius, per exemple, en els pacients parkinsonians (Yahr, Duvoisin et al. 1969), però aquest efecte no ha estat prou confirmat posteriorment. Pel que fa al deteriorament cognitiu, en els estadis inicials la levodopa tendeix a millorar la cognició durant els primers anys de tractament en augmentar la flexibilitat cognitiva, les habilitats visuoespacials, l'aprenentatge i la memòria visual i verbal a llarg-termini (Kulisevsky, Garcia-Sanchez et al. 2000). Amb l'evolució de la malaltia però, el dèficit cognitiu empitjora progressivament i aquesta resposta desapareix. No s'ha observat efectes adversos cognitius en pacients amb MP i demència (Molloy, Rowan et al. 2006) o en pacients amb MP i deteriorament cognitiu lleu (Growdon, Kieburtz et al. 1998). Pel que fa als trastorns del son en un estudi doble cec, controlat amb placebo, la levodopa va proporcionar una millora de la qualitat del son, valorada subjectivament i per la intensitat de moviments nocturns (Leeman, O'Neill et al.

1987). La levodopa d'alliberament retardat ha demostrat millorar significativament la acinèsia nocturna, encara que no el nombre d'hores de son, el nombre de despertars, la latència del son o la satisfacció de la son (Stocchi, Barbato et al. 1998). Un altre estudi obert amb un seguiment de 12 mesos de durada, en el qual es van incloure 15 pacients ha demostrat que la levodopa / benseracida d'alliberament retardat, produeix una millora de la acinèsia nocturna i del temps total de despertars (Van den Kerchove, Jacquy et al. 1993). Contràriament Wailke i col·laboradors han demostrat que l'administració aguda de 200 mg. LD / carbidopa d'alliberament retardat no té cap impacte en el temps total de son, temps fases 3,4 i REM i en la durada total de despertars (Wailke, Herzog et al. 2011). Encara que s'havien publicat alguns casos de millora del trastorn de la conducta del son REM després de l'inici del tractament amb levodopa (Tan A, Salgado et al. 1996) no hi ha estudis posteriors que el repliquin.

Respecte als trastorns autonòmics cal remarcar que la levodopa produeix gastroparèsia i redueix la motilitat intestinal, podent influir en la farmacocinètica del propi fàrmac, amb absorció erràtica i empitjorant d'aquesta manera les fluctuacions motores.

Malgrat un considerable coneixement anatomoclínic, el tractament de la MP fins a la dècada dels anys 1960 no havia avançat pràcticament res des de l'època de Charcot. L'arsenal terapèutic aleshores disponible incloïa una àmplia varietat de fàrmacs usats de forma empírica: la cura búlgara (atropina), bromurs, arsènic, càmfora, escopolamina, hioscina i un llarg etcètera. La neurologia es limitava al diagnòstic, pronòstic i cures pal·liatives d'una malaltia que era intractable i terrible, com encara ho són ara, malauradament, els parkinsonismes atípics com l'atrofia multisistema, la paràlisi supranuclear progressiva o la degeneració corticobasal. La introducció de la levodopa va ser una revolució. Per primera vegada, una malaltia neurodegenerativa tenia un tractament clarament eficaç. Aquest tractament s'havia obtingut, en el curs de 10 anys, d'una forma racional, partint de la investigació bàsica (Carlsson, Lindqvist eta al. 1957) a la clínica (Hornykiewicz 1970) i finalment als assajos clínics controlats (Cotzias, Van Woert et al. 1967; Cotzias, Papavasiliou et al. 1969; Yahr, Duvoisin et al. 1969) i a la pràctica clínica habitual.

1.6.2 Levodopa d'administració enteral via oral

La via d'administració oral és la via més comuna, segura, pràctica i còmoda i econòmica.

La levodopa, precursor de la dopamina (figures 11 i 12), s'administra conjuntament amb un IDD que n'augmenta la biodisponibilitat, i en redueix la seva eliminació i la disponibilitat perifèrica de levodopa; i d'aquesta manera redueix els efectes adversos associats amb el tractament. La carbidopa i la benseracida, que no travessen la barrera hemato-encefàlica, inhibeixen la descarboxilació extra cerebral de la levodopa, augmentant la concentració de levodopa disponible per al transport cerebral i la seva posterior transformació en dopamina (figura 12). Sense l'administració simultània de carbidopa, o benseracida, amb la levododopa, caldria administrar quantitats molt més grans de levodopa per aconseguir l'efecte desitjat. La denominació química de la carbidopa és àcid (-)L-alfa-hidrazino-3,4-dihidroxi-alfa-metilhidrocinàmic mono hidratat. Actualment es disposa àmpliament de dues combinacions de levodopa / IDD: la que combina levodopa amb benserazida (Madopar®), i la que combina levodopa amb carbidopa (Sinemet®).

L'eliminació i volum de distribució de levodopa és de 0,3 L / h / kg i de 0,9-1,6 L / kg respectivament quan s'administra juntament amb un IDD. La unió de levodopa a les proteïnes és mínima. La vida mitjana (t 1/2) de la levodopa és aproximadament de 1-2 h. Els metabòlits formats s'excreten principalment per l'orina. Es coneixen quatre vies metabòliques, sent la descarboxilació la predominant. Quan s'administra levodopa juntament amb carbidopa, s'inhibeix l'enzim descarboxilasa, de manera que el metabolisme via catecol-O-metiltransferasa (COMT) es converteix en la ruta metabòlica dominant. Altres fàrmacs antiparkinsonians, com la entacapona, inhibeixen aquesta altra ruta.

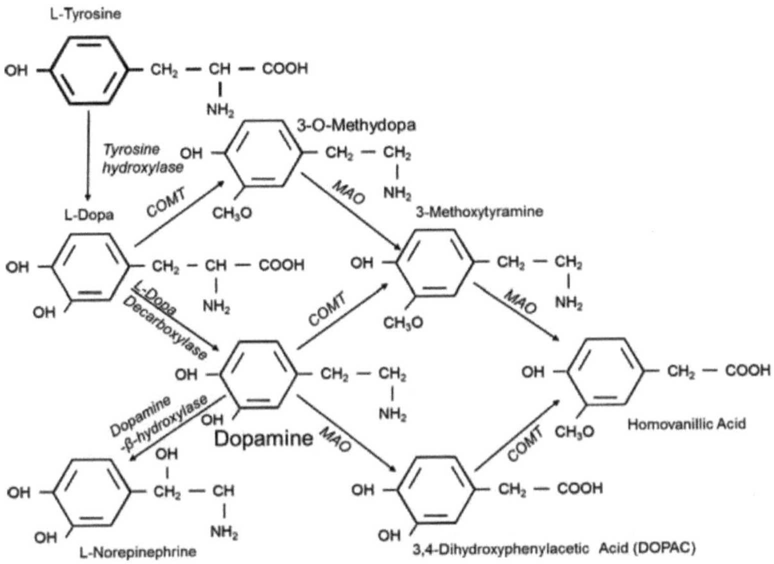

L-Tyrosine
OH
CH2 — CH — COOH
NH2
Tyrosine hydroxylase
L-Dopa
COMT
3-O-Methydopa
CH3O
MAO
3-Methoxytyramine
L-Dopa Decarboxylase
Dopamine
Dopamine -β-hydroxylase
L-Norepinephrine
Homovanillic Acid
CH2 — COOH
3,4-Dihydroxyphenylacetic Acid (DOPAC)

Figura 11. Metabolisme de la levodopa (Fahn 2015).

COMT inhibitors
COMT
AAD inhibitors
AAD
Levodopa
3-O-methyldopa
Dopamine
Blood brain barrier
AAD
MAOB inhibitors
MAO
ADH
COMT
3-Methoxytyramine
3,4-dihydroxyphenyl acetic acid (DOPAC)
3-methoxy-4-hydroxyphenyl acetic acid (HVA)

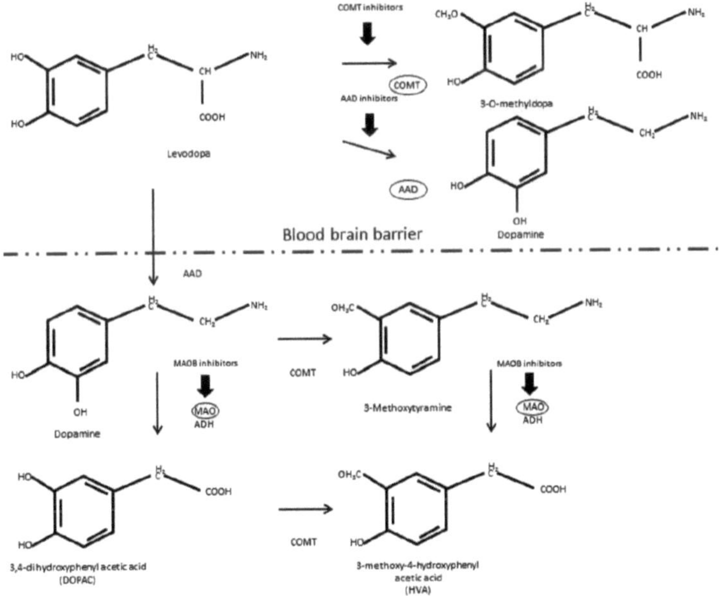

Figura 12. Metabolisme i barrera hematoencefàlica segons Gershanic 2015.

Malgrat que l'experiència clínica amb la utilització de levodopa porta més de cinc dècades, des de l'assaig de Yahr i col·laboradors (Yahr, Duvoisin et al. 1969) no hi ha gaires estudis que hagin ratificat la seva eficàcia clínica enfront del placebo. De fet només dos estudis han comprovat l'eficàcia clínica de levodopa enfront de placebo:

Estudi de Yahr i cols.

El primer, el propi estudi de Yahr et al. de 1969 (Yahr, Duvoisin et al. 1969) comentat anteriorment, que demostrà un millora significativa espectacular dels símptomes motors de la malaltia.

ELLDOPA

El segon no es realitzà fins el 2004, l'assaig ELLDOPA (*Earlier versus Later Levodopa Therapy in Parkinson Disease)* (Fahn, Oakes et al. 2004). Es tracta d'un estudi clínic doble-cec millor dissenyat i dut a terme pel *Parkinson Study Group* que va incloure 361 pacients amb una edat mitjana de 65 anys, aleatoritzats per a rebre en monoteràpia levodopa / carbidopa en una proporció de 1:4, en tres dosis diferents 150, 300 i 600 mg / dia o placebo durant 40 setmanes. La variable d'eficàcia principal va ser la diferència en l'escala *Unified Parkinson Disease Rating Scale* (UPDRS) total entre la valoració basal i la realitzada al cap de 42 setmanes, un cop interromput el tractament (dues setmanes després). Els resultats van mostrar que el tractament amb levodopa reduïa significativament els símptomes motors i de forma dosi dependent respecte l'empitjorament que experimentava en canvi en el grup placebo. Diferència que continuava sent significativa fins i tot dues setmanes després d'haver interromput el tractament. En analitzar els canvis en la part motora de la UPDRS, es va observar un empitjorament de 5.2 punts en el grup placebo enfront d'un 1.4, 1.4 i -1.4 punts de canvi experimentat pels pacients que van rebre 150, 300 i 600 mg de levodopa/carbidopa. S'observaren resultats similars en comparar les escales UPDRS totals entre els 3 grups de pacients amb un deteriorament de 7.8 unitats en el grup placebo, 1.4 unitats en els grups que reben 150 i 300 mg de levodopa/carbidopa i -1.4 unitats en el grup tractat amb 600 mg / dia de levodopa/carbidopa. Aquests resultats clarament indiquen que la levodopa produeix una millora significativa i dosi depenent de l'escala

UPDRS total i motora (part III).

Hauser i col·laboradors van publicar posteriorment (Hauser, Auinger et al. 2009) una anàlisi retrospectiva dels canvis de les escales d'incapacitat motora de la UPDRS entre la situació basal i les de la setmana 9 i 24 de tractament. Els autors conclouen que la millora de la UPDRS part III (motora) va ser major en el grup tractat amb levodopa / carbidopa que el grup placebo per a totes les dosis de levodopa utilitzades. No obstant això, els autors descriuen una gran variabilitat en el percentatge de millora que experimenten els pacients de cada grup arribant a establir que una millora d'un 22% a la UPDRS part III és la variable que millor discrimina entre un pacient del grup placebo i un altre del grup levodopa / carbidopa. Aquests resultats indiquen que no tots els pacients amb MP experimenten una notable millora (> 50%) a l'inici del tractament.

A part d'aquests dos estudis, hi ha això sí, altres estudis que comparen la levodopa de forma aleatoritzada amb placebo i en doble cec, amb altres fàrmacs. Diversos assajos clínics han comparat l'eficàcia i la seguretat del tractament amb levodopa enfront a agonistes dopaminèrgics com bromocriptina, cabergolina, pergolide, pramipexol i ropinirol en monoteràpia en pacients amb MP de novo i a més llarg terme. Tots ells han demostrat que la levodopa en monoteràpia és superior quant a eficàcia clínica als agonistes i produeix menys efectes secundaris, si bé el grup tractat amb agonistes dopaminèrgics desenvolupa discinèsies més tardanament que el grup que rep levodopa (Goetz, Poewe et al. 2005). Tots els agonistes utilitzats proporcionen una millora simptomàtica moderada i poden controlar els símptomes de la malaltia en monoteràpia durant uns pocs anys, en comparar-los amb la levodopa, produeixen un major nombre d'efectes secundaris com edemes, al·lucinacions, somnolència i trastorns del control d'impulsos.

Levodopa i bromocriptina

El Grup de Recerca sobre malaltia de Parkinson del Regne Unit (PDRG-UK, en les seves sigles en anglès) va realitzar un estudi obert, aleatoritzat que incloïa 3 grups de pacients amb diferents tractaments d'inici: levodopa (249 pacients), levodopa i selegilina (271 pacients) i bromocriptina (262 pacients). La dosi de selegilina utilitzada va ser 10 mg / dia; la de levodopa 100 mg tres vegades al dia i la de bromocriptina 10 mg tres vegades al dia durant els primers 3 mesos, permetent afegir levodopa o modificar-ne les dosis en el seguiment. La principal mesura d'eficàcia va ser la mortalitat i el desenvolupament de complicacions motores. En l'avaluació realitzada als 4-5 anys es va observar un increment de mortalitat en el grup levodopa i selegilina de manera que aquest braç de tractament va ser interromput. Al cap de 5 anys, la millora en les escales d'incapacitat va ser significativament superior en el grup levodopa, però aquestes diferències van disminuir de forma progressiva al llarg dels anys fins perdre la significació estadística als 9 anys. Al cap de 14 anys de seguiment promig, 166 pacients (només el 21% del grup original de 782) estaven disponibles per a l'anàlisi. 42% del grup levodopa; 59% levodopa i selegilina i el 63% del grup bromociptina. Tots els pacients excepte 4 estaven prenent levodopa en l'avaluació final a dosis d'entre 696 mg en el grup levodopa, 691.8 mg en grup levodopa i selegilina i 618.4 mg en el grup bromocriptina. El nombre de morts per 100 persones / any va ser de 5.86 en el grup levodopa i 6.17 en el grup bromocriptina, fet que suposa una reducció del risc de mort de 0.32 per al grup levodopa. Les escales de Webster van mostrar una lleu però significativa avantatge per al braç de levodopa. Encara que en l'avaluació realitzada als 10 anys, la incidència de discinèsies va ser menor en el grup que rebia bromocriptina, en la valoració realitzada als 14 anys la incidència de fluctuacions i discinèsies era similar en ambdós grups de pacients. El grup levodopa tenia millor perfil cognitiu i menys demència que el grup bromocriptina però les diferències no van ser significatives. Les escales de qualitat de vida SF-36 van mostrar millor funcionalitat en el grup levodopa que a la resta dels braços de tractament (Lees, Katzenschlager et al. 2001; Katzenschlager, Head et al. 2008).

Levodopa i cabergolina

Un altre estudi que demostra la superioritat de levodopa en monoteràpia enfront a agonistes és un estudi doble cec multicèntric amb 419 pacients, seguits durant un període de 5 anys, dels quals 211 pacients van rebre cabergolina (2.8- 2.9 mg) i 209 levodopa (784 mg). El grup que va rebre cabergolina podia utilitzar dosis de levodopa de rescat (mitjana 322 mg), de tal manera que al final de l'estudi el grup levodopa estava prenent un 50% més de levodopa que el grup cabergolina, fet que pot relacionar-se amb els resultats tan de milloria motora com de discinèsies trobats. El tractament amb levodopa es va associar a una millora de més magnitud en les escales motores (13.8 vs 12.9 al cap d'1 any; 18.6 vs 17.2 al cap de 3 anys i 19.2 vs 16.3 al cap de 5 anys respectivament); encara que ambdós grups de pacients van mostrar una millora significativa en les escales UPDRS (motora i d'activitats de la vida diària) pel que fa a la valoració basal. La presència de complicacions motores es va retardar de manera significativa en el grup cabergolina i van ocórrer en un nombre menor de pacients (22.3% vs 33.7%) que en el grup levodopa, de manera que el risc de desenvolupar complicacions motores va ser un 50% menor en el grup cabergolina. Diferència especialment més rellevant en el cas de les discinèsies que van afectar a un 9.5% dels pacients del grup cabergolina i a un 21.2% dels del grup levodopa. En relació a les escales de qualitat de vida, tots dos tractaments van produir una millora significativa en totes les escales de qualitat de vida empleades durant els dos primers anys de tractament amb un empitjorament posterior, encara que el grup tractat amb levodopa va mantenir millors escales que el grup cabergolina. Així doncs tot i el major nombre de discinèsies observat en grup levodopa això no comporta un deteriorament en la qualitat de vida dels pacients (Bracco, Battaglia et al. 2004)

Levodopa i pergolida

En un altre estudi, PELMOPET (*Pergolida versus Levodopa Monotherapy and Positron Emission Tomography*) es va establir un tractament exclusiu en monoteràpia que no permetia el rescat amb levodopa. Al cap d'un any, existia una petita diferència a favor de levodopa en les escales motores UPDRS (-3.2 punts en el grup pergolida vs -5.2 punts en el grup levodopa). Al cap de 3 anys, el grup pergolida havia experimentat un deteriorament respecte a la situació basal de 2.8 mentre que els pacients que rebien levodopa encara mostraven un benefici de 2.8 punts. Als 3 anys de tractament el grup tractat amb pergolida va desenvolupar menys discinèsies (26% en el grup levodopa vs 8.2 en el grup pergolide) però les escales que mesuren el benefici simptomàtic van ser significativament millors en el grup levodopa (UPDRS total II i III i les escales de clínica global improvement). Aquest estudi, de la mateixa manera que els anteriors, confirma la necessitat d'afegir levodopa per mantenir un control simptomàtic de la malaltia (Oertel, Wolters et al. 2006).

Levodopa i pramipexol

L'estudi CALM-PD va comparar el tractament inicial amb pramipexol (0.5mg tres vegades al dia; dosi màxima 4.5 mg) vs levodopa (100/25 mg tres vegades al dia; dosi màxima 600 mg / dia) en 301 pacients amb MP inicial durant 4 anys. Es va considerar com a variable d'eficàcia principal el temps transcorregut des de l'inici del tractament a l'aparició de qualsevol complicació motora (discinèsies i fluctuacions motores) o *freezing*. Es van considerar variables secundàries d'eficàcia dels canvis en les escales UPDRS i de qualitat de vida. De forma similar als estudis anteriors, el tractament amb pramipexol va produir una menor incidència de discinèsies, *wearing-Off* o fenòmens *On-Off* que el tractament amb levodopa (52% del grup pramipexol i el 74% del grup levodopa). Malgrat que les discinèsies van ser més freqüents en el grup levodopa (32 pacients, enfront de 12 en el grup pramipexol), el nombre de pacients que van desenvolupar discinèsies invalidants va ser molt petit (4 i 6 respectivament) i similar en ambdós grups de pacients. El risc de desenvolupar *freezing* va ser major en el grup pramipexol que en el grup tractat amb levodopa (37% vs 25% dels pacients respectivament). No obstant això, el control simptomàtic de la malaltia mesurat per modificació en les escales UPDRS motora i d'activitats de la vida diària va ser superior en els pacients que van rebre levodopa. En aquests pacients al cap de 48 setmanes de tractament seguia existint una millora de 3.4 punts en l'escala UPDRS motora mentre que en el grup pramipexol es va constatar un empitjorament de 1.3 punts (diferència entre els dos grups de 4.9 punts). Aquestes diferències es van mantenir al llarg de l'estudi fins i tot en aquells pacients que havent començat amb pramipexol van rebre posteriorment suplement amb levodopa, que va ser necessària en el 72% dels pacients (Holloway, Shoulson et al. 2004).

Levodopa i ropinirol

Finalment l'estudi 056 (Rascol, Brooks et al. 2000) va comparar l'eficàcia i seguretat de ropinirol enfront a levodopa com a tractament inicial de la MP durant un període de 5 anys. La variable principal d'eficàcia va ser el temps transcorregut des de l'inici del tractament al desenvolupament de discinèsies.

Posteriorment, l'estudi es va continuar amb una fase d'extensió oberta durant 5 anys més. Es van incloure un total de 268 pacients dels quals 179 van rebre ropinirol (dosi màxima 8 mg / 3 vegades al dia) i 89 levodopa (dosi màxima 400 mg / 3 vegades al dia). Igual que en estudis similars (CALM-PD) els pacients podien rebre dosis suplementàries de levodopa si no s'aconseguia un control adequat dels símptomes amb el tractament assignat. Als 5 anys, al final de l'estudi fins un 84% dels pacients que havien iniciat el tractament amb ropinirol en monoteràpia, van requerir una dosi suplementària de levodopa (66% dels pacients; dosi mitjana de 427 ± 221 mg) o havien abandonat l'estudi. Al cap de 5 anys de seguiment un 20% dels pacients del grup ropinirol van desenvolupar discinèsies enfront d'un 45% dels pacients del grup levodopa. Aquesta menor incidència de discinèsies del grup ropinirol es va aconseguir a costa d'obtenir un menor benefici motor i les escales UPDRS. El grup tractat amb ropinirol va presentar una millora de 0.8 ± 10.1 punts en la UPDRS motora davant d'una millora de 4.8 ± 8.3 punts en la UPDRS de els pacients que inicialment van rebre levodopa.

Complicacions de levodopa oral

Desafortunadament, com s'ha comentat en els apartats 1.3.1.2 i 1.3.2, la teràpia perllongada amb levodopa comporta complicacions, que van ser de fet ja descrites als pocs anys del seu ús (Sweet i McDowell 1974). Així, passats entre cinc i deu anys després de la iniciació de la teràpia els pacients poden experimentar fluctuacions, passant d'estats hipo a hipercinètics, amb períodes, com més va més curts, de condicions acceptables entre mig. Si bé un grup de pacients tractats amb levodopa manté una resposta modesta i estable, tot i que progressivament menor, la majoria segueix sent sensible a la levodopa però desenvolupa complicacions motores en forma de fluctuacions i discinèsies (McColl, Reardon et al. 2002) (Kempster, Williams et al. 2007) que poden arribar a causar una discapacitat greu i limitar el mateix ús del fàrmac (Marsden and Parkes 1976). Les complicacions associades al tractament emergeixen doncs, quan la resposta farmacodinàmica canvia d'una relació dosi-resposta lineal a una corba sigmoide (Chase, Juncos et al. 1987) (Mouradian, Juncos et al. 1988) (Fabbrini, Mouradian et al. 1988) que desemboca en l'aparició d'un llindar crític de levodopa. En aquesta fase, només dosis de levodopa en, o, per sobre d'aquest llindar són capaces de convertir l'estat del pacient completament en *On*. Al seu torn la dosi requerida per a produir discinèsia es fa cada vegada més baixa fins a ser gairebé equivalent a la requerida per convertir el pacient en *On*. Malauradament el fenomen del llindar crític és similar tant per a la mobilitat com per a les discinèsies, i això vol dir que una reducció de la dosi de levodopa per sota d'aquest llindar, que alleugi la discinèsia inevitablement causa l'aparició de períodes *Off* de immobilitat (Nutt 1990).

Aproximadament un 40% de pacients amb MP tractats amb levodopa desenvolupa fluctuacions motores i discinèsies al cap de 2-4 anys de tractament. Aquest fet ha portat als investigadors a utilitzar altres estratègies de tractament en un intent de reduir o retardar al màxim l'aparició de les complicacions motores. Des de la seva mateixa descripció s'ha advocat pel maneig terapèutic del fenomen de les fluctuacions i discinèsies a través d'optimitzar els nivells de levodopa, disminuint la seva dosi i incrementant les seves preses (Calne, Teychenne et al. 1974); amb aquest objectiu s'han desenvolupat les diferents estratègies terapèutiques. Clínicament, el concepte d'estimulació dopaminèrgica contínua podria originar-se i fonamentar-se doncs, en l'observació de Shoulson et al. (Shoulson, Glaubiger et al. 1975) que la perfusió intravenosa a velocitat constant, contínua, de levodopa aconsegueix una supressió completa de les fluctuacions motores en pacients amb resposta fluctuant a la levodopa. Estudis en líquid cefaloraquidi ventricular (Woodward, Olanow et al. 1993) i amb tecnologia PET (Tedroff, Aquilonius et al. 1992) recolzen que un nivell plasmàtic constant de levodopa es correlacionaria amb una captació i alliberament de dopamina en estriat constant. Emparant-se en aquesta hipòtesi s'han desenvolupat els diferents tractaments de la malaltia (agonistes dopaminèrgics, sistemes de perfusió contínua), alhora que s'ha cercat i es continua fent recerca al respecte, altres formes farmacèutiques per aconseguir una absorció més contínua de levodopa per via oral.

Noves formes farmacèutiques orals

La molècula IPX066, per exemple, és una formulació experimental de nou desenvolupament de levodopa d'alliberament perllongat, amb un perfil més favorable en plasma, resultant un millor control de la simptomatologia motora i una reducció de freqüència de les dosis, que pot augmentar l'adherència

(Kestenbaum i Fahn 2015). Ha estat recentment aprovada per la FDA (Rytary®) el gener de 2015; en demostrar la milloria dels símptomes motors en la MP inicial i de les fluctuacions en la MP avançada.

L'XP21279 és un profàrmac de levodopa que s'absorbeix activament pels transportadors de nutrients alta capacitat en tot el tracte gastrointestinal i que és ràpidament convertit a la levodopa per les carboxilesterases (Lewitt, Ellenbogen et al 2012).

També és objecte de la recerca l'ús de microesferes com agents d'alliberament de levodopa i carbidopa d'una forma més contínua, per a millorar-ne la biodisponibilitat i la resposta clínica subsegüent. Les microesferes semblen un sistema d'administració de levodopa que permetrien una disminució en la grandària de dosificació, de la freqüència de administració i dels efectes secundaris sistèmics, en proporcionar un alliberament més continu del fàrmac (Ngwuluka, Pillay et al. 2010).

Recentment s'ha dissenyat també formes de dosificació múltiple-unitàries com ara pellets i mini tabletes o microtabletes, que semblen més avantatjoses en comparació amb les formes de dosificació habituals, en tenir un temps de permanència gàstrica menys erràtic, més constant amb menor variabilitat interindividual en l'absorció i millor dispersió a través del tracte gastrointestinal i amb menys possibilitats de danyar localment la mucosa (Bredenberg, Nyholm et al. 2003; Nyholm, Ehrnebo et al. 2013).

També són objecte de recerca, fórmules d'administració de levodopa de retenció gàstrica controlada en el temps per via oral, anomenada píldora acordió (*accordion pill*). Sistemes que podrien permetre la seva administració perllongada i contínua a la regió superior del tracte gastrointestinal (duodè i jejú).

S'ha dissenyat sistemes hidrodinàmics que permeten una formulació menys densa que sura en la cavitat gàstrica, perllongant el temps de retenció gàstrica i millorant la seva absorció més continuada.

Alhora però han estat i estan sent investigades diferents noves vies d'administració diferents, algunes amb resultats més aviat descoratjadors, algunes amb resultats clínics rellevants com la via intraintestinal i d'altres amb perspectives de futur prometedor com els sistemes d'administració inhalats de levodopa o transdèrmics per exemple.

Altres vies d'administració de levodopa no orals

1.6.3 Levodopa d'administració via rectal

La levodopa s'ha administrat a través de la via rectal en forma de comprimits, supositoris i insuflacions de comprimits en pols, però la seva absorció en la circulació sistèmica dels pacients amb MP no ha estat adequada. És possible que l'alcalinitat de les secrecions rectals, l'alt contingut en flora bacteriana o potser l'absència del sistema de transportadors d'aminoàcids neutres en dificulti l'absorció (Ngwuluka, Pillay et al. 2010).

1.6.4 Levodopa d'administració via nasal

El subministrament via nasal de la levodopa ha estat investigat i explorat per la seva gran àrea de superfície d'absorció, per la presència de microvellositats que cobreixen les cèl·lules epitelials, i que al seu torn estan altament vascularitzats; i també per que aquesta via és de fàcil accés i evita el metabolisme de primer pas. El sistema d'administració de fàrmacs nasal és però un sistema d'alliberament immediat i no proporciona un lliurament constant i sostingut de levodopa per a assolir una estimulació dopaminèrgica més contínua, i per tant no millora les complicacions de la levodopa oral.

1.6.5 Levodopa d'administració pulmonar via inhalada

L'administració pulmonar de levodopa millora la biodisponibilitat de levodopa, i permet aconseguir un inici ràpid de l'acció i mantenir el nivell un nivell terapèutic eficaç. El fàrmac CVT301 ha superat amb èxit estudis de fase I i de fase II, i actualment estan en curs ja estudis clínics en fase IIb / III.

S'albira com una via de tractament d'eficàcia prometedora sobretot per a recuperar el pacient de l'*Off* i probablement per a un millor control de l'acinèsia matutina. Malgrat això, la formula en spray inhalat, tampoc no proporciona, però, una alliberació constant i sostinguda de levodopa que permeti a assolir una estimulació dopaminèrgica més contínua (Vijverman i Fox 2014).

1.6.6 Levodopa d'administració subcutània via transdèrmica

L'administració parenteral transdèrmica de levodopa podria ser una ruta alternativa per a l'administració de levodopa, que podria superar els efectes adversos i les complicacions trobades amb la via oral. També pot ser preferible a la infusió i la implantació de dispositius a causa del seu caràcter no invasiu i per tant una major adherència del pacient. La via transdèrmica ha utilitzat diferents vehicles i potenciadors de penetració. Lee et al. han investigat la viabilitat dels sistemes d'administració transdèrmica de levodopa estudiant la permeabilitat in vitro i estudis farmacocinètics. En estudis in vitro, els vehicles de tipus èster van mostrar efectes potenciadors relativament més alts; i el propilè glicol i monocaprilat monolaurat de propilenglicol van mostrar els fluxos de penetració més alts tant en fórmules de la solució com en l'adhesiu sensible a la pressió. En l'estudi in vivo, l'addició d'àcids greixosos augmenta les concentracions de fàrmac en sang, independentment del tipus o la concentració d'àcid greixòs. El AUCinf va augmentar fins a 8,7 vegades en comparació amb propilenglicol. També s'han usat formulacions que contenen àcid linoleic (Lee, Choi et al, 2013).

Sheila Oren ha comunicat recentment els primers resultats clínics d'un estudi en fase II aleatoritzat, controlat amb placebo, doble cec d'una formulació líquida de levodopa / carbidopa (ND0612L) (Neuroderm®), que permet l'administració subcutània a traves d'una bomba connectada al pegat i assolir nivells plasmàtics de levodopa estables. Van participar 30 pacients que van rebre el seu tractament oral actual optimitzat i van ser aleatoritzats per a ND0612L o placebo. En el següent període a 16 pacients se'ls va oferir en obert ND0612L i van ser assignats a l'atzar a la monoteràpia ND0612L o ND0612L més entacapona oral. El complement transdèrmic de levodopa millora les fluctuacions reduint 2,42 ± 2.62 hores de l'estat *Off.* També va millorar la qualitat del son (17,1 ± 17,58 millora en les puntuacions *Parkinson's Disease Sleep Scale* (PDSS), la qualitat de vida (6,6 ± 10,52 millora en *Parkinson's*

Disease Questionnaire-39 summary index (PDQ-39), i la impressió clínica global (CGI) (90% dels pacients havien millorat les puntuacions CGI-C versus 36% en el placebo). Tots els 16 pacients van optar per continuar el tractament. En aquests pacients, la ingesta oral de levodopa es va reduir en una mitjana de 80%, i 3 dels 16 pacients van suspendre completament la teràpia levodopa oral (Giladi, Caraco et al. 2015). Aquestes dades suggereixen que la via d'administració contínua subcutània de levodopa/carbidopa, proporciona nivells plasmàtics relativament estables, amb una eficàcia clínica rellevant, que l'apunta com a una opció molt encoratjadora, en espera de majors estudis i experiències clíniques.

1.6.7 Levodopa d'administració parenteral endovenosa: infusió endovenosa de suspensió aquosa de levodopa

L'administració endovenosa d'una suspensió de levodopa havia estat utilitzada ja en els primers assaigs terapèutics per Oleh Hornykiewicz i col·laboradors en el tractament de la acinèsia de la MP (Birkmayer i Hornykiewicz 1961). Les següents experiències amb infusió endovenosa d'una suspensió aquosa de levodopa pel tractament de les fluctuacions motors de Shoulson i col·laboradors van demostrar efectes satisfactoris en set pacients greument fluctuants, comparant amb el seu tractament oral (Shoulson, Glaubiger et al. 1975). Es va observar que la infusió endovenosa constant de levodopa aconseguia unes concentracions plasmàtiques estables i una completa desaparició de les fluctuacions motores. Encara que si un pacient s'aixecava sobtadament o bé rebia un estrès tèrmic, amb immersió en aigua freda, reapareixien i s'exacerbaven els signes parkinsonians, tot i mantenir uns nivells constants de levodopa circulant. Si bé l'estudi va resultar positiu i estimulava a reduir la variabilitat de la concentració plasmàtica de la levodopa, les troballes suggerien també que a més de la farmacocinètica de la levodopa, factors de sistema nerviós central han de contribuir en el fenomen de la fluctuació.
Estudis posteriors van confirmar clarament que l'administració a velocitat constant (infusió) de levodopa en el torrent sanguini estabilitzava notablement les fluctuacions motores en pacients amb MP avançada (Quinn, Marsden et al.

1982) (Quinn, Parkes et al. 1984). Quinn et al. van tractar amb èxit, el 1982, a 10 pacients amb fluctuacions greus i caòtiques amb infusió endovenosa de levodopa (Quinn, Marsden et al. 1982) (Quinn, Parkes et al. 1984). Tots els pacients van romandre mòbils i ambulants durant les infusions, amb efectes adversos mínims, exceptuant discinèsies bifàsiques en dos pacients.

Nutt et al. en un estudi per a determinar si la resposta clínica fluctuant a la levodopa en la MP reflecteix les oscil·lacions en l'absorció i el transport del fàrmac, van investigar aquest fenomen en nou pacients fluctuants, i van usar la perfusió endovenosa (Nutt, Woodward et al. 1984). Els autors van observar que la perfusió constant de levodopa, evitant l'absorció intestinal, en sis pacients, aconseguia un estat clínic estable durant 12 hores en tots ells, i fins a 36 hores en alguns.

En un altre estudi en set pacients amb fluctuacions *On-Off*, la infusió endovenosa de levodopa aconseguia també aplanar les seves fluctuacions motores (Hardie, Malcolm et al. 1986).

Chase i col·laboradors van arribar a postular que atès que la infusió contínua de levodopa aportava clars beneficis pal·liatius, podria també tenir beneficis profilàctics en les primeres etapes de la malaltia (Chase, Engber et al. 1994). Amb l'ús d'un perfusor, una bomba d'infusió, portàtil, es va aconseguir mantenir a dotze pacients prèviament fluctuants, completament independents durant 1-4 setmanes, amb infusió endovenosa i nivells plasmàtics estables (Juncos, Serrati et al. 1985) (Chase, Juncos et al. 1987). Encara que si bé va desaparèixer completament el fenomen *wearing-Off*, pacients amb fluctuacions tipus *On-Off* van continuar manifestant-les però.

La infusió endovenosa contínua durant 24 hores a 12 pacients durant 7-12 dies va demostrar una disminució gradual de les seves fluctuacions, que després de suspendre i reintroduir el seu tractament oral convencional reapareixien (Mouradian, Heuser et al. 1990). Els autors exhortaven a desenvolupar algun sistema pràctic i aplicable en pacients ambulatoris que proveís una reposició dopaminèrgica estable de forma crònica. La infusió endovenosa podia ocasionar a curt termini esclerosi de les venes perifèriques necessitant un accés venós central, i atès que la levodopa és massa àcida i insoluble resultava inconvenient per a una administració parenteral a llarg termini (LeWitt 1993) (Chase 1998).

1.6.8 Levodopa d'administració enteral via intestinal

1.5.5.1. Perfusió intestinal de suspensió aquosa de levodopa

Coneguts els inconvenients pràctics de la infusió parenteral de la solució de levodopa es va optar per buscar altres vies d'administració. El 1986 es van presentar els primers resultats de la infusió d'una suspensió aquosa de levodopa intraduodenal (Kurlan, Rubin et al. 1986). A través d'un sondatge nasoduodenal es perfundí de forma constant levodopa en tres pacients amb un control excel·lent de les seves fluctuacions motores. En alguna ocasió l'efecte es perdia coincidint amb una migració del cap de la sonda que ascendia a l'estómac i convertint la perfusió en gàstrica. El buidatge erràtic gàstric altera els constants nivells plasmàtics. Els autors conclo'ien que la via d'administració intraduodenal podria ser adequada per a una teràpia crònica. Posteriorment el grup d'investigadors va confirmar els seus resultats estenent la seva sèrie a 10 pacients (Kurlan, Nutt et al. 1988).

Altres grups d'investigadors clínics van corroborar les seves troballes (Frankel, Kempster et al. 1989) (Cedarbaum, Silvestri et al. 1990).

Així com resultats a llarg termini positius, inicialment en quatre pacients després de quatre mesos de tractament, (Sage, Schuh et al. 1988), després 20 mesos (Sage, Trooskin et al. 1988) i en 22 pacients després de 10 anys (Syed, Murphy et al. 1998). Amb una pràctica total supressió de les fluctuacions motores; però amb importants problemes pràctics, mecànics i físics, irritació nasal, etc. Els autors indicaven que la infusió intraduodenal de levodopa constituïa una teràpia pràctica però complexa i destinable a pacients en els quals fracassés el tractament convencional.

Contràriament a aquests resultats el grup de Nutt (Nutt, Carter et al. 1997) va presentar un estudi clínic amb onze malalts en que tot i rebre una perfusió de forma contínua i constant de levodopa persistien les seves fluctuacions motores, i ho atribuïen a una possible competició amb aminoàcids de la dieta però sense menystenir l'existència d'altres factors farmacodinàmics.

Stocchi i col·laboradors (Stocchi, Vacca et al. 2005) per a reduir el volum a perfondre utilitzaren l'ester metílic de levodopa que és altament soluble en aigua i que es pot perfondre en un volum menor que les formulacions habituals de levodopa, amb carbidopa oral, obtingueren resultats positius en un estudi obert de 6 pacients. Tres dels quals seguiren el tractament durant 6 mesos amb infusió de la solució d'ester metílic de levodopa a través d'una jejunostomia o una gastrostomia permanent amb un tub col·locat en el duodè, perfós per una microbomba portàtil programable. Confirmaren que la infusió de l'ester metílic de levodopa aconseguia una estabilització dels nivells plasmàtics de levodopa. Resultat similar als anteriors estudis farmacocinètics que demostraven que la infusió duodenal aconsegueix nivells estables plasmàtics de Kurlan i col·laboradors (Kurlan, Rubin et al. 1986) i de Deleu i col·laboradors (Deleu, Ebinger et al. 1991)

Diversos estudis oberts van demostrar que la infusió contínua de levodopa enteral en suspensió aquosa reduïa el temps *Off* i la discinèsia (taula 1). L'evidència científica dels resultats d'aquests primers estudis clínics es va ratificar amb un estudi de disseny creuat, amb control placebo i a doble cec comparant la infusió contínua duodenal de suspensió aquosa de levodopa amb el tractament oral intermitent en 10 pacients durant 8 dies (Kurth, Tetrud et al. 1993). Estudi del qual es desprèn un nivell d'evidència de classe I, i que va demostrar una clara millora del temps en *On* i una reducció de les hores en *Off* en set pacients. Cinc pacients van preferir continuar amb la infusió contínua duodenal un cop completat l'estudi. Els autors concloïen proposar el tractament a malalts seleccionats, joves i motivats, amb fluctuacions greus no controlades amb tractaments convencionals. La gran millora de les fluctuacions motores es va veure entelada per importants problemes pràctics derivats del sistema d'infusió, mecànics i físics, com el gran volum de fluid a perfondre doncs la solubilitat limitada de la levodopa requeria una gran quantitat de dissolvent i el conseqüent tamany de les bombes. A més l'estabilitat de la levodopa i carbidopa en aigua és pobre i necessitava un recanvi freqüent. Tot això feia que encara que eficaç, la infusió intraduodenal de solució de levodopa fos una teràpia complexa i destinable només a seleccionats pacients en els quals fracassés el tractament convencional (Stocchi, Ruggieri et al. 1986).

Taula 1. Estudis publicats de perfusió intestinal de suspensió aquosa de levodopa

ESTUDIS OBERTS
Stocchi, Vacca et al. 2005
Syed, Murphy et al 1998
Cedarbaum, Silvestri et al. 1990
Sage, Trooskin et al. 1989
Sage, Trooskin et al. 1988
Kurlan, Nutt et al. 1988
Kurlan, Rubin et al. 1986
ESTUDIS DOBLE CEC
Kurth, Tetrud et al. 1993

1.5.5.2. Perfusió intestinal de solució en gel de levodopa

Les infusions intravenoses i enterals de diverses formulacions de levodopa han estat sota investigació durant més de 30 anys. Tot i la millora en la via d'administració, els volums importants a perfondre, el recanvi freqüent dels quals i les grans bombes d'infusió requerides excloïen la seva aplicació clínica (Stocchi, Ruggieri et al. 1986).

Aquests problemes van motivar a l'equip suec de la Universitat d'Uppsala a desenvolupar una suspensió de levodopa de menor volum, un gel de suspensió de levodopa i carbidopa (Duodopa®). El primer estudi clínic de la perfusió contínua d'aquesta nova suspensió de levodopa es va publicar en 1993 (Bredberg, Nilsson et al. 1993). S'hi comparava en cinc pacients amb MP avançada, la seva funció motora i les seves fluctuacions en tractament convencional òptim i en infusió contínua duodenal de la suspensió. La infusió duodenal del gel, de forma similar a les suspensions aquoses, va millorar la funció motora i va reduir les fluctuacions respecte al tractament oral. La infusió de gel de levodopa aconseguia també concentracions uniformes plasmàtiques de levodopa.

D'altra banda amb l'experiència dels estudis d'infusió enteral de fins aleshores, si bé a curt termini, el sondatge nasoduodenal resultava apropiat, a fi d'obtenir un accés intestinal a llarg termini, però, resultava necessari, per a evitar la irritació nasal i altres complicacions, la pràctica d'una gastroduodenostomia amb cirurgia (Sage, Trooskin et al. 1988). Es va adoptar a quest procediment per al tractament permanent amb el gel de levodopa.

Els estudis clínics oberts posteriors de llarg termini van demostrar una eficàcia sostinguda i una disminució del consum de levodopa després de dos anys i mig amb aquest tractament a través de la via transabdominal (Nilsson, Hansson et al. 1998) (Sjalander-Brynne and Paalzow 1998) i una eficàcia en monoteràpia superior als tractaments optimitzats convencionals en pacients amb fluctuacions motores (Nilsson, Nyholm et al. 2001) (Nyholm, Askmark et al. 2003).

El 2005 es va donar a conèixer l'assaig clínic DIREQT (Duodopa Infusió: Randomized Efficacy and Quality of life Trial), assaig multi cèntric suec, aleatoritzat, controlat, cec i creuat, que va comparar el tractament optimitzat i individual amb la infusió de gel de levodopa mostrant una major millora de les fluctuacions i discinèsies amb la duodopa (Nyholm, Nilsson Remahl et al. 2005).

La infusió duodenal d'un gel de levodopa / carbidopa a través d'una bomba portàtil i una sonda intestinal produeix altes concentracions dels principis actius (Bredberg, Nilsson et al. 1993) i s'ha convertit en una alternativa de tractament viable per a pacients amb fluctuacions (Nilsson, Nyholm et al. 2001).

El GILC o Duodopa® és l'única formulació de levodopa i carbidopa que s'ha trobat ser adequada per a la infusió intestinal contínua a llarg terme (Nilsson, Nyholm et al. 2001). En contrast amb la teràpia oral, la infusió de GILC aconsegueix nivells plasmàtics estables de levodopa resultant una disminució clínica de les fluctuacions motores i les discinèsies. Es maximitza així el temps funcional en *On* durant el dia, i es redueix el temps en estat *Off* i *On* amb discinèsia incapacitant. L'efecte sobre la qualitat de vida pot ser marcat (Nyholm, Nilsson et al. 2005), i segons l'equip suec en la majoria dels casos, la teràpia adjuvant de la MP ja no és necessària durant el dia (Nyholm, Jansson et al. 2005).

Els efectes beneficiosos del control de les fluctuacions motores amb el tractament amb infusió de GILC poden concloure's d'un estudi recent controlat a doble cec (Olanow, Kieburtz et al. 2014) i de diversos estudis controlats de nivell d'evidència classe 1, d'estudis oberts, prospectius i multi cèntrics amb un nivell d'evidència de classe 3 i de nombrosos estudis observacionals de sèries de casos, que es comenten en el següent apartat 1.7.

Es tracta d'un tractament complex que no està exempt d'efectes adversos els quals s'han considerat relacionats amb el procediment de la gastroduodenostomia percutània endoscòpia (peritonitis local, dermatitis, granulomes, dolor abdominal i úlcera), amb l'aparell d'infusió (problemes amb les connexions i tubs, oclusió i migració a estómac de l'extrem intestinal dels quals) i amb el propi fàrmac (dolor en extremitats, confusió, agreujament de discinèsies sobretot de tipus bifàsic) (de Fàbregues, Puente et al. 2008) i requereixen el concurs d'un equip multi disciplinar per a oferir l'atenció adequada i necessària a aquests malalts.

1.7 Gel d'infusió intestinal de levodopa carbidopa

1.7.1 Tractament amb gel intestinal de levodopa carbidopa

L'any 2000 la *Food and Drug Administration* (Administració d'Aliments i Medicaments americana) (Food and Drug Administration 2000) concedí la designació de fàrmac orfe a Duodopa®, i el 2001 l'*European Medicines Agency* (Agència Europea de Medicaments - EMA) (European Medicines Agency 2011). El 2009 ho feu el Departament de Salut, Treball i Benestar del Japó i el 2010 l'Administració de Productes Terapèutics d'Austràlia (Australian Therapeutic Goods Administration) (Australian Therapeutic 2010). El 2004, la Unió Europea va aprovar l'ús de Duodopa® per al tractament de la MP sensible a levodopa, avançada amb fluctuacions motores greus i hiper / discinèsia quan les combinacions disponibles de medicaments antiparkinsonians no han donat resultats satisfactoris. A Espanya, el 19 d'abril de 2005 el *Comité de Evaluación de Medicamentos* (CODEM) de l'*Agencia Española de Medicamentos y Productos Sanitarios* (AEMPS) el va aprovar (Comité de Evaluación de Medicamentos. Agencia española de medicamentos y productos sanitarios 2005).

Els resultats obtinguts en els estudis de GILC varen proporcionar suficient informació com per que, l'any 2006, el fàrmac obtingués l'autorització de les agències reguladores i s'iniciés la seva comercialització (Ficha técnica de Duodopa®). Amb progressiva aprovació pels serveis de salut de més de 40 països, amb reserves d'alguns. L'*All Wales Medicines strategy Group* (AWMSG), per exemple, considerava el 2007 que el GILC Co-careldopa (Duodopa®) no havia de ser recomanat per al seu ús dins de el *National Health Service* (NHS) *Wales* per al tractament de la MP avançada sensible a levodopa. Les dades clíniques i de rendibilitat presentades aleshores no eren suficients per l'AWMSG per a recomanar-ne el seu ús. El *National Health Service* (NHS) de *Scotland* encara va considerar el 2010 que no hi havia proves suficients per a recolzar l'ús rutinari de la levodopa intraduodenal, i no es recomanà el seu ús pel *Scottish Medicines Consortium* (SMC). Tampoc el va aprovar per les mateixes raons el sistema de salut de Noruega (Lundqvist,

Beiske et al. 2014). No ha estat fins recentment, el 2015, que el *National Health Service* (NHS) de *England* l'ha aprovat, i la guia del *National Institute for Health and Care Excellence* (NICE) del 2014 inclou que el gel de levodopa per sonda enteral (Duodopa®) es pot utilitzar, però no ha de ser dels fàrmacs de primera elecció, i està autoritzat per al tractament de les complicacions motores severes de la MP.

El GILC (Duodopa®) és una suspensió en gel aquós (carboximetilcel·lulosa; carmelosa sòdica i aigua purificada) estable de levodopa / carbidopa monohidrat (4:1; 20/5 mg / mL, respectivament) amb una viscositat que permet la distribució homogènia de les partícules de la substància micronitzada i adequat per a la infusió contínua en els pacients amb MP avançada (*Ficha técnica de Duodopa®*).

La suspensió de Duodopa® es dispensa en cassets de 100 mL connectats a una bomba ambulatòria que lliura el contingut del casset de forma contínua a través d'un sondatge directament en el duodè.

Per a l'administració intestinal s'hi accedirà a través d'un sondatge nasointestinal o a través d'una gastrostomia amb una sonda transabdominal externa i una sonda intestinal interna en cas de tractament de llarga durada, permanent. La cirurgia de gastrostomia endoscòpica percutània és necessària en aquest cas (Lew, Slevin et al 2015).

Als anys 1980 es va desenvolupar com a alternativa a les sondes nasogàstriques i a les gastrostomies quirúrgiques per a pacients amb impossibilitat per a dieta oral i amb l'objectiu de proporcionar-los una nutrició adequada, el procediment endoscòpic de la gastrostomia endoscòpica percutània (GEP) (Gauderer, Ponsky et al.1980), (Ponsky, Gauderer 1981). La sonda d'alimentació gàstrica millorava, respecte la sonda nasogàstrica, la qualitat de vida en eliminar moltes de les molèsties i els problemes que genera el mantenir aquesta darrera; i respecte a la sonda quirúrgica, el procediment endoscòpic simplificava la tècnica i en reduïa el cost (Gomes, Lustosa et al. 2010). Atesa la senzillesa de la tècnica, la seva seguretat i la seva eficiència i eficàcia, la GEP s'ha consolidat al llarg dels darrers anys com a opció terapèutica per a la nutrició de pacients, i actualment és un procediment habitual en les unitats de endoscòpia d'arreu del món (Gauderer 2001; Wilhelm, Ortega et al. 2010).

Tot i que l'ús principal de la GEP és la nutrició, també hi ha altres indicacions amb variants de la tècnica segons els dispositius específics. Pel que fa al GILC s'utilitza una variant que és la gastrojejunostomia (GEP-J) que és la introducció d'una sonda enteral a través de la sonda de gastrostomia que queda fixada mitjançant uns connectors especials, de forma que queden fixades una sonda transabdominal externa i una sonda intestinal interna.

Encara que el procediment de la GEP és relativament segur i les complicacions són rares, hi ha riscos associats al pas de l'endoscopi i al procediment quirúrgic. Les complicacions greus poden incloure dificultat respiratòria durant o després del procediment, hemorràgia, perforació intestinal i infecció / inflamació abdominal. Tots els pacients senten dolor a la ferida després del procediment, algunes poques vegades el dolor és greu, generalment no més de dos dies. La incisió és mínima i el risc postoperatori de complicacions és petit. Pot haver-hi infecció local transitòria de maneig poc complicat. Les tècniques usades són fàcils i ben conegudes.

El GILC s'administra doncs a l'intestí prim proximal mitjançant un catèter introduït per gastrostomia endoscòpica percutània (GEP-J) en un tub intestinal fins al duodè o jejú. El GILC es dispensa en cartutxos de medicament. Una bomba de perfusió portàtil CADD-Legacy Duodopa model 1400 connectada al tub permanent intestinal especialment dissenyat infon el contingut del cartutx de medicament de forma contínua, a través del sondatge. Tal com s'il·lustra a la figura 13.

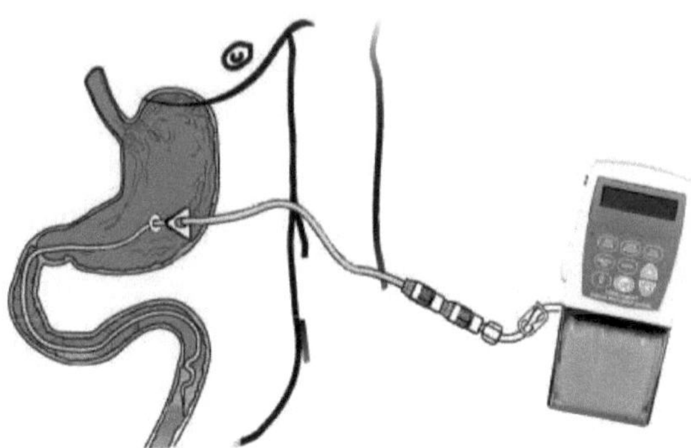

Figura 13. Sistema d'infusió del gel intestinal de levodopa-carbidopa.

Després de la cirurgia, el sistema d'infusió es pot utilitzar immediatament i el pacient pot mobilitzar-se.

La velocitat d'infusió d'aquesta bomba portàtil és programable fàcilment i es pot ajustar en passos de 0,1 mL / h (= 2 mg de levodopa / h). Si els pacients necessiten una petita dosi addicional durant el dia, poden pressionar una dosi extra, amb botó per infondre un bolus preprogramat. Tals dosis addicionals són sovint 10 o 20 mg, que és petit en comparació amb prendre "pastilles rescat" de 50 o 100 mg. Els pacients també poden - si el seu metge hi està d'acord - ajustar-se les dosis d'acord amb la necessitat.

Es pot procedir a una substitució directa ràpida d'una dosi equivalent de la levodopa per via oral prèvia del al tractament a la levodopa duodenal, fet que comporta menys temps per a la pràctica clínica (Meiler, Andrich et al. 2008)

Després de la seva administració en el duodè, els compostos es dissolen *in situ* i la levodopa s'absorbeix ràpidament mitjançant un mecanisme de transport actiu localitzat a l'intestí prim proximal. La levodopa en gel s'administra conjuntament amb carbidopa, un IDD que augmenta la biodisponibilitat i redueix l'eliminació de levodopa.

El tractament amb GILC permet d'infondre de forma contínua levodopa i carbidopa directament a l'intestí prim proximal (duodè i / o jejú), evitant així notablement els problemes d'absorció relacionats amb un buidatge gàstric erràtic, el metabolisme inicial i la inhibició competitiva de l'absorció intestinal pels aminoàcids neutres grans, i permet que la levodopa s'absorbeixi ràpidament al torrent sanguini. S'ha demostrat que la infusió duodenal de levodopa s'associa a una menor variabilitat en les concentracions plasmàtiques de levodopa en comparació amb les formulacions orals de levodopa / carbidopa (Nyholm, Askmark et al. 2003), i aconsegueix així un millor control de les fluctuacions motores. L'administració de GILC directament al duodè produirà els següents resultats *(*Nyholm, Askmark et al. 2003; Nyholm i Aquilonius 2004; Nyholm, Nilsson Remahl et al. 2005):

- Una administració continuada de levodopa-carbidopa
- Evita els efectes del buidatge gàstric pulsatiu
- Redueix la variabilitat en les concentracions plasmàtiques de levodopa
- Redueix les fluctuacions motores i les discinèsies

1.7.2 Farmacocinètica de gel intestinal de levodopa carbidopa

Diversos estudis farmacocinètics del grup d'Upsala de Nyholm i col·laboradors (Nyholm, Lennernäs et al. 2002; Nyholm, Askmark et al. 2003; Nyholm, Odin et al. 2013); han demostrat que la infusió jejunal de GILC aconsegueix nivells plasmàtics de levodopa força constants i amb menor variabilitat que les formulacions orals (figura 14). Clínicament reverteix en un major temps per dia en estat motor *On* i menor discinèsia induïda per levodopa en els pacients tractats.

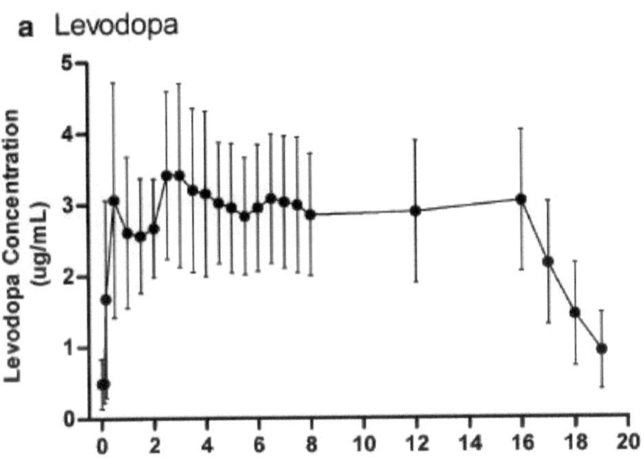

Figura 14. Perfil farmacocinètic de levodopa plasmàtica en infusió de GILC durant 16 hores de vigília mitjana de 19 pacients (Nyholm, Odin et al 2013).

Un estudi farmacocinètic clínic aleatoritzat creuat entre levodopa en forma de GILC d'aministració en infusió contínua intraduodenal comparada amb levodopa en forma de comprimits d'alliberament sostingut d'administració per via oral, en dotze pacients amb MP avançada i amb fluctuacions motores greus, va demostrar que l'administració duodenal de levodopa / carbidopa presenta un perfil de la concentració plasmàtica de levodopa més estable i més constant que la dels comprimits d'alliberament sostingut i (Nyholm, Askmark et al. 2003) (figura 15).

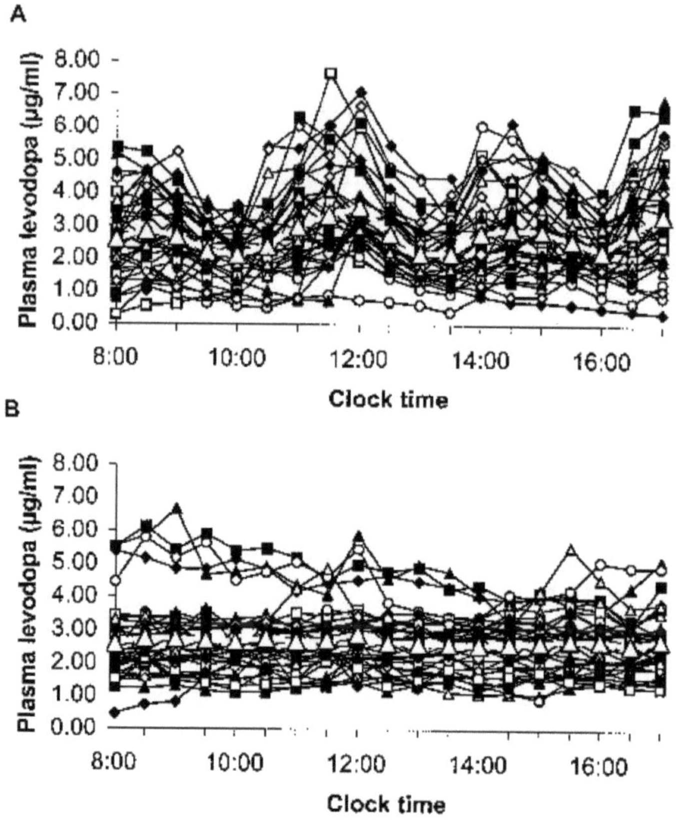

Figura 15. Corbes de concentració plasmàtica de levodopa en el temps en els 12 pacients en tractament oral optimitzat (A) i en infusió de GILC (B) de Nyholm, Askmark et al. 2003.

Resultats que han estat confirmats recentment en l'estudi doble cec d'Olanow et al. (Olanow, Kieburtz et al. 2014) en el que es demostra que la variabilitat en la concentració de levodopa en plasma és menor en els pacients que van rebre GILC (21%) respecte dels participants en el grup de tractament oral amb levodopa-carbidopa d'alliberament immediat (67%).

Absorció

El fàrmac, levodopa, s'absorbeix ràpidament i eficaç a través del sistema de transport pel qual s'absorbeixen els aminoàcids. L'administració intraduodenal permet que la velocitat de buidatge gàstric no influeixi en la taxa d'absorció. Amb una dosi inicial alta del preparat, la concentració plasmàtica terapèutica de levodopa en plasma s'assoleix als 10-30 minuts.

La perfusió enteral contínua disminueix la variabilitat intra i interindividual de les concentracions plasmàtiques (Nyholm, Askmark et al. 2003).

Un estudi obert poblacional farmacocinètic (Othman i Dutta 2014) comparant concentracions plasmàtiques seriades de 45 pacients tractats amb GILC envers 23 pacients en tractament amb levodopa oral, procedents d'un estudi de fase 1 i d'un estudi de fase 3, de doble simulació, doble cec, d'eficàcia i seguretat de GILC comparat amb levodopa-carbidopa oral en MP avançada i utilitzant dades farmacocinètiques de 311 pacients tractats procedents d'un estudi de seguretat a llarg termini de GILC, conclou que el tractament amb amb GILC permet una absorció més ràpida, té una biodisponibilitat similar i redueix significativament la variabilitat intra-subjecte en les concentracions de levodopa en relació amb l'administració levodopa oral.

Distribució

La levodopa, administrada com GILC, té la mateixa biodisponibilitat que la levodopa administrada en comprimits orals d'alliberament gàstrica aproximant-se al 81-98%. La levodopa s'administra conjuntament amb carbidopa, un IDD, que n'augmenta la biodisponibilitat i en disminueix el *clearance*. El *clearance* i el volum de distribució de levodopa és 0,3 L/ hora / kg i 0,9-1,6 L / kg, respectivament, quan s'administra juntament amb un IDD. La unió a proteïna en plasma de la levodopa és insignificant.

Metabolisme i eliminació

La vida mitjana d'eliminació de la levodopa és d'aproximadament 1-2 hores. La levodopa s'elimina completament a través del metabolisme i els metabòlits formats s'excreten principalment per l'orina. Es coneixen quatre vies metabòliques (figures 11 i 12 de l'apartat 1.6.1), la descarboxilació és la predominant per a la levodopa administrada sense cap inhibidor de l'enzim. Quan levodopa es coadministra amb carbidopa o benseracida l'enzim descarboxilasa s'inhibeix, i el metabolisme via COMT es converteix en la via metabòlica dominant.

Relació farmacocinètica - farmacodinàmica

La reducció de les fluctuacions de la concentració plasmàtica de levodopa s'associa a una reducció de les fluctuacions en la resposta al tractament en la clínica. La dosi de levodopa necessària varia considerablement en la MP avançada i és important que la dosi s'ajusti individualment d'acord amb la resposta clínica. No s'ha observat el desenvolupament del fenomen de tolerància al GILC amb el temps. Ans s'ha descrit el contrari, en alguns casos pacients, després d'un període de tractament satisfactori amb GILC, poden trobar que una menor dosi de levodopa proporciona una resposta clínica satisfactòria.

El GILC permet una estimulació contínua, enfront d'una estimulació intermitent del tractament oral convencional, dels receptors dopaminèrgics cerebrals, en permetre que les concentracions plasmàtiques de levodopa es mantinguin dins de l'interval terapèutic del subjecte. Quan s'administra per infusió intestinal contínua, el GILC redueix les fluctuacions motores i augmenta el temps *On* en pacients amb MP avançada tractats durant molts anys amb comprimits orals de levodopa i inhibidors de la descarboxilasa. Les fluctuacions motores i les hiper / discinèsies es redueixen quan les concentracions plasmàtiques de levodopa es mantenen dins de l'interval terapèutic del subjecte. Els efectes terapèutics sobre les fluctuacions motores i les hiper / discinèsies s'aconsegueixen sovint ja des del primer dia de tractament.

1.7.3 Dades clíniques del tractament amb gel intestinal de levodopa carbidopa

Un cop disponible, gràcies a l'esforç de la Universitat d'Uppsala (Bredberg, Nilsson et al. 1993), la fórmula en gel de levodopa, s'han desenvolupat diverses investigacions clíniques amb GILC. Observacions clíniques, experiències en sèries de casos, estudis comparatius, estudis retrospectius, estudis prospectius, assaigs clínics controlats, assaigs aleatoritzats i un assaig clínic doble cec (veure taules 2, 3 i 4 dels apartats 1.7.4, 1.7.5, 1.7.6). Quins resultats han estat comunicats en reunions mèdiques científiques i publicats en la literatura científica durant aquests darrers anys. Les publicacions han inclòs aspectes d'especial d'interès del GILC, com l'eficàcia i seguretat a llarg termini (Nilsson, Nyholm et al. 2001*;* Nyholm, Lewander et al. 2008; Raudino, Garavaglia et al. 2009), l'eficàcia i la qualitat de vida (Antonini A., Mancini et al. 2008;Puente, De Fabregues et al. 2010) l'efecte de la teràpia en la simptomatologia no motora (Eggert, Schrader et al. 2008; Honig, Antonini et al. 2009*),* i la comparació del tractament amb GILC amb altres teràpies; les convencionals, en l'assaig clínic "DIREQT" *(Duodenal Infusion Randomised Efficacy and Quality-of-life Trial)* (Nyholm, Nilsson Remahl et al. 2005); i amb les teràpies complexes, com la infusió contínua amb bomba d'apomorfina i procediments neuroquirúrgics com l'ECP del NST, en estudis clínics retrospectius, prospectius (Antonini 2007), i aleatoritzats (Nyholm D., Constantinescu et al.2009). També s'ha investigat en les característiques clíniques de la població i de la seva indicació, eficàcia i tolerabilitat en centres clínics d'atenció naturals (Devos i French DUODOPA Study Group 2009) així com el procediment de canvi del tractament convencional a l'establiment del tractament amb GILC (Meiler, Andrich et al. 2008*).* Així mateix durant aquesta anys, també s'han publicat diverses revisions d'experts (Nyholm 2006; Samanta i Hauser 2007; Sydow 2008; Wolters, Lees et al. 2008).

1.7.4 Dades clíniques d'eficàcia motora

L'eficàcia de l'administració jejunal de levodopa per reduir les fluctuacions motores en comparació amb el tractament oral estàndard s'ha demostrat en estudis clínics (taula 2). Els resultats obtinguts en els quals proporcionaren suficient informació com per que, l'any 2006, el GILC obtingués l'autorització de les agències reguladores i s'iniciés la seva comercialització (*Ficha técnica de Duodopa®*). Segons revisió d'experts (Odin, Chaudhuri et al. 2015) el GILC milloria de les fluctuacions motores reduint un 49 a 64% el temps *Off* i reduint un 47 a 59% de les discinèsies. Els efectes beneficiosos del control de les fluctuacions motores amb el tractament amb GILC poden concloure's de:

- De nombrosos **estudis** descriptius observacionals, dels que se'n desprèn un **nivell d'evidència III - IV** (descripcions de casos, sèries de casos, correlacions i estudis comparatius) amb grau de recomanació tipus D.

Informen d'eficàcia clínica del GILC les observacions clíniques publicades de Meiler i col·laboradors (Meiler, Andrich et al. 2008), de l'equip de M. Calopa (Sanchez-Castañeda, Campdelacreu et al. 2010), així com Klostermann, Jugel et al. 2011a; Klostermann, Jugel et al. 2011b i Busk i Nyholm 2012.

Constaten també eficàcia clínica diverses sèries de casos i estudis retrospectius publicats (Antonini, Odin et al. 2013; Pursiainen i Pekkonen 2012; Fasano, Ricciardi et al. 2012; Busk i Nyholm 2012; Nyholm, Klangemo et al. 2012; Valldeoriola i Camara 2010; Raudino, Garavaglia et al. 2009; Devos i French Duodopa study group 2009; Odin, Wolters et al. 2008; Nyholm, Lewander et al. 2008).

Devos et al. (Devos i French Duodopa study group 2009) en una sèrie gran, van analitzar retrospectivament l'eficàcia i tolerabilitat del tractament amb GILC en pacients amb MP tractats entre 2005 i 2007. Dels 102 pacients que van rebre tractament, 91 van presentar tota la informació necessària per a l'anàlisi. El tractament amb GILC va ser l'última línia de tractament per a les complicacions motores en el 98% dels pacients, a causa de la fallida o contraindicació de la bomba d'apomorfina o del tractament neuroquirúrgic. El tractament a llarg termini es va mantenir en un 73% de la població en estudi. Es reportaren una millora de les fluctuacions motores, la qualitat de vida i l'autonomia en més del 90% dels pacients. Nyholm et al. (Nyholm, Lewander et al. 2008) en un estudi retrospectiu van evidenciar que la dosi diària òptima de levodopa disminueix de mitjana un 5% durant el seguiment.

L'eficàcia de GILC s'ha demostrat a través d'altres estudis comparatius (Nyholm, Constantinescu et al. 2009; Merola, Zibetti et al. 2011; Elia, Dollenz et al. 2012; i de Reddy, Martienz-Martin et al. 2012). En l'estudi de Reddy i cols, es demostren millores significatives en el grup tractat amb GILC en comparació amb un grup similar sense tractament que era clínicament elegible però que se'ls privà de GILC per causa de les restriccions de finançament del Regne Unit; i observaren millores en la UPDRS-III (p = 0,005), UPDRS-IV (p = 0,0004), la puntuació total NMSS (p = 0,004), i la qualitat de vida (p = 0,01).

- D'**estudis** oberts prospectius i multicèntrics amb un **nivell d'evidència de classe IIb** (assaig experimental ben dissenyat) amb grau de recomanació tipus C.

L'eficàcia del GILC es veu recolzada per l'evidència que es desprèn dels estudis prospectius oberts de la taula 2 (Bredberg, Nilsson et al. 1993; Nilsson, Hansson et al. 1998; Nilsson, Nyholm et al. 2001; Lundqvist, Nystedt et al. 2005; Nyholm, Jansson et al. 2005; Antonini, Isaias et al. 2007; Isacson, Bingefors et al 2008; Antonini, Mancini et al. 2008; Eggert, Schrader et al. 2008; Annic, Devos et al. 2009; Honig, Antonini et al. 2009; Puente, De Fabregues et al. 2010; Karlsborg, Korbo et al. 2010; Meppelink, Nyman et al. 2011; Nyholm, Johansson et al. 2012; Santos-Garcia, Sanjurjo et al. 2012; Nyholm, Johansson et al. 2012; Zibetti, Merola et al. 2013; Sensi, Preda et al. 2014).

Nilsson et al (Nilsson, Nyholm et al. 2001) van avaluar l'eficàcia a llarg terme de la infusió LCIG en els pacients que van rebre tractament d'infusió per a un màxim de 7 anys. Els pacients van ser avaluats abans del tractament d'infusió, en teràpia oral òptima, i als 3-8 mesos i als 4-7 anys de tractament d'infusió. Les puntuacions de vídeos de sis pacients que realitzen tasques motores estandarditzades van mostrar un augment en la quantitat de temps en estat motor "gairebé normal" en els pacients tractats amb GILC en comparació amb la teràpia oral. Aquesta millora es va mantenir després de 4-7 anys, tot i que era menys que als 3-8 mesos del tractament. Les discinèsies disminuïen després de 3-8 mesos de GILC, i disminuïen encara més després de 4-7 anys de tractament.

En l'estudi de Isacson et al. (Isacson, Bingefors et al 2008) es van seguir durant un màxim de 6 mesos més, dotze dels pacients que habien completat les 6 setmanes de l'estudi DIREQT (que es comenta en el punt següent d'assaigs controlats aleatoris), amb resultats que donen suport a les conclusions de l'estudi original. El GILC es va associar amb resultats significativament millors en la satisfacció amb el funcionament general, en el temps *Off*, en la capacitat de caminar i en el PDQ-39 en comparació amb el tractament convencional.

Eggert et al. (Eggert, Schrader et al. 2008) commutaren 13 pacients amb MP avançada amb fluctuacions motores i discinèsies en teràpia antiparkinsoniana convencional per infusió GILC contínua i els van seguir fins a per 12 mesos. El temps en estat *Off* representava una mitjana del 50% (± 14%; n = 13) del temps de vigília abans de la infusió de levodopa, i es va reduir a una mitjana de l'11% (± 9%; n = 11) del temps de vigília després de 6 mesos de tractament. El temps en "*On* amb discinèsies discapacitants" representava una mitjana de 17% (± 15%; n = 13) del temps de vigília abans de la infusió de levodopa i es va reduir a una mitjana del 3% (± 6%; n = 11) del temps despert després de 6 mesos, per tant augmentant notablement el temps en un bon estat *On*.

En el primer estudi prospectiu multicèntric espanyol i català publicat (Puente, De Fabregues et al. 2010) es confirma una millora en el control de les fluctuacions motores i la qualitat de vida en nou pacients durant un any i mig de seguiment.

En absència d'assaigs ben controlats, van aportar dades sobre la seva seguretat i eficàcia els estudis a llarg terme de Zibbetti i col·laboradors (Zibetti, Merola et al. 2014) sobre l'experiència de set anys de seguiment, així com el grup de P. Mir i col·laboradors (Cáceres-Redondo, Carrillo et al 2014).

Tot i no comptar aleshores encara amb un estudi a doble cec, el GILC va ser aprovat en 43 països (2014), alguns del quals han desenvolupat registres dels pacients tractats, que evidencien la seva eficàcia. S'ha publicat l'experiència belga (Pickut, van der Linden 2014), de Finlàndia (Pursiainen i Pekkonen 2012), danesa (Pedersen et al. Clausen 2012) i catalana (Buongiorno, Antonelli et al, 2015), i s'ha comunicat l'espanyola en el 18 *International Congress of Parkinson's Disease and Movement Disorders* del 2012 (Grandas, Santos et al 2012).

Confirmen els resultats en eficàcia estudis oberts observacionals amb major nombre de pacients com l'estudi GLORIA (Antonini, Yeguin et al 2015) multi cèntric de 18 països que ha inclòs 372 pacients i que va presentar-se els seus resultats a la reunió anual de l'Acadèmia Americana de Neurologia (AAN) el 2014. En el qual el GILC aconsegueix una reducció de 4,7 hores d'*Off* respecte l'estat previ dels pacients.

Grans assaigs clínic oberts, confirmen també aquests resultats. En un article Fernández et al (Fernandez, Vanagunas et al. 2013) informen dels resultats provisionals d'un estudi prospectiu de 54 setmanes en pacients amb MP avançada amb fluctuacions motores en tractament antiparkinsonià convencional optimitzat. Les dades provisionals inclouien 192 pacients que havien rebut GILC, dels quals 69 pacients (35,9%) havien completat les 54 setmanes de tractament, 99 (51,6%) estaven en curs, i 24 (12,5%) s'havia retirat de l'estudi. Entre 166 casos observats en la setmana 12, la mitjana de temps *Off* disminuïa en 3.9 hores / dia, el benefici que es va mantenir en 61 pacients restants en la setmana 54 (mitjana de reducció en el temps *Off* de 4,6 hores/dia). La mitjana de temps "*On* sense discinèsia problemàtica" augmentava en 4,6 hores/dia a la setmana 12, i en 5,3 hores/dia en els pacients que van arribar al seguiment de la setmana 54. La mitjana de temps *Off* es va reduir significativament en els punts de tots els temps (4, 12, 24, 36 i 54-setmanes) entre els casos observats (p <0,001 enfront de la línia de base). Aquestes resultats primaris de mesura d'eficàcia primària van ser recolzats per mesures d'eficàcia secundàries incloent les millores significatives a llarg termini observats en les puntuacions mitjanes UPDRS total i subescales (p <0,001 enfront l'inici).

Aquest estudi, de classe II d'evidència científica, l'estudi obert que reporta major experiència, ha estat recentment publicat (Fernandez, Standaert et al. 2015). Ha inclòs finalment 324 subjectes amb MP avançada que van rebre el tractament amb GILC seguits durant un any. Les complicacions van ser freqüents, ocorren en el 92% dels subjectes. La majoria de les complicacions es van produir a la primera setmana després de la cirurgia i es van relacionar amb la cirurgia i la gastrojejunostomia endoscòpica percutània. Un setze per cent dels subjectes es van retirar de l'estudi, però menys de la meitat d'aquest nombre estava relacionat amb esdeveniments adversos (7%) o per manca d'eficàcia (1%). El 75% dels subjectes en completar l'estudi va continuar la teràpia. El tractament amb GILC reduïa el temps en *Off*, mesurat pels diaris dels pacients, en més de 4 h, una reducció que es va mantenir durant l'any d'estudi. L'augment del temps *On* es va acompanyar d'un augment de discinèsia però no problemàtica. La qualitat de vida va millorar amb GILC.

- **Tres estudis** el disseny dels quals desprèn un **nivell d'evidència** científica de **classe Ib** (assaigs controlats aleatoris que comparen GILC en front a teràpia oral) amb grau de recomanació tipus B.

Un estudi aleatoritzat creuat (Nyholm, Askmark et al. 2003) demostra que l'administració duodenal de levodopa / carbidopa presenta una velocitat d'infusió més constant que la dels comprimits d'alliberament sostingut i, per tant, el perfil de la concentració plasmàtica de levodopa és més estable. Permetent una optimització de l'estat clínic dels pacients (figura 16).

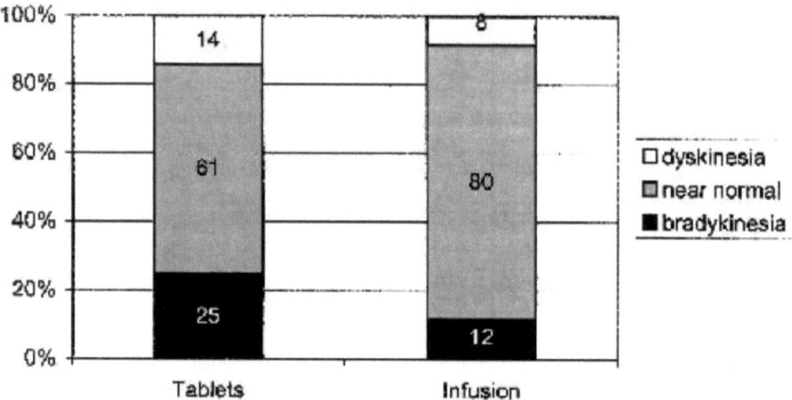

Figura 16. Estat clínic motor dels 12 pacients en tractament oral optimitzat i en infusió de GILC de Nyholm, Askmark et al. 2003.

Posteriorment, un estudi aleatoritzat i creuat obert de 3 setmanes de durada, amb valoracions emmascarades de l'eficàcia, en 24 pacients amb MP, demostra la superioritat clínica i estadística del GILC enfront del tractament estàndard amb una sèrie de combinacions de fàrmacs convencionals administrats per via oral i subcutània, optimitzats de forma individual, pel que fa a les fluctuacions motores (Nyholm, Nilsson Remahl et al. 2005). El 2005 es va donar a conèixer aquest assaig clínic DIREQT (*Duodenal Infusion Randomised Efficacy and Quality-of-life Trial)*, que va ser un assaig multicèntric controlat en cinc centres a Suècia. Va ser un assaig aleatori, creuat i cec que va incloure 24 pacients amb MP avançada i que comparava les fluctuacions motores (variable principal) i la qualitat de vida en pacients en teràpies combinades optimitzades convencionals amb els de la teràpia d'infusió GILC. Es va observar un augment significatiu en el temps *On* (p <0,01) i una disminució en el temps *Off* (p <0,01) amb la infusió en comparació amb la teràpia convencional. Les puntuacions UPDRS total mitjana va disminuir de 53 en la teràpia convencional a 35 en

infusió (p <0,05) i les puntuacions mitjanes del PDQ-39 van disminuir de 35 amb la teràpia convencional a 25 amb la infusió (p <0,01). Dels 18 pacients que van completar l'estudi, 16 van triar a ser tractats amb infusió contínua GILC a través d'un sistema de tub permanent en preferència a la retornar a la teràpia convencional. Els autors van concloure que en els pacients amb MP amb fluctuacions motores i discinèsies, la infusió contínua GILC com a monoteràpia ofereix una alternativa al tractament de pacients amb MP avançada amb combinacions de medicacions convencional.
El tercer assaig aleatoritzat (Nyholm, Johansson et al. 2012) és un petit estudi de curt termini, parcialment cec, creuat, en que s'administra GILC combinat amb entacapona i tolcapona per via oral en dos dies diferents en 10 pacients. Es mesuren les variacions de les concentracions plasmàtiques de levodopa, que no van diferir significativament entre els tractaments. Els tractaments tampoc diferien en el resultat clínic motor. D'acord amb aquest petit estudi pilot, es poden afegir via oral inhibidors de la COMT administrats en intervals de 5-hores i això permetria la reducció de la dosi de GILC.

- **Un estudi** aleatoritzat i a doble cec del que se'n desprèn un **nivell d'evidència** científica de **classe Ia**, amb grau de recomanació tipus A.

Un únic assaig clínic controlat i a doble cec ha corroborat les troballes d'eficàcia. Els seus resultats es van comunicar al *16th Annual International Congress of Parkinson's Disease and Movement Disorders* a Dublin, Irlanda el 2012. Olanow (Olanow, Antonini et al. 2012) va comunicar els resultats d'un estudi controlat, aleatori, doble cec, amb doble simulació que comparava GILC amb levodopa/carbidopa d'alliberament immediat oral estàndard. Setanta-un pacients van ser assignats a l'atzar i 66 van completar l'assaig. Els resultats van demostrar una millora estadísticament significativa i clínicament significativa amb GILC en comparació amb el tractament oral pel que fa a la variable principal d'eficàcia (canvi en temps *Off*) i la mesura d'eficàcia secundària (temps *On* sense discinèsia problemàtica). A la setmana 12, GILC va millorar significativament el temps *Off* per una diferència de mitjanes de -1.91 hores (p = 0,0015) en comparació amb levodopa/carbidopa d'alliberament immediat oral; el temps *On* sense discinèsia problemàtica millorava per una diferència de mitjanes de 1,86 hores (p = 0,0059). En comparació amb l'inici hi havia una millora mitjana en el temps *Off* de 4.04 hores en el grup GILC en comparació amb 2.14 hores en el grup levodopa/carbidopa d'alliberament immediat oral (p = 0,0015) es va produir un augment en la proporció del temps *On* sense discinèsia problemàtica en el dia en el grup GILC comparació amb el grup levodopa/carbidopa d'alliberament immediat oral.

L'estudi ha estat recentment publicat (Olanow, Kierburtz et al. 2014) inclou l'experiència dels 71 pacients participants en 26 centres d'Alemanya, Nova Zelanda i els EUA que tenien més de 3 hores de temps *Off* el dia, amb baixos nivells basals de discinèsia, amb un seguiment de 12 setmanes, sense diferències significatives entre els grups de tractament per a la UPDRS part III (subescala motora). Demostra la reducció (milloria) del temps *Off* entre la visita basal i final del GILC respecte la teràpia oral, que es redueix en 1,91 hores en comparació amb levodopa oral estàndard, i en 4,04 h en comparació amb l'estat previ basal.

Taula 2. Estudis publicats d'eficàcia motora de perfusió intestinal de GILC i nombre de pacients en GILC (n)

OBSERVACIONS	**n**
Meppelink, Nyman et al. 2011	8
Klostermann, Jugel et al. 2011b	1
Klostermann, Jugel et al. 2011a	1
Sánchez-Castañeda, Campdelacreu et al. 2010	2
Meiler, Andrich et al. 2008	6

ESTUDIS COMPARATIUS RETROSPECTIUS	**amb:**	**n GILC**
Merola, Zibetti et al. 2011	Estimulació cerebral profunda	20

ESTUDIS COMPARATIUS OBERTS	amb:	n GILC
Martinez-Martin, Reddy et al. 2015	Infusió apomorfina	44
Reddy, Martinez-Martin et al. 2014	Infusió apomorfina Estimulació cerebral profunda	3
Reddy, Martinez-Martin et al. 2012	Tractament convencional	17
Elia, Dollenz et al. 2012	Estimulació cerebral profunda	10
Nyholm, Constantinescu et al. 2009	Infusió apomorfina	4
Antonini 2007	Infusió apomorfina Estimulació cerebral profunda	7

ESTUDIS OBERTS RETROSPECTIUS	n
Grandas, Santos et al. 2014	177
Antonini, Odin et al. 2013	98
Pursiainen i Pekkonen 2012	105
Nyholm, Klangemo et al. 2012	150
Busk i Nyholm 2012	21
Fasano, Ricciardi et al. 2012	14
Valldeoriola i Camara 2010	34
Santos-García, Macías et al. 2010	11
Devos i French DUODOPA Study Group 2009	91
Raudino, Garavaglia et al. 2009	6
Odin, Wolters et al. 2009	
Nyholm, Lewander et al. 2008	65
Nyholm, Jansson et al. 2005	5

ESTUDIS OBERTS PROSPECTIUS	n
van Laar, Nyholm et al. 2015	24
Timpka, Fox et al. 2015	9
Slevin, Fernández et al. 2015	66
Fernandez, Standaert et al. 2015	324
Calandrella, Romito et al. 2015	35
Antonini, Yegin et al. 2015	172 (375)
Buongiorno, Antonelli et al. 2015	72
Cáceres-Redondo, Carrillo et al. 2014	29
Sensi, Preda et al. 2014	28
Pickut, van der Linden et al. 2014	100
Zibetti, Merola et al. 2014	59
Fernandez, Vanagunas et al. 2013 (Slevin, Fernández et al. 2015)	192
Catalán, de Pablo-Fernández et al. 2013	8
Zibetti, Merola et al. 2013	25
Zibetti, Rizzone et al. 2013	12
Foltynie, Magee et al. 2013	12
Pålhagen, Dizdar et al. 2012	27

Santos-García, Sanjurjo et al. 2012	11
Nyholm, Johansson et al. 2012	5
Karlsborg, Korbo et al. 2010	14
Puente, De Fabregues et al. 2010	9
Annic, Devos et al. 2009	7
Honig, Antonini et al. 2009	22
Isacson, Bingefors et al. 2008	12
Antonini, Mancini et al. 2008	22
Eggert, Schrader et al. 2008	13
Antonini, Isaias et al. 2007	9
Lundqvist, Nystedt et al. 2005	9
Nilsson, Nyholm et al. 2001	28
Nilsson, Hansson et al. 1998	9
Bredberg, Nilsson et al. 1993	5

ESTUDIS ALEATORITZATS	**n**
Nyholm, Johansson et al. 2012	10
Nyholm, Nilsson Remahl et al. 2005	24
Nyholm, Askmark et al. 2003	12

ESTUDIS DOBLE CEC	n
Olanow, Kieburtz et al. 2014	71

1.7.5 Dades clíniques d'eficàcia no motora

S'han publicat diverses observacions clíniques, i estudis oberts (taula 3) que evidencien un efecte positiu del GILC en alguns trastorns no motors de la malaltia. Una revisió d'experts (Odin, Chaudhuri et al. 2015) considera que el tractament amb GILC ha demostrat millorar significativament diversos dominis de símptomes no motors, que inclouen els cardiovascular, son / fatiga, gastrointestinal, urinari, i funcionament sexual (Eggert, Schrader et al. 2008; Honig, Antonini et al. 2009; Reddy, Martinez-Martin et al. 2012). També pot tenir un efecte beneficiós sobre els símptomes depressius, deliris i trastorns del control d'impulsos (Honig, Antonini et al. 2009; Antonini, Yegin et al. 2015). Probablement el tractament disminueix la freqüència dels moviments espontanis nocturns a les cames, però, manquen de dades per a confirmar-ho.
Dos estudis especialment focalitzats al respecte informen d'una millora dels símptomes no motors en pacients amb MP en estadis avançats en instaurar un tractament amb infusió contínua GILC mitjançant gastrostomia endoscòpica subcutània (Eggert, Schrader et al. 2008; Honig, Antonini et al. 2009).
En un d'aquest estudis, obert i prospectiu, 13 pacients de tres centres alemanys van rebre infusions de GILC una mitjana de 16 hores dia. Els canvis es van avaluar mitjançant impressió clínica global i diaris de fluctuacions i discinèsies efectuats pel propi pacient i els seus cuidadors. Cinc pacients, que presentaven símptomes *Off* nocturns, amb acinèsia i distonia marcades, van presentar una millora del son amb una perfusió de 24 hores. Els 8 pacients que van mantenir la infusió durant 16 hores, quatre rebent una dosi nocturna de levodopa oral retardada, també van presentar una millora subjectiva de la qualitat del son. Dos pacients que prèviament presentaven ansietat durant el temps *Off* van presentar una millora, que en opinió dels autors, a més de la reducció del temps *Off,* podria reflectir estimulació dopaminèrgica en els circuits

límbics (Eggert, Schrader et al. 2008).

L'altre estudi de tipus observacional, obert, prospectiu, multicèntric i dirigit específicament a avaluar els canvis en els símptomes no motors, s'hi van tractar 22 pacients. Vint pacients amb MP en estat avançat (amb mitjana d'edat i duració de la malaltia de 58,6 anys i 15,3 anys, respectivament) van ser seguits durant 6 mesos, deu pacients van ser tractats amb una infusió de GILC durant 24 hores i els restants en un rang de 12 a 16 hores el dia. En l'avaluació als sis mesos es van observar millores significatives en sis dels nou dominis de la *Non-Motors Symptoms Scale* (NMSS) (Chaudhuri, Martinez-Martin et al. 2007): cardiovascular, fatiga / son, atenció / memòria, gastrointestinal, urinari i miscel·lànies (inclòs dolor i sialorrea). Els tres dominis restants (humor / cognició, percepció / al·lucinacions i funció sexual) també van millorar però no de forma estadísticament significativa. La millora en el domini son / fatiga va ser paral·lela a l'observada aplicant l'escala de son de la MP PDSS (de les seves sigles en anglès *Parkinson's Disease Sleep Scale*). També va millorar la qualitat de vida mesurada amb PDQ-8. En base als resultats observats, els autors especulen que en la fisiopatologia d'alguns símptomes no motors podia subjaure una disfunció dopaminèrgica (Honig, Antonini et al. 2009).

Un assaig obert, prospectiu, multi cèntric, estudi de 6 mesos comparant 44 pacients en infusió GILC i 43 pacients en infusió de apomorfina n'estudià els seus efectes en símptomes no motors. Es van obtenir millories de forma significativament més gran en els dominis de son / fatiga, gastrointestinal, urinaris i sexual de l'escala NMSS amb infusió GILC en comparació amb la infusió de apomorfina. A més, la infusió de GILC millora de la qualitat de vida i símptomes no motors en el 75% dels pacients; la infusió de apomorfina millora la qualitat de vida i els símptomes no motors en el 75% i el 40% dels pacients, respectivament (Martinez-Martin, Reddy et al. 2015).

Un estudi observacional, presentat per Todorova, a la *Movement Disorders Society-Impulse Control Disorders* a la *Parkinson Disease Conference* de 2012, de 2 anys de seguiment de 19 pacients que van rebre infusió de GILC va trobar que la infusió de GILC confereix un baix risc de desenvolupar trastorns del control d'impulsos i podria ser útil en el tractament del trastorn de control d'impulsos refractaris. El seu seguiment als 3 anys en comparació amb infusió d'apomorfina, confirma aquesta observació als 3 anys i ha estat recentment publicat (Todorova, Samuel et al. 2015).

Taula 3. Estudis publicats d'eficàcia no motora de perfusió intestinal de GILC i nombre de pacients en GILC

OBSERVACIONS	
Cannas, Solla et al. 2013	
Sánchez-Castañeda, Campdelacreu et al. 2010	
ESTUDIS RETROSPECTIUS COMPARATIUS	
Cilia, Siri et al. 2014	
ESTUDIS OBERTS COMPARATIUS	**n**
Martinez-Martin, Reddy et al. 2015	44
Todorova, Samuel et al. 2015	19
Reddy, Martinez-Martin et al. 2014	3
Reddy, Martinez-Martin et al. 2012	17
ESTUDIS OBERTS RETROSPECTIUS	**n**
Grandas, Santos et al. 2014	177
Antonini, Odin et al. 2013	98
Fasano, Ricciardi et al. 2012	14
Busk i Nyhom 2012	21
Devos D; French DUODOPA Study Group 2009	91

ESTUDIS OBERTS PROSPECTIUS	n
Antonini, Yegin et al. 2015	172 (375)
Buongiorno, Antonelli et al. 2015	72
Dubow, Chatamra et al. 2014	
Cáceres-Redondo, Carrillo et al. 2014	29
Sensi, Preda et al. 2014	28
Catalán, de Pablo-Fernández et al. 2013	8
Zibetti M, Rizzone et al. 2013	12
Pursiainen, Lyytinen et al. 2012	9
Santos-García, Añón et al. 2012	
Santos-García, Sanjurjo et al. 2012	11
Honig, Antonini et al. 2009	22
Isacson, Bingefors et al. 2008	12
Antonini, Mancini et al. 2008	22
Eggert, Schrader et al. 2008	13

1.7.6 Dades clíniques de seguretat

S'han descrit nombroses observacions clíniques referents a efectes indesitjables del tractament amb GILC, i quasi tots els estudis clínics informen sobre la seva seguretat. La literatura científica informa de la seguretat del tractament amb GILC amb l'experiència escrita en més de 2000 pacients (taula 4). Les dades del perfil de seguretat es resumeixen la Fitxa tècnica del producte (Ficha técnica Duodopa®). Els problemes de seguretat en relació amb la infusió de GILC es poden dividir en les reaccions adverses al medicament, i els esdeveniments adversos (EA) relacionats amb el procediment quirúrgic de la GEP-J i les complicacions tècniques dels dispositius de perfusió (bomba i sondatges) (de Fabregues, Puente et al. 2007).

L'any 2002 la durada mitjana d'ús de Duodopa® era de 4 anys, amb alguns pacients que rebien més de 10 anys de tractament. El 2006 en que es comercialitzà a Espanya, dels 88 pacients tractats en els diferents estudis prospectius, aleshores publicats a Europa i els EUA, pel que feia als efectes greus notificats en tots els estudis, destacaven la fibril·lació auricular, la depressió greu i l'abscés subdiagfragmátic a causa de la cirurgia. Vuit pacients van morir durant el tractament amb GILC, degut principalment a broncoaspiració produint pneumònia i anòxia. Dos pacients van morir per patologies cardiovasculars. Aquestes morts no es van considerar associades al tractament amb el fàrmac en estudi (Nyholm, Askmark et al. 2003; Nyholm, Nilsson Remahl et al. 2005). Nilsson et al. (Nilsson D, Nyholm et al. 2001) van estudiar 28 pacients, de manera prospectiva, durant un període de temps de 4-7 anys. Sis pacients van abandonar el tractament, principalment per problemes associats a la tècnica quirúrgica i el dispositiu d'administració. Nyholm et al (Nyholm D, Lewander et al. 2008) van analitzar retrospectivament les històries clíniques de 65 pacients que van rebre tractament d'infusió enteral amb GILC entre l'1 gener de 1991 i el 30 de juny de 2002 amb la finalitat d'avaluar la seguretat (signes i símptomes durant la infusió, proves de laboratori, efectes adversos i mort), així com l'eficàcia; fluctuacions motores, discinèsia, requeriments de dosis extres i tolerància. El 86% dels pacients van optar per continuar amb el tractament a través de gastrostomia endoscòpica percutània. L'exposició total a la infusió de levodopa va ser de 216 pacients-any (Mitjana = 3,7 anys). La durada màxima del tractament va ser de 10,7 anys. Cinquanta-dos pacients van ser tractats durant 1 any o més. El perfil d'efectes adversos (EA) de la infusió de GILC va ser similar a l'observada amb l'administració oral de levodopa. Es van observar els següents EA relacionats amb el fàrmac:

Percentatge de pacients amb EA associats al fàrmac en avaluació inicial (basal, n=65) - i al primer any de tractament (n=58)

- Trastorns Psiquiàtrics:

  Ansietat: 30,8 % - 20,7%

  Depressió: 16,9% - 5,2%

  Al·lucinacions: 16,9% - 10,3%

  Reducció del son nocturn: 44,6% - 39,7%

- Trastorns del sistema nerviós central i perifèric:

  Discinèsia: 93,8% - 93,1%

  Distonia: 32,3% - 15,5%

- Trastorns del sistema nerviós autònom:

  Restrenyiment: 33,8% - 31%

  Anorèxia: 7,7% - 5,2%

  Diarrea: 1,5% - 1,7%

  Nàusea-Vòmits: 4,6% - 10,3%

  Hipotensió ortostàtica: 10,8% - 6,9%

  Sudoració: 10,8% - 13,8%

Es van observar EA associats al dispositiu d'administració al primer any en relació amb la bomba en un 16% dels pacients, en relació amb els sondatges en un 69% dels pacients i en relació amb la gastrostomia en un 6%. Al final de l'estudi presentaren problemes amb la bomba el 24% dels pacients, el 96% amb els sondatges i el 33% amb l'estoma. Els problemes amb el tub de la gastrostomia percutània intestinal van ser els problemes tècnics més comuns. Es van registrar set defuncions, totes elles considerades no relacionades amb el tractament. S. Fanjul-Arbós comunica però, en la *LXIII Reunión de la Sociedad Española de Neurología* del 2011, a Barcelona, l'èxitus d'un pacient per perforacions intestinals secundàries al procediment i via d'administració del GILC (Fanjul-Arbós, Lopez Valdes et al. 2011).

El conjunt dels EA potencialment relacionats amb la interrupció o finalització del tractament amb GILC inclouen trastorns neuropsiquiàtrics, principalment. Els trastorns neuropsiquiàtrics són freqüents en els pacients amb MP avançada, i inclouen la depressió, al·lucinacions, ansietat i confusió com s'ha exposat a l'apartat 1.2.6.3. Han estat descrits també durant el tractament amb GILC, però molt pocs casos greus de demència i al·lucinacions han donat lloc a la interrupció segons la literatura científica (Antonini, Isaias et al. 2007; Devos i French DUODOPA Study Group 2009) en el cas de depressió greu, només D. Santos-García ha informat d'un cas de suïcidi (Santos-Garcia, Macías et al. 2009).

Taula 4. Estudis publicats amb referència a seguretat de perfusió intestinal de GILC i nombre de pacients en GILC.

OBSERVACIONS
Uncini, Eleopra et al. 2014
Lehnerer, Fietzek et al. 2014
Stathis, Tzias et al. 2014
Jitkritsadakul, Jagota et al. 2013.
Klostermann, Jugel et al. 2012
Skodda i Müller 2013
Bianco, Vuolo et al. 2012
Krones, Zollner et al. 2012
Santos-García, de la Fuente-Fernández el al. 2012
Negreanu, Popescu et al. 2011
Santos-García, Macías et al. 2011
Santos-García, da Riba-Casaux et al. 2010
Santos-García, Macías et al. 2009
Manca, Cossu et al. 2009

Fanjul-Arbós, Lopez Valdes et al. 2011.	
ESTUDIS RETROSPECTIUS COMPARATIUS	
Cilia, Siri et al. 2014	
Merola, Zibetti et al. 2011	20
ESTUDIS OBERTS COMPARATIUS	
Martinez-Martin, Reddy et al. 2015	44
Reddy, Martinez-Martin et al. 2014	3
Jugel, Ehlen et al. 2013.	15
Reddy, Martinez-Martin et al. 2012	17
Elia, Dollenz et al. 2012	10
Nyholm, Constantinescu et al. 2009	4
Antonini 2007	7
ESTUDIS OBERTS RETROSPECTIUS	
Grandas, Santos et al. 2014	177
Antonini, Odin et al. 2013	98
Pursiainen i Pekkonen 2012	105
Nyholm, Klangemo et al. 2012	150
Busk i Nyholm 2012	21
Fasano, Ricciardi et al. 2012	14

Valldeoriola i Camara 2010	34
Santos-García, Macías et al. 2010	11
Devos D i French DUODOPA Study Group 2009	91
Raudino, Garavaglia et al. 2009	6
Odin, Wolters et al. 2008	
Nyholm, Lewander et al. 2008	65
Nyholm, Jansson et al. 2005	5
ESTUDIS OBERTS PROSPECTIUS	
van Laar, Nyholm et al. 2015	24
Slevin, Fernández et al. 2015	66
Fernandez, Standaert et al. 2015	324
Calandrella, Romito et al. 2015	35
Antonini, Yegin et al. 2015	172 (375)
Buongiorno, Antonelli et al. 2015	72
Dubow, Chatamra et al. 2014	17
Cáceres-Redondo, Carrillo et al. 2014	29
Sensi, Preda et al. 2014	28
Pickut, van der Linden et al. 2014	100
Zibetti, Merola et al. 2014	59

Fernandez, Vanagunas et al. 2013	192
Catalán, de Pablo-Fernández et al. 2013	8
Zibetti, Merola et al. 2013	25
Zibetti, Rizzone et al. 2013	12
Foltynie, Magee et al. 2013	12
Epstein, Johnson et al. 2013	
Pålhagen, Dizdar et al. 2012	27
Fasano, Ricciardi et al. 2012	14
Pursiainen, Lyytineet al. 2012	9
Santos-García, Añón et al. 2012	7
Santos-García, Sanjurjo et al. 2012	11
Nyholm, Johansson et al. 2012	5
Santos-García, Macías et al. 2010	11
Karlsborg, Korbo et al. 2010	14
Puente, De Fabregues et al. 2010	9
Annic, Devos et al. 2009	7
Honig, Antonini et al. 2009	22
Isacson, Bingefors et al. 2008	12
Antonini, Mancini et al. 2008	22
Eggert, Schrader et al. 2008	13

Antonini, Isaias et al. 2007	9
Lundqvist, Nystedt et al. 2005	9
Nilsson, Nyholm et al. 2001	28
Nilsson, Hansson et al. 1998	9
Bredberg, Nilsson et al. 1993	5
ESTUDIS ALEATORITZATS	
Nyholm, Johansson et al. 2012	10
Nyholm, Nilsson Remahl et al. 2005	24
Nyholm, Askmark et al. 2003	12
ESTUDIS DOBLE CEC	
Olanow, Kieburtz et al 2014	71

1.7.7 Dades clíniques d'eficàcia en qualitat de vida

Tot i els inconvenients dels EA del tractament, l'eficàcia en la milloria dels trastorns motors i en la milloria de simptomatologia no motora, condueix a un balanç que és positiu a favor d'una milloria en la qualitat de vida. Així ho demostren els resultats dels assajos clínics intervencionistes (Nyholm, Nilsson Remahl et al. 2005; Olanow, Kieburtz et al. 2014) com de diversos estudis observacionals en que s'ha avaluat aquest paràmetre (Antonini, Mancini et al. 2008; Devos i French DUODOPA Study Group 2009; Honig, Antonini et al. 2009; Puente, De Fabregues et al. 2010; Santos-García, Sanjurjo et al. 2012; Foltynie, Magee et al. 2013; Sensi, Preda et al. 2014; Zibetti, Merola et al. 2014; Slevin, Fernández et al. 2015; Fernandez, Standaert et al. 2015; Antonini, Yegin et al. 2015) i obtingut millores clíniques i estadístiques al respecte.

Antonini et al. va avaluar prospectiva i clínicament els canvis en la qualitat de vida en 9 pacients amb MP amb fluctuacions motores greus i discinèsies que van començar GILC. La durada del període i el temps amb discinèsia incapacitant es va reduir significativament en els set pacients que van completar els 12 mesos de seguiment (p <0,01). Aquests canvis van ser acompanyats de millores significatives en la UPDRS-II i UPDRS-IV als 12 mesos (p <0,02), però no hi va haver canvis en la UPDRS-III. Al PDQ-39 hi va haver millores en els dominis de mobilitat (p <0,01), de les activitats de la vida diària (p <0,01), de l'estigma (p <0,05), i del malestar corporal (p <0.05) (Antonini, Isaias et al. 2007). Un estudi posterior de seguiment dels mateixos autors van reportar reduccions significatives en el temps *Off*, i de la gravetat de les discinèsies acompanyades d'una milloria del PDQ-39 i UPDRS part II als 2 anys (Antonini, Mancini et al. 2008).

Els estudis oberts prospectius de Puente et al. (Puente, De Fabregues et al. 2010) i de Foltynie i col·laboradors (Foltynie, Magee et al. 2013) aporten resultats en 9 i 12 pacients respectivament. En ambdós estudis es registrà milloria en la qualitat de vida mesurades amb el PDQ-39 i en diaris de dades, obtenint una millora significativa en la puntuació total del PDQ-39 en comparació amb la situació basal, així com en subpuntuacions dels dominis de la mobilitat, sensació d'estigma i la cognició.

Els estudis retrospectius per Devos et al. (French DUODOPA Study Group 2009) i de Santos-García et al. (Santos-García, Sanjurjo et al. 2012) proporcionen més proves de suport de millores sostingudes en les dades de qualitat de vida.

L'anàlisi de les dades de l'ample estudi controlat de Fernández confirma que hi ha millores clínicament significatives en les mesures de la qualitat de vida de la malaltia específiques i globals, així com en les mesures de la funcionalitat i d'impressió clínica global de gravetat de la malaltia dels pacients tractats amb GILC en comparació amb la situació prèvia anterior al tractament. Les mesures funcionals, de qualitat de vida i d'impressió global clínica, d'aquest estudi que experimenten millores importants des de l'inici fins a l'avaluació final són: la UPDRS parts II i III; el CGI-Improvement; el Qüestionari de 39 ítems de la malaltia de Parkinson (PDQ-39) (que millora en totes les puntuacions dels seus dominis excepte en un), l'Índex de 5 Dimensions de Qualitat de vida Europeu *European Quality of Life-5 Dimensions Index* (EQ-5D) i l'Escala Analògica

Visual de Qualitat de vida Europea *European Quality of Life Visual Analog Scale* (EQ-VAS). Tots presentaren millores significatives en la qualitat de vida (p <0,001 enfront de la situació basal) des de la setmana 4 (PDQ-39: n = 309; EQ-5D: n = 316; EQ-VAS: n = 316) i aquestes millores de qualitat de vida es mantenien fins a la setmana-54 (n = 228) (Fernandez, Standaert et al. 2015).

En l'assaig d' Olanow i els seus col·legues l'avaluació de la funció i la qualitat de vida van mostrar millores significatives en la UPDRS part II, del PDQ-39 i EQ-VAS dels tractats amb GILC en comparació amb el tractament oral a la setmana-12 (Kieburtz, Antonini et al. 2012). En el PDQ-39 hi va haver millores significatives en els dominis de mobilitat, activitats de vida diària, i comunicació. El EQ-VAS també va millorar significativament en GILC en relació amb el tractament oral LC-IR (p = 0,0033) (Olanow, Kieburtz et al. 2014).

1.7.8 Aspectes socials del tractament amb Gel intestinal de levodopa carbidopa

Es tracta d'un tractament econòmicament costós. De fet l'avaluació del seu cost i el benefici va fer que es desaprovés el seu ús en el sistema nacional de salut gal·lès el 2007 i en l'escocès el 2010. El Scottish Medicines Consortium (SMC) va avaluar Duodopa® poc després del seu llicenciament el 2006, i atribuïa un cost de cinc anys per al braç Duodopa@ estimat en 134.000 £, davant 66.000 £ per al braç de l'atenció aleshores estàndard. Posteriorment, Lowin et al. van concloure que el GILC, malgrat l'elevat cost, era un tractament rendible en la MP avançada al Regne Unit (Lowin, Bergman et al. 2011). Van utilitzar un model per comparar els costos i els resultats associats al tractament GILC envers els de la millor atenció estàndard disponible al Regne Unit en pacients amb MP avançada fluctuants amb episodis *Off* de difícil maneig clínic convencional. L'anàlisi es va realitzar des de la perspectiva del NHS i dels Serveis Socials personals. En l'anàlisi els costos s'estimaven en 201.192 £ per pacient amb GILC en comparació amb 161.548 £ per grup control. S'avaluaven també els anys de vida esperats guanyats, l'estat de salut i les estimacions de benefici a llarg termini. Obtenint mesures de cost-efectivitat dins de l'acceptable generalment utilitzat per NICE pel que fa als medicaments orfes. Per altra banda però un estudi de Lundqvist i col·laboradors (Lundqvist, Beiske et al. 2014) confirma que el tractament amb GILC millora la funcionalitat dels pacients però segueix sense ser satisfactori en termes de cost efectivitat segons els criteris del sistema de salut noruec.

El tractament amb GILC és un tractament complex i requereix en la majoria dels casos de la intercessió d'un assistent o cuidador del pacient. És necessària la presència d'un cuidador, assistent o supervisor, capaç d'utilitzar l'equip d'infusió i controlar les complicacions que puguin esdevenir-se (amb el suport hospitalari, mèdic i d'infermeria si escau), donat que el tractament amb GILC pot ocasionar algunes dificultats de maneig per al pacient. Per altra banda, però, el tractament amb GILC de malalts amb MP avançada pot també descarregar al cuidador de tasques assistencials del pacient per la millora que els propis malalts experimenten (Santos-García, Añón et al. 2012).

La manipulació i el manteniment de la bomba i la cura diària de l'estoma requereixen un mínim d'entrenament (Karlsborg, Korbo et al. 2010), els pacients a més poden experimentar fluctuacions de tal gravetat o deteriorament cognitiu que els ocasioni una gran dependència.

En l'estudi retrospectiu francès, Devos et al. ja van observar que la posada en marxa matutina de la bomba podria ser realitzada pel propi pacient només en el 6% dels casos, i els pacients només eren capaços d'administrar-se dosis addicionals per si mateixos en un 32% de casos (Devos i French DUODOPA Study Group 2009). En un estudi de seguiment llarg com el de Zibetti et al. s'indica que tots els pacients de la sèrie requereixen ajuda en el maneig del seu dispositiu d'infusió (Zibetti, Merola et al. 2014). A més, la taxa de complicacions relacionades amb la gastrostomia i els sondatges requereixen la vigilància d'un cuidador.

D'altra banda, diversos estudis han informat d'una reducció de la dependència del pacient quan es tracten amb GILC. La millora dels pacients, amb menor nombre de dificultats en les activitats quotidianes diàries (Isacson, Bingefors et al. 2008) i la millora de l'autonomia (en més de 90%) (Devos i French DUODOPA Study Group 2009) els condueix a una disminució marcada dels seus requeriments d'ajuda del seu cuidador o assistent (Karlsborg, Korbo et al. 2010; Santos-García, Añón et al. 2012; Zibetti, Merola et al. 2014).

1.8 Atenció a la malaltia de Parkinson a l'Hospital Vall d'Hebron.

L`Hospital Universitari **Vall d'Hebron** commemora enguany el seu **60 aniversari**. Commemorar és reviure la memòria de les persones, recuperar les vivències, els llocs i els fets, recordar per no oblidar i no ser oblidats, reivindicar el fil que uneix el que érem, el que som i el que serem.
L'hospital, aleshores anomenat Residencia Francisco Franco, va ser inaugurat el 5 d'octubre de 1955 (figura 17). Després amb la democràcia recuperaria el nom de Hospital Vall d'Hebron. Amb uns primers anys difícils, elevat amb la incorporació del Prof. Agustí Pedro Pons, i el Dr. Sales Vazquez, procedents de l'hospital Clínic, i tots els professionals que els seguiren, per a fer-lo el centre sanitari assistencial, docent i de recerca que avui és.
L'hospital s'alça edificat en terrenys de l'Estat que anteriorment, abans de la desamortització, eren una dependència agrícola -la Granja Nova (figura 17)- del reial monestir de Sant Jeroni de la Vall d'Hebron de l'orde jerònim.

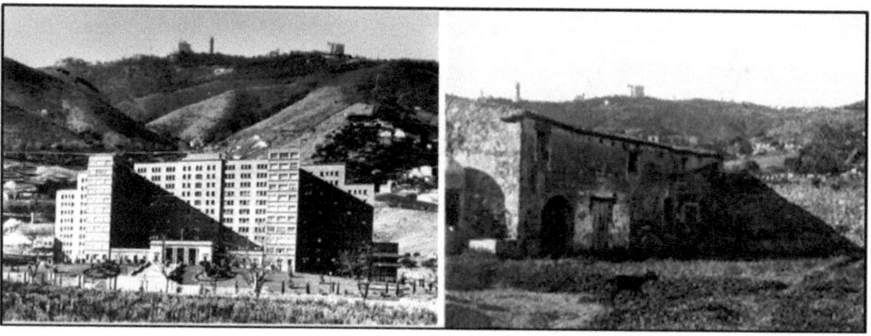

1955 1926

Figura 17. Hospital de la Vall d'Hebron el 1955. Granja Nova del monestir de Sant Jeroni de la Vall d'Hebron el 1926 (foto de J. Audet, fons del CEC).

El monestir de Sant Jeroni de la Vall d'Hebron fou fundat el 1393 per la reina Violant de Bar (figura 18), segona muller del rei Joan I de la Confederació

Catalana, en el que era un paratge tranquil, frescal i saludable dels vessants de la serra de Collserola on s'hi refugiaven ermitans. Procedents potser de Palestina o establerts per sant Paulí de Nola, al seu pas per Barcelona, com fa la tradició, o bé fugits de l'antisemitisme i dels primers pogroms de Barcelona.

El seu arxiu ha estat molt malmès. Se'n conserva documentació als Arxius Històric del Centre Excursionista de Catalunya, Diocesà i Històric de la Ciutat de Barcelona. El canonge Gaietà Barraquer Roviralta, germà de Lluís Barraquer Roviralta fundador de la neurologia catalana (Arboix, Gironell et al. 2011) en fotografià un segell (Barraquer Roviralta 1917) (figura 18), i en un

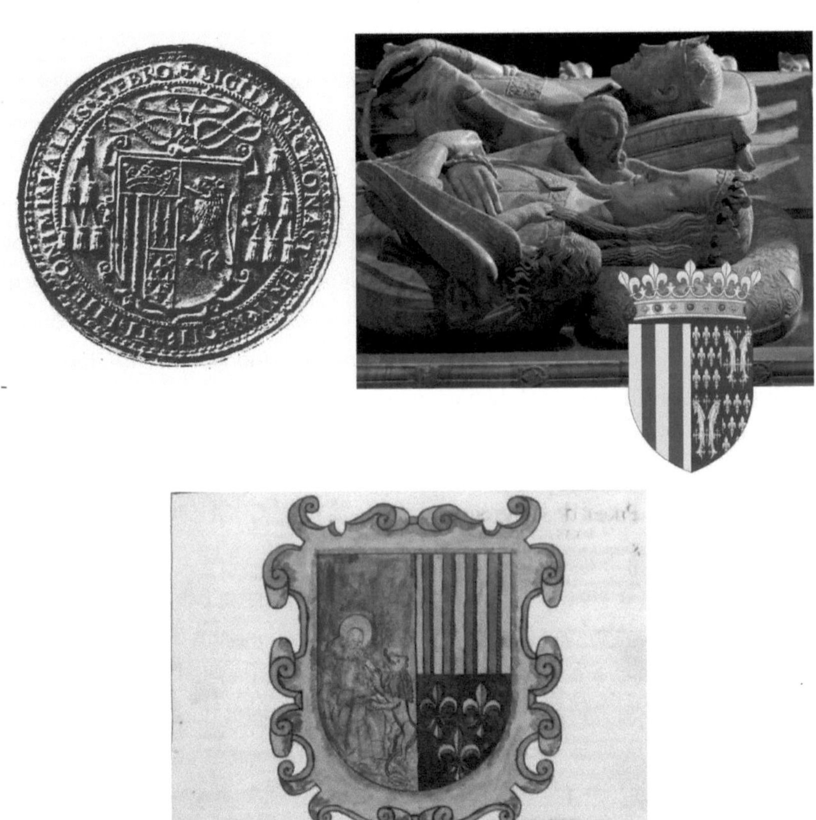

Figura 18. Segell del monestir de Sant Jeroni de la Vall d'Hebron, tomba i escut de la reina fundadora Violant de Bar i escut del monestir.

armorial dels segles XVI-XVII es conserva el seu escut (Ramon Vila 1569-1638) (figura 18). A l'escut, inèdit, s'hi poden veure les armes de la reina fundadora i sant Jeroni que guareix un lleó, rampant, senyal de l'orde jerònim, en treure-li una punxa de la pota.

Si bé l'orde és essencialment contemplatiu, els monjos jerònims també construïen en els seus monestirs infermeries i hospitals amb les seves respectives botiques on es guarien els religiosos malalts i s'exercia la caritat amb els pobres i necessitats de l'indret; amb aquestes dependències es dotà també el monestir de Vall d'Hebron com especifica amb precisió el bisbe de Lleida Guerau de Requesens comissari del papa Climent VII en un pergamí datat el 27 d'agost de 1393 (Diaz Martí 2008).

Del monestir de Vall d'Hebron avui només en romanen runes i una capella, de sant Onofre, encara d'empeus, al voltant de la benzinera de la carretera de l'arrabassada més amunt de l'hospital, i s'en conserven un clau de volta amb l'escut reial, capitells i peces de ceràmica als museus Vicenç Ros de Martorell i Històric de la Ciutat de Barcelona. El monestir era constituït bàsicament per dos grans edificis amb l'església, un temple d'estil gòtic català i de façana barroca, amb un campanar de dos cossos acabat amb un pinacle de rajola de València, també barroc, i el claustre. Tal com descriu el canonge Gaietà Barraquer Roviralta, en l'edifici principal hi havien les cel·les i els serveis de la comunitat. Al pis alt de l'edifici principal hi havia la **infermeria** dels frares, **l'apotecaria o farmàcia**, un parell d'habitacions, i alguna cel·la. Hi havia també una llibreria important (Barraquer Roviralta 1906, Olivé 1995). A l'altre edifici, de dependències, als baixos tenia un portal rodó que duia a les cuines i al passadís d'accés a l'església. El primer i el segon pis servien d'habitació als empleats del monestir i tenien l'entrada pel costat, al damunt de la fusteria; i, el pis alt, es destinava a allotjament dels hostes de la comunitat. Del pis de més amunt Francisco de Zamora el 1785 diu: "hay una galería que, por sus vistas y las columnas con que está sostenida, merece nombrarse". Al costat de muntanya del pati, un carrer de cases senzilles s'iniciava amb l'albergueria (l'Hostal d'en Badia), l'**hospital de pobres** (refugi d'acolliment lliure) i l'estable (quadra per a cavalls i muls dels visitants) (figura 19).

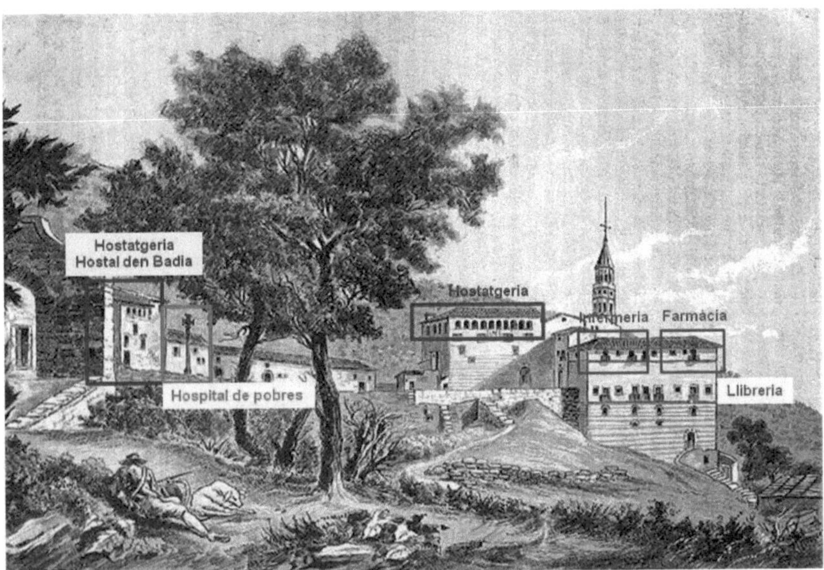

Figura 19. Adaptació personal de la reproducció del dibuix al llapis de Pau Rigalt (1778-1843), "Sant Jeroni de la Vall d'Hebron en 1820", publicada al "Butlletí del Centre Excursionista de Catalunya nº 59 (Barcelona 1899), localitzant-hi les estàncies d'interès sanitari.

El monestir oferia hospitalitat, i era utilitzat com a refugi contra el contagi de les epidèmies. Gràcies al seu aïllament físic i a les mesures de clausura, s'evitava l'entrada d'agents infecciosos i el convertien en un enclavament aïllat dels focus de contagi, alhora que relativament proper a la concentració urbana de Barcelona, idoni per a refugiar-se de contraure aquestes malalties. El Papa Benet XIII, el papa Luna, s'hostatjà al monestir el 1409, fugint de la pesta de Perpinyà, en el seu percurs d'Avinyó fins a Penyíscola. El 1507, s'hi aplegaren els diputats del consistori de Barcelona fugint d'una epidèmia. Donat que era un lloc saludable, protegit, i proper a la urbs de Barcelona, on s'hi donava hospitalitat, al monestir s'hi hostatjaren reis, virreis i era molt visitat per barcelonins notables en particular els dies calorosos d'estiu. Alguns principals hi feren estada com: la reina Violant de Bar, muller del rei Joan l'Amador de la Gentilesa, per uns, o el Descurat, per altres, la reina Maria de Castella, muller del rei Alfons el Magnànim el 1438 i el 1447, el rei Joan Sense Fe, pare del rei Catòlic, el 1454 i el 1459, els mateixos Reis Catòlics, el rei Ferran el Catòlic potser s'hi recuperà de l'atemptat sofert a Barcelona el 1492, l'Emperador Carles V, el 1519, el seu fill Felip II, el 1583 i el virrei del Principat de Catalunya Hèctor de Pignatelli Duc de Monteleone, el 1606-1609, entre d'altres.

El seu enclavament en particular el feia propici i indicat per a la superar la convalescència de malalties com indica l'hospitalitat oferta al prior del veí monestir de Sant Jeroni de la Murtra que s'hi hostatjà per recuperar-se de l'epidèmia del catarro de 1580 (Diaz Martí 2006), al Senyor de Tamarit el 1603 que hi morí de la seva malaltia, al Senyor de Setantí, secretari del virrei, que el 1609 hi passà quinze dies convalescent (Olivé 1995) i es refeu quedant-ne molt agraït i al propi confessor del virrei, el jesuïta Vicenç Maties, que en la seva darrera malaltia desitjà mudar-se al monestir on fou atès per dos metges que pujaven de Barcelona dos cops la setmana (Balç 1605).

Hi havia també, com s'esdevenia aleshores al voltant d'altres monestirs, catedrals i nuclis urbans, un hospital de Pobres, del qual se'n feia càrrec un dels monjos, el frare pobrer (figura 20). Tal com esmenten els costums del monestir de Vall d'Hebron: «Costumas del Pobrer. —P'''° Es costuma que vn Frare ó Donat te sempre carrech del Hospital dels Pobres lo qual ha de procurar que lo hospital estiga molt net axí dalt com baix, y los llits, y roba dells, y en lo estiu que los Pobres no dormen en llits ha de tenir cuydado en orejar las flassadas perqué nos gasten.»

«Ig.—Lo Pobrer ha de donar de dinar als Pobres cada die ordinàriament a las dotze horas, y al dinar li han de dar cuynat a la cuyna, y lo mes avant que bonament poran, per al sopar ha de fer lo Pobrer olla per als Pobres en la Cuyna, ó en lo hospital.»

«Ig.—Entre tres ó quatre ha de partir un pa de compaña segons sera lo pa, tambe els dona vi de compaña, salvo als malalts, als quals sels dona del pa y vi del Convent, y altres regalos segons la necessitat a arbitre del Pobrer, y si altres personas vindran de vergonye, ó vells podrá en lo pa y vi ferlos algun avantatge, y lo mateix en lo companatge.» (Barraquer Roviralta 1906).

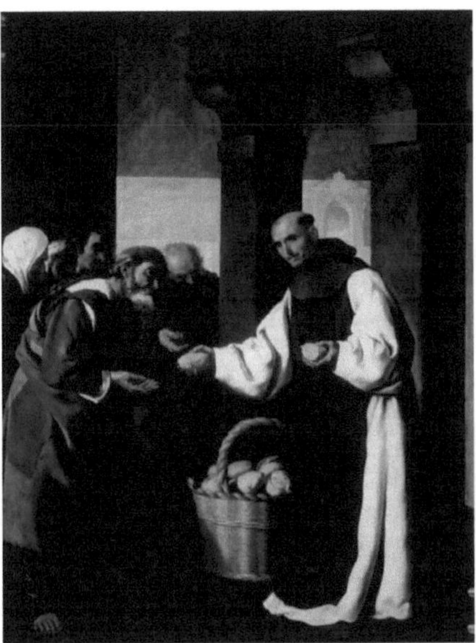

Figura 20. "La caridad" de Francisco de Zurbaran (Museo de Pintura y Escultura del monestir de Santa Maria de Guadalupe) on es pot veure un frare jerònim encarregat de l'hospital de pobres.

Al segle XIX la condició d'aïllament i alhora la seva proximitat a Barcelona d'aquest monestir feu que ja no s'utilitzés com a refugi de malalties transmissibles de la ciutat, si no per a traslladar-hi i aïllar-hi el propi focus de contagi de la ciutat. Se'l converteix així en un llatzaret, o hospital d'infecciosos, per a l'aïllament dels malalts contagiosos al monestir i prevenir la transmissió de la malaltia. El 20 de setembre de 1821 la Junta Superior de Sanitat, decidí traslladar els empestats de Febre Groga d'un vaixell del port vell de Barcelona i del barri de la Barceloneta, a Sant Jeroni. S'hi acolliren 220 persones, s'utilitzà fins i tot l'edifici de l'església i es muntaren tendes al pati, fins el mes de juny de l'any 1822 que els serveis sanitaris donaven per oficialment acabada l'epidèmia, després de verificar el purgament i l'emblanquinat dels murs del monestir. El 1834 durant l'epidèmia de Còlera de Barcelona, novament fou requisat el convent de Sant Jeroni de la Vall d'Hebron per a destinar-lo a llatzaret. Si bé es va estendre la malaltia i afectà a l'hortolà del monestir i al vicari de Sant Genís dels Agudells. Destacà aleshores fra Ascenci Maria Pastor un frare valencià molt entès en medicina. Abandonat pels darrers monjos el 26 de juliol de 1835, fou desamortitzat el 25 de setembre de l'any 1835. La *Comisión de Intendencia* de Barcelona s'apropià de tots els béns dels monestirs tancats o abandonats, alguns béns anaren a parar a la Desamortització, venuts a encant públic. El monestir fou subhastat públicament el 1836 (Olivé 1995).

Amb la industrialització de Barcelona es desplacen a la perifèria urbana algunes de les grans infraestructures o equipaments generals de la ciutat, com van ser els tallers del ferrocarril, més endavant, l'estació elevadora d'aigües de Montcada o les torres d'electricitat d'alta tensió, i també sanitàries, com el sanatori mental. L'any 1889, a l'actual Guineueta, s'hi inaugurava l'Hospital Mental de la Santa Creu, dirigit pel doctor Emili Pi i Molist, un dels pioners en el tractament de les malalties mentals a Espanya. L'imponent edifici va ser construït seguint un "proyecto médico razonado", on es recollien les més modernes tècniques hospitalàries del moment. En aquestes circumstàncies, la localització de la Vall d'Hebron va semblar idònia per a edificar-hi un gran complex sanitari fora del centre urbà, ja no per refugiar-se sanitàriament de malalties lluny de la ciutat, ni tampoc per aïllar-hi els malalts contagiosos de la ciutat, sinó ara ja per a fer-hi venir els malalts de la ciutat, segons les idees socials de sanitat d'aleshores.

Si bé va tenir un inici dificultós, pel seu funcionament inicial com a centre obert, sobretot per a malalts quirúrgics, sense plantilla mèdica fixa i per la seva burocratització, així com per la seva situació aleshores encara aïllada; l'impuls de l'incorporat professor Agustí Pedro Pons n'esperonà l'organització en serveis de medicina interna i especialitats mèdiques; i la primerenca introducció del sistema de Metges Interns Residents el 1968 - fou el segon centre autoritzat a Espanya -, el consolidaren com un centre assistencial de referència. El 1971 s'incorporà a la Universitat Autònoma de Barcelona com a unitat docent.

El primer cap de servei de neurologia, aleshores situat al centre de Rehabilitació Traumatologia, fou el doctor Ramon Sales Vazquez, també procedent de l'Hospital Clínic i que fou també Director del *Centro de Rehabilitación y Traumatología*. Des de 1966 fins el 1971 en que traspassà. Posteriorment hi hagué tres caps de secció el el Dr. Nolasc Acarín, el Dr. Juan

Zunzunegui i el Dr. Agustí Codina que assumí el lideratge del Servei, i el 1984 esdevingué cap de servei, fins la seva jubilació el 2004. El professor A. Codina, que finat enguany, havia estat anteriorment alumne del professor A. Pedro Pons i format en neurologia pel Dr. Ramon Sales Vazquez i el professor Lluís Barraquer Bordas, amb una estada a l'Hôpital de la Salpêtrière de Paris amb el professor Raymond Garcin, i Pierre Rondot (Arboix, Gironell et al. 2011). Als anys 1980 conjuntament amb el Dr. Acarin organitzà el servei en consultes monogràfiques i delegà l'organització de l'atenció subespecialitzada als trastorns del moviment al seu alumne el Dr. Francesc Miquel aleshores especialment interessat en la paràlisi supranuclear progressiva. El Dr. F. Miquel ha estat des d'aleshores el cap de la Unitat de Parkinson i altres trastorns del moviment de l'hospital Vall d'Hebron fins la seva jubilació el 2008. Com a resultat de la seva activitat des de l'any 1992 la Unitat ha estat referència en el tractament amb toxina botulínica en totes les patologies que cursen amb distonia i espasticitat i ha participat en la publicació de les diverses guies dels respectius tractaments. Durant aquest període la Unitat de trastorns del moviment va participar en més de 40 estudis de tractament de la MP, la majoria dels quals assaigs clínics internacionals de fase III. Després de la jubilació del prof. A. Codina la direcció del servei de neurologia recaigué en el professor José Alvarez Sabin, també alumne seu, que el 2008 nomenà com a cap de la Unitat de Parkinson i altres trastorns del moviment al Dr. Oriol de Fàbregues-Boixar i Nebot, amb formació especialitzada a la Vall d'Hebron, llicenciat a per la Universitat de Barcelona, amb especial dedicació a la neurologia amb els professors Eduard Tolosa, Joan Santamaria i Francesc Graus, i alumne del Dr. Francesc Miquel en la seva formació a Vall d'Hebron.

La Unitat de Trastorns del Moviment de l'Hospital Universitari Vall d'Hebron ha tingut com a principal objectiu atendre als pacients neurològics afectes de trastorns del moviment i aprofundir i investigar diversos aspectes relacionats amb la MP i altres trastorns del moviment. Està adscrita com a col·laborador clínic al Grup de Recerca en Malalties Neurodegeneratives del VHIR (liderat pel Dr. Miquel Vila), el qual forma part del Centre d'Investigació Biomèdica en Xarxa en Malalties Neurodegeneratives (CIBERNED) i del projecte DENDRIA del Programa de Consorcis Estratègics Nacionals en Investigació Tècnica-CENIT. Les principals línies de recerca de la Unitat són: la investigació epidemiològica i clínica de la MP; la investigació de tractaments de la MP i la recerca clínica d'altres trastorns del moviment. En referència a la recerca clínica en trastorns del moviment s'ha experimentat l'ús de la toxina botulínica en diverses aplicacions com distonia, espasticitat i sialorrea, l'ús de memantina en la malaltia de Huntington, l'ús de tetratiomolibdat en malaltia de Wilson neurològica, així com noves descripcions clíniques i genètiques de l'SCA36 i la migranya hemiplègica per mutació SCN1A, per exemple. Els temes investigats en la recerca clínica de la MP han estat: semiologia de la fase premotora i genètica de la MP; semiologia no motora de la malaltia (cognitiva, control d'impulsos, olfactiva) i nous mètodes de suport clínic al diagnòstic com ecodoppler mesencefàlic, marcadors biològics, neuroimatge funcional i test d'olfacció. Respecte a la investigació en tractaments de MP s'ha experimentat en tractaments complexos de la fase avançada de la malaltia com la bomba de levodopa intraduodenal, motiu del present estudi, i d'apomorfina, levodopa inhalada i tractaments antipsicòtics i del deteriorament cognitiu relacionats amb la MP així com tractaments neuroprotectors o modificadors de la malaltia.

En particular la Unitat ha tingut una experiència pionera amb l'ús de GILC (Puente, De Fabregues et al 2010). Ha generat l'estudi clínic: "Efectes cognitius i conductuals de la teràpia amb infusió contínua de levodopa en pacients afectes de MP avançada amb complicacions motores", i el "*Registro de datos clínicos de pacientes con enfermedad de Parkinson tratados con infusión continua intraduodenal de levodopa*" (Buongiorno, Antonelli et al 2015). Ha participat en l'assaig clínic multicèntric S187.3.001: *A Randomized, Double-Blind, Double-Dummy, Efficacy, Safety and Tolerability Study of Levodopa-Carbidopa Intestinal Gel in Levodopa-Responsive Parkinson's Subjects Receiving Optimized Treatments with Parkinson Medicinal Products who Continue to Experience Persistent Motor Fluctuations* (Fernandez, Standaert et al 2015). Així com en els estudis: S187.4.004 *Registro global a largo plazo sobre la eficacia y la seguridad de DUODOPA en la práctica habitual de pacientes con enfermedad de Parkinson avanzada (GLORIA)* (Antonini, Yeguin et al 2015), i "*Estudio observacional, retrospectivo y multicéntrico para evaluar la efectividad de Levodopa/Carbidopa gel de infusión intestinal en pacientes con enfermedad de Parkinson en estado avanzado - e-DUO*" (Grandas, Santos et al 2014) entre d'altres.

Justificació

2 Justificació

El tractament amb infusió contínua de GILC és una nova estratègia terapèutica per a la MP avançada.

En avançar la MP els pacients experimenten complicacions motores (fluctuacions i discinèsies) tot i el tractament convencional. En aquesta fase de la malaltia, hi ha tres opcions terapèutiques que poden ser ofertes als pacients: l'ECP, la infusió contínua subcutània d'apomorfina i la infusió contínua intrajejunal de GILC.

La infusió de GILC ha demostrat millorar les fluctuacions motores, en reduir les fluctuacions en els nivells de levodopa en plasma (Nyholm, Askmark et al. 2003; Nyholm, Odin et al. 2013; Olanow, Kieburtz et al. 2014). A més, alguns treballs han demostrat que GILC pot millorar els símptomes no motors de la MP, la funció cognitiva i el comportament (Annic, Devos et al. 2009), la qualitat del son en aquests pacients (Honig, Antonini et al. 2009; Zibetti, Rizzone et al. 2013) així com la qualitat de vida i la càrrega del cuidador del pacient (Nyholm, Nilsson Remahl et al. 2005; Olanow, Kieburtz et al. 2014; Antonini, Mancini et al. 2008; Devos i French DUODOPA Study Group 2009; Honig, Antonini et al. 2009; Puente, De Fabregues et al. 2010; Santos-García, Sanjurjo et al. 2012; Foltynie, Magee et al. 2013; Sensi, Preda et al. 2014; Zibetti, Merola et al. 2014; Slevin, Fernández et al. 2015; Fernandez, Standaert et al. 2015; Antonini, Yegin et al. 2015). Això no obstant, la infusió de GILC és un tractament complex i costós, les complicacions de la teràpia a llarg termini i el seu maneig no estan prou ben establerts. Els efectes sobre la cognició i el comportament de GILC són força desconeguts i poc estudiats, i l'efecte de GILC específicament en el son ha estat molt poc estudiat. A més, és poc conegut l'impacte de GILC en la qualitat de la vida i en la càrrega el cuidador del pacient.

Malgrat les aportacions dels estudis creixents en la matèria, el tractament amb GILC genera els **dubtes següents**:

1. És **eficaç** el tractament amb GILC per al control de les complicacions motores de la MP a **curt** terme i a **llarg terme** en la **pràctica clínica habitual**?
2. **Afecta**, o pot agreujar, a **d'altres manifestacions** clíniques de la malaltia, **motores** o **no motores**, com la demència?
3. i els **trastorns cognitius i conductuals**?,
4. o els **trastorns del son**? particularment afectats en la fase avançada de la malaltia.
5. Quins **efectes adversos** té?, de quina gravetat? i tenen o no solució?
6. Millora realment la **qualitat de la vida** del malalt? Suposa o no una major **càrrega assistencial** per al seu cuidador o assistent?
7. És un tractament senzill o cal supervisió? com s'ha d'organitzar en el sistema sanitari per a oferir-lo? i a qui oferir-li?

- *Eficàcia i seguretat en pràctica habitual*

La finalitat principal del present estudi és obtenir dades addicionals sobre l'eficàcia immediata i a llarg termini, així com de la seguretat i la tolerabilitat a llarg termini del GILC administrat per al tractament de la MP idiopàtica avançada amb fluctuacions motores en un marc de pràctica clínica habitual. La població de subjectes estarà formada per subjectes amb MP avançada atesos en un centre assistencial, que responguin a la levodopa i amb fluctuacions motores importants, quins símptomes motors no s'hagin pogut controlar satisfactòriament amb els medicaments disponibles tot i l'optimització del tractament.

Tot i l'evidència recollida en els estudis i assaigs clínics sobre l'eficàcia de GILC i de les dades relacionades amb el perfil de seguretat, hi ha encara escasses experiències recollides sobre l'estimulació dopaminèrgica contínua a través d'infusió enteral en la pràctica clínica habitual, on no es porti a terme una presel·lecció dels pacients per participar en assajos clínics (Puente, De Fabregues et al. 2010; Santos-García, Macías et al. 2010; Buongiorno, Antonelli et al. 2015; Grandas, Santos et al. 2014).

Just és recordar però, que en el moment de gestar-se i iniciar el present estudi les dades d'eficàcia i seguretat del GILC basaven la seva evidència científica únicament en dos estudis intervencionistes (Nyholm, Askmark et al. 2003; Nyholm, Nilsson Remahl et al. 2005) i en alguns estudis observacionals d'escàs volum de pacients i d'escassa duració (Bredberg, Nilsson et al. 1993; Nilsson, Hansson et al. 1998; Nilsson, Nyholm et al. 2001). La pròpia Comissió Farmacoterapèutica de l'Hospital Universitari Vall d'Hebron en avaluar i aprovar l'ús de Duodopa® al centre hospitalari va esperonar s'estudiés cada cas per a confirmar i conèixer l'efectivitat i seguretat del tractament en la pràctica clínica habitual (Comissió Farmacoterapèutica Hospital Universitari Vall d'Hebron Acta 54 2006; Acta 64 2007; Acta 66 2007; Servei de Farmacologia Clínica. Informe a la comissió farmacoterapèutica. 08/06/06. IPICF 09/06; Juarez i Girona 2006 - Informe para la Comisión Farmacoterapéutica del Hospital Universitario Vall d'Hebron 08/06/2006. Código 05/06: levodopa/carbidopa gel intestinal 110) induint la gènesi d'aquest estudi.

- *Cognició i conducta*

A diferència de les altres teràpies complexes, la teràpia amb GILC compta amb evidència científica limitada sobre la seva repercussió cognitiva i conductual en els pacients tractats. S'han descrit trastorns cognitius després de l'ECP en l'atenció, la iniciació / perseverança i fluïdesa semàntica (Witt, Daniels et al. 2008). S'han descrit efectes indesitjables neuropsiquiàtrics en el 5-10% dels pacients amb infusió subcutània d'apomorfina. El coneixement dels efectes en la cognició i la conducta del tractament amb GILC ha estat deficientment estudiats.

- *Son*

La "qualitat del son" és un fenomen complex, difícil de definir i de mesurar amb objectivitat, en el qual s'integren aspectes objectius quantitatius -duració del son, latència del son, nombre de despertars- i aspectes subjectius del son - profunditat, reparabilitat-. En la MP el son s'altera sovint de forma precoç (Iranzo, Tolosa et al. 2013) i en avançar la malaltia esdevé sovint un problema greu. Així mateix l'aparició de trastorns del son implica major risc de desenvolupar una demència associada a la malaltia (Larsen, Tandberg et al. 2001; Comella, 2003).

Escassos treballs han descrit que el tractament amb GILC pot millorar els símptomes no motors de la MP, i fins i tot que podria millorar la qualitat de son d'aquests pacients (Eggert, Schrader et al. 2008; Honig, Antonini et al. 2009). No obstant això, l'efecte de GILC específicament sobre el son ha estat molt poc, i només recentment, estudiat (Zibetti, Rizzone et al. 2013) .

- *Qualitat de vida i Càrrega del cuidador*

L'estat de salut general i la qualitat de vida dels pacients amb MP en fases avançades és cada vegada pitjor. En aquestes fases, els pacients ja no poden treballar i normalment els cuidadors i les famílies suporten una gran càrrega per ajudar en la cura del pacient. Els pacients habitualment presenten una disminució de la qualitat de vida, una limitació de les activitats diàries, una pèrdua d'independència i una major angoixa.

La major part de les atencions i cures als pacients amb MP les presten cuidadors no professionals que ofereixen no només suport físic i emocional, sinó que també tenen un important paper econòmic i eviten l'ingrés en una residència. Amb la progressió de la malaltia, augmenten les necessitats del pacient, perquè cada vegada és més dependent per a realitzar les activitats de la vida diària, fet que representa una càrrega més alta de la malaltia i angoixa per al cuidador.

El tractament amb GILC ha demostrat beneficis sostinguts en el control de les fluctuacions motores i dels símptomes no motors, però és també un tractament complex, no exempt de complicacions i costós. Es poc coneguda la seva repercussió en la qualitat de vida del pacient (Puente, De Fabregues et al. 2010) i en la càrrega del seu cuidador (Kieburtz, Antonini et al. 2012; Santos-García, Añón et al. 2012).

Tot i que el tractament amb infusions intraduodenals amb levodopa ha estat utilitzat des de fa anys, no hi ha dades suficients en la literatura científica que defineixin el candidat ideal i real per a aquest tipus de teràpia, respecte a les altres opcions terapèutiques complexes del tractament de la malaltia en fase avançada.

Hipòtesis

3 Hipòtesis

1. **L'administració intrajejunal de levodopa** (en forma de GILC), en la **pràctica clínica habitual**, evitant l'erràtic buidatge gàstric i de forma continuada i constant intraintestinal, en aconseguir uns nivells plasmàtics més constants i en permetre una estimulació dopaminèrgica cerebral més contínua i estable, **millora el control de les fluctuacions motores** dels pacients amb MP amb aquesta complicació.

2. El tractament amb infusió de GILC en la pràctica clínica habitual té resultats d'**eficàcia** en complicacions com les **discinèsies**, i altres **aspectes motors** i **no motors** de la MP **similars** als obtinguts en els **assaigs clínics** i estudis anteriorment exposats, on les poblacions en estudi sovint havien estat preseleccionades.

3. A pesar que són coneguts els **trastorns cognitius i conductuals** que causa la levodopateràpia oral, amb l'administració de levodopa intrajejunal de forma més constant:
    a. és desitjable apreciar una certa milloria dels aspectes cognitius o conductuals d'aquesta fase de la malaltia;
    b. són esperables, però, trastorns similars als de la levodopateràpia convencional;
    c. i en qualsevol cas és força dubtós que aquesta nova teràpia causi nous o agreugi els ja existents trastorns cognitius o conductuals, a diferència d'altres tractaments complexes que sí tenen aquests riscs.

4. Tot i que els pacients amb MP avançada candidats a aquest tractament, sovint tenen una mala **qualitat de son**, no és esperable que el tractament amb GILC el deteriori i fins i tot pot millorar-ne algun aspecte.

5. El tractament amb infusió de GILC en la pràctica clínica habitual té resultats de tolerabilitat i **seguretat similars** als obtinguts en els assaigs clínics i

estudis anteriorment exposats, on les **poblacions** en estudi sovint havien estat **més controlades**.

6. El tractament amb GILC és eficaç pel control dels trastorns motors de la malaltia, però és també un tractament complex i no exempt de complicacions. Malgrat això darrer, preveiem que la **qualitat de vida del malalt** amb MP avançada **millori sense agreujar**-se la **càrrega** del seu cuidador o assistent.

7. El tractament amb GILC **és una opció terapèutica complexa**, o de segona línia, per la MP amb fluctuacions motores no controlades amb el tractament convencional.

Objectius

4 Objectius

L'objectiu és descriure la nostra experiència de 9 anys en el maneig del tractament amb infusió contínua intraduodenal de GILC per a la MP amb fluctuacions motores. Avaluar la seva eficàcia en el control de les complicacions motores (fluctuacions i discinèsies), els trastorns motors, cognitius i de la son, en la qualitat de vida i la càrrega del cuidador, i la seva seguretat, els problemes trobats i les mesures adoptades per resoldre'ls i les causes de retirada del tractament, en subjectes amb MP avançada que respon a la levodopa i amb fluctuacions motores intenses a pesar del tractament optimitzat, en la pràctica clínica habitual.

4.1 Objectiu general - principal

1. Avaluar en la pràctica clínica habitual l'efectivitat de l'administració de GILC en subjectes amb MP avançada que respon a la levodopa i amb fluctuacions motores intenses a pesar del tractament optimitzat, per al tractament de les complicacions motores:

- tipus **fluctuacions motores**, amb el canvi, respecte l'inici de l'estudi, del temps *Off*. Mesurat amb el Parkinson's Disease Diary© (Hauser, Friedlander et al. 2000).

4.2 Objectius específics - secundaris

2. Avaluar en la pràctica clínica habitual l'efectivitat de l'administració de GILC en subjectes amb MP avançada que respon a la levodopa i amb fluctuacions motores intenses a pesar del tractament optimitzat, per al tractament de les complicacions motores tipus **discinèsies**, amb el canvi respecte l'inici de l'estudi del temps amb discinèsies i de la seva gravetat. Mesurats amb les preguntes 32 i 33 respectivament de la UPDRS part IV.

Avaluar l'efectivitat en **l'estadi motor de la MP**, en la **independència en les activitats de vida diària** i en les capacitats d'activitats motrius de la vida diària de l'administració de GILC, en subjectes amb MP avançada que respon a la levodopa i amb fluctuacions motores intenses a pesar del tractament optimitzat, en la pràctica clínica habitual, amb el canvi respecte l'inici de l'estudi dels estadis de Hoehn i Yahr (H&Y), en estat *On* i *Off*, i de l'escala de Schwab i England (S&E), i de les puntuacions de la UPDRS part II en estat *On* i *Off*.

Avaluar l'efectivitat en altres **símptomes motors** (de l'UPDRS) de l'administració de GILC en subjectes amb MP avançada que respon a la levodopa i amb fluctuacions motores intenses a pesar del tractament optimitzat en la pràctica clínica habitual, amb el canvi respecte l'inici de l'estudi de les puntuacions de la UPDRS part III, en estat *On* i *Off*.

Avaluar l'efectivitat en els **símptomes no motors** (de l'UPDRS i MMSE) de l'administració de GILC en subjectes amb MP avançada que respon a la levodopa i amb fluctuacions motores intenses a pesar del tractament optimitzat en la pràctica clínica habitual. Canvi respecte l'inici de l'estudi de les puntuacions UPDRS I, MMSE, recull de símptomes neuropsiquiàtrics clínicament rellevants.

3. Descriure els efectes en la **funció cognitiva i conducta** de l'administració de GILC en subjectes amb MP avançada que respon a la levodopa i amb fluctuacions motores intenses a pesar del tractament optimitzat, en la pràctica clínica habitual. Mesurats amb el canvi respecte l'inici d'una bateria de tests neuropsicològics específica.

4. Descriure els efectes sobre la **qualitat de son** de l'administració de GILC en subjectes amb MP avançada que respon a la levodopa i amb fluctuacions motores intenses a pesar del tractament optimitzat, en la pràctica clínica habitual. Mesurada en el seu aspecte subjectiu amb una bateria de tests (escala de Epworth, escala de fatiga, qüestionari de qualitat de son de Pittsburg, escala de depressió de Beck i escala d'ansietat de Hamilton) i en l'aspecte objectiu amb polisomnografia nocturna (PSG).

5. Avaluar la **seguretat** de l'administració de GILC en subjectes amb MP avançada que respon a la levodopa i amb fluctuacions motores intenses a pesar del tractament optimitzat, en la pràctica clínica habitual. Avaluar la **tolerabilitat** de l'administració de GILC, la qualitat del sistema d'administració i la seguretat del procediment intervencionista.

Descriure les **urgències i els EA** ocorreguts en el curs de més de 9 anys de tractament amb GILC en subjectes amb MP avançada que respon a la levodopa i amb fluctuacions motores intenses a pesar del tractament optimitzat, en la pràctica clínica habitual, els problemes ocasionats, la seva gravetat i les **solucions trobades**.

Descriure els **motius d'interrupció** i / o suspensió / retirada del tractament amb GILC.

6. Descriure els **efectes en la qualitat de vida del pacient** de l'administració de GILC en subjectes amb MP avançada que respon a la levodopa i amb fluctuacions motores intenses a pesar del tractament optimitzat, en la pràctica clínica habitual, a curt, mitjà i llarg termini; amb el canvi respecte l'inici de l'estudi de les puntuacions CGI, PDQ-39 i EQ-5D entre el moment basal i als 7 dies, 3, 6 i 12 mesos.

Descriure els **efecte sobre la càrrega del cuidador** del pacient de l'administració de GILC en subjectes amb MP avançada que respon a la levodopa i amb fluctuacions motores intenses a pesar del tractament optimitzat, en la pràctica clínica habitual, a curt, mitjà i llarg termini; amb el canvi respecte l'inici de l'estudi de les puntuacions de càrrega del cuidador (ZBI) entre el moment basal i als 7 dies, 3, 6 i 12 mesos.

7. Descriure la nostra experiència de 9 anys en el maneig del tractament.

Pacients i mètodes

5 Pacients i mètodes

5.1 Títol de l'estudi i subestudis

5.1.1 Estudi principal

"Estudi observacional, prospectiu, obert de 116 mesos de durada per a avaluar l'eficàcia i la seguretat del tractament amb un gel d'infusió intestinal de levodopa-carbidopa en subjectes amb malaltia de Parkinson avançada que respon a la levodopa i amb fluctuacions motores intenses a pesar del tractament optimitzat, en la pràctica clínica habitual (a l'Hospital Universitari Vall d'Hebron)".

5.1.2 Subestudis

5.1.2.1 Subestudi no-motor de Cognició i Conducta

"Estudi observacional, prospectiu, obert per a determinar els efectes no-motors cognitius i conductuals de la teràpia amb infusió continua intrajejunal d'un gel de levodopa-carbidopa en subjectes amb malaltia de Parkinson avançada amb complicacions motores".

5.1.2.2 Subestudi no-motor del Son

"Estudi observacional, prospectiu, obert per a determinar els efectes no-motors en la qualitat del son de la teràpia amb infusió continua intrajejunal d'un gel de levodopa-carbidopa en subjectes amb malaltia de Parkinson avançada amb complicacions motores".

5.1.2.3 Subestudi de la Qualitat Vida i la Càrrega del Cuidador

"Estudi observacional, prospectiu, obert per a determinar l'estat de salut i qualitat de vida així com de la càrrega del cuidador en pacients tractats amb infusió contínua intraduodenal d'un gel de levodopa-carbidopa".

5.2 Investigadors

5.2.1 Investigador principal

- De Fàbregues-Boixar i Nebot, Oriol - Facultatiu neuròleg, Responsable de la Unitat Trastorns del Moviment, Servei de Neurologia de l'Hospital Universitari Vall d'Hebron.

5.2.2 Investigadors col·laboradors

- Hernández Vara, Jorge - Facultatiu neuròleg, Unitat Trastorns del Moviment, Servei de Neurologia de l'Hospital Universitari Vall d'Hebron.

- Armengol Miró, Josep Ramon - Facultatiu digestòleg, Cap de servei d'Endoscòpia Digestiva, Servei d'Endoscòpia Digestiva de l'Hospital Universitari Vall d'Hebron.

- Dot Bach, Joan - Facultatiu digestòleg, Servei d'Endoscòpia Digestiva de l'Hospital Sniversitari Vall d'Hebron.

- Abu-Suboh Abadia, Monder - Facultatiu digestòleg, Servei d'Endoscòpia Digestiva de l'Hospital Universitari Vall d'Hebron.

- Puiggròs Llop, Carolina - Facultatiu , Unitat Suport Nutricional de l'Hospital Universitari Vall d'Hebron.

- Badia Cantó, Mercè - Infermera, Unitat Trastorns del Moviment, Servei de Neurologia de l'Hospital Universitari Vall d'Hebron.

- Castillejo Badia, Neus - Infermera, Supervisora d'Infermeria d'hospitalització del Servei de Neurologia de l'Hospital Universitari Vall d'Hebron.

- Milà Enrique, Àngels - Infermera, Supervisora d'Infermeria del Servei d'Endoscòpia Digestiva de l'Hospital Universitari Vall d'Hebron.

- Val Gómez, Rosa M - Infermera, Servei d'Endoscòpia Digestiva de l'Hospital Universitari Vall d'Hebron.

- Gómez Domingo, M Rosa - Facultatiu farmacòleg, Responsable de la Unitat de Dispensació Ambulatòria, Servei de Farmàcia de l'Hospital Universitari Vall d'Hebron.

- Ibarria Sala, Marta - Neuropsicòloga, Unitat Trastorns del Moviment, Servei de Neurologia de l'Hospital Universitari Vall d'Hebron.

- Ferré Masó, Alex - Facultatiu neurofisiòleg, Unitat de Son, Servei de Neurofisiologia Clínica de l'Hospital Universitari Vall d'Hebron.

- Romero Santo Tomás, Odile - Facultatiu neurofisiòleg, Cap de secció de la Unitat de Son, Servei de Neurofisiologia Clínica de l'Hospital Universitari Vall d'Hebron

- Quintana Luque, Manuel - estadístic, Servei de Neurologia de l'Hospital Universitari Vall d'Hebron.

5.3 Disseny - Tipus d'estudi

5.3.1 Disseny de l'estudi principal

Es va realitzar un estudi observacional, prospectiu i exploratori en el context de la pràctica clínica a l'Hospital Universitari Vall d'Hebron, per a confirmar i conèixer l'efectivitat i la seguretat del tractament amb GILC en la pràctica clínica habitual. Esperonat, en cert aspecte, per la pròpia Comissió Farmacoterapèutica de l'Hospital Vall d'Hebron que en avaluar i aprovar l'ús de Duodopa® a l'Hospital Universitari de la Vall d'Hebron va indicar s'estudiés cada cas per a confirmar i conèixer l'efectivitat i seguretat del tractament en la pràctica clínica habitual (Comissió Farmacoterapèutica Hospital Universitari Vall d'Hebron Acta 54 2006; Acta 64 2007; Acta 66 2007; Servei de Farmacologia Clínica. Informe a la comissió farmacoterapèutica. 08/06/06. IPICF 09/06; Juarez i Girona 2006 - Informe para la Comisión Farmacoterapéutica del Hospital Universitario Vall d'Hebron 08/06/2006. Código 05/06: levodopa/carbidopa gel intestinal 110).
Es tracta d'un estudi obert prospectiu de pacients amb MP en fase avançada i complicacions amb fluctuacions motores que rebin tractament amb infusió contínua intrajejunal de GILC. Els pacients se'ls examinarà previ al tractament, en iniciar-lo i durant el seu seguiment de fins a 9 anys. Es recolliran dades d'aspectes clínics motors (fluctuacions, discinèsies, UPDRS IV, UPDRS III en *On* i *Off*), la S&E, H&Y i la UPDRS II en *On* i *Off*, aspectes no motors, com la seva funció cognitiva mitjançant el MMSE, i UPDRS part I; a l'inici, al mes, als tres, sis, dotze mesos, i anualment durant el tractament. Alhora que es recullen les complicacions i els EA ocorreguts des del seu ingrés i prova de resposta a Duodopa® per sonda nasoduodenal, col·locació de GEP, i controls del tractament intraduodenal ambulatoris programats i urgents, durant màxim 116 mesos; les solucions i mesures trobades i adoptades per resoldre'ls i els motius de suspensió i retirada del tractament.
Aquest és un estudi, no intervencionista, observacional.

5.3.2 Disseny del subestudi no-motor de Cognició i Conducta

Estudi obert, prospectiu, descriptiu inferencial de tall transversal usant una bateria neuropsicològica específica per a l'avaluació cognitiva basal i després de 3 a 6 mesos de tractament amb infusió de GILC, realitzada pel mateix neuropsicòleg, en les mateixes condicions ambientals i trobant-se els pacients en fase *On*, per a descriure els efectes en la funció cognitiva i conductual esdevinguts durant el tractament amb infusió contínua intrajejunal de levodopa a curt i llarg terme.

Es tracta d'un estudi obert prospectiu de pacients amb MP en fase avançada i complicacions amb fluctuacions motores que rebin tractament amb infusió contínua intrajejunal de GILC, a qui se'ls examinarà la seva funció cognitiva mitjançant una avaluació neuropsicològica (que inclourà a més del MMSE i la UPDRS part I i una bateria de Tests neuropsicològics especialment seleccionats per a avaluar la cognició i els trastorns conductuals en pacients amb MP) a l'inici, i als tres o sis mesos de tractament.

5.3.3 Disseny del subestudi no-motor del Son

Es va realitzar un subestudi obert prospectiu usant escales i estudis polisomnogràfics per a l'avaluació de la qualitat del son, basal i després de 3 a 6 mesos de tractament amb infusió de GILC, realitzats pel mateix investigador i en les mateixes condicions ambientals.

Es tracta d'un estudi obert prospectiu de pacients amb MP en fase avançada i complicacions amb fluctuacions motores que rebin tractament amb infusió contínua intrajejunal de GILC, a qui se'ls examinarà la seva qualitat del son, prèvia al tractament i 3-6 mesos després, mitjançant una bateria de tests (l'escala de Epworth, l'escala de fatiga, el qüestionari de qualitat de son de Pittsburg, l'escala de depressió de Beck i l'escala d'ansietat de Hamilton) i la realització d'un estudi de polisomnografia nocturna (PSG).

5.3.4 Disseny del subestudi de la Qualitat Vida i Càrrega del Cuidador

Estudi obert, descriptiu, prospectiu de 12 mesos usant els qüestionaris de qualitat de vida: qüestionari de la MP de 39 ítems (PDQ-39) (de 0-156) versió espanyola, els qüestionaris de salut, EQ-5D (de 5 a 15) i EQ-VAS (de 0 a 100) versió espanyola, l'escala d'impressió clínica global, CGI (d'1 a 7) i el qüestionari sobre la càrrega del / la cuidador / a, Zarit Burden Index (de 0 a 100) versió espanyola.
Es tracta d'un estudi obert prospectiu de pacients amb MP en fase avançada i complicacions amb fluctuacions motores que rebin tractament amb infusió contínua intrajejunal de GILC, a qui se'ls examinarà la qualitat de vida basal i després de 1 setmana,3, 6 i 12 mesos de tractament amb infusió de GILC, realitzada pel mateix clínic, en la mateixes condicions ambientals i trobant-se els pacients en fase *On* i la càrrega assistencial al mateix cuidador o assistent del pacient.

5.4 Tractament de l'estudi

5.4.1 Gel intestinal de Levodopa / Carbidopa (GILC)

Nom genèric: Levodopa + Carbidopa gel d'infusió intestinal (GILC)
Nom comercial: Duodopa®
Grup terapèutic: Fàrmacs Antiparkinsonians
Codi ATC: N04BA02
Via d'administració: Perfusió intestinal

El GILC és una suspensió homogènia de levodopa (20 mg / mL) i carbidopa monohidrat (5 mg / mL) (4:1) en un gel aquós (carboximetilcel·lulosa) d'infusió intestinal (Ficha técnica de Duodopa®) amb aprovada indicació a Espanya per al "tractament de la MP en estadi avançat amb fluctuacions motores greus i hiperdiscinesia quan les combinacions de medicaments disponibles per al Parkinson no han proporcionat resultats" (Comité de Evaluación de Medicamentos. Agencia Española de Medicamentos y Productos Sanitarios 2005).

El GILC (levodopa 20 mg / mL i carbidopa monohidrat 5 mg / mL) s'administra inicialment a l'intestí prim proximal a través d'una sonda naso-jejunal, per a comprovar l'eficàcia i la tolerabilitat, i posteriorment, a través d'una sonda de prolongació jejunal permanent introduïda per gastrostomia endoscòpica percutània (GEP-J) per al tractament a llarg termini. El sistema d'infusió de GILC consta d'una suspensió que es dispensa en els cartutxos de medicament de 100 mL (amb 2000 mg de levodopa i 500 mg de carbidopa), dissenyats per connectar-se a una bomba portàtil de perfusió (CADD-Legacy Duodopa® (CE 0473). El GILC s'administrarà durant la vigília del pacient, un període complet de 16 hores generalment. Aquest interval de 16 hores correspon a les hores utilitzades per calcular la dosi de GILC a partir de les dosis orals diàries de levodopa-carbidopa i altres fàrmacs dopaminèrgics previs. La perfusió de GILC comprèn una dosi al matí seguida d'una infusió contínua i, si cal, dosis addicionals intermitents. Les dosis addicionals s'administren si escau a intervals no inferiors a 2 hores; amb un màxim de vuit dosis addicionals durant un període de tractament de 16 hores cada dia, excepte durant el període de prova i d'ajust, en el qual els intervals poden ser més curts.

Els cartutxos de GILC i la caixa amb set (7) cartutxos de medicament, poden conservar-se al congelador (per sota de -15ºC, entre -15ºC i -25ºC) durant un màxim de 2 anys. Un cop descongelats, la suspensió s'ha de guardar al frigorífic (entre 2 i 8ºC) durant un màxim de 15 setmanes. La suspensió de GILC descongelada no s'ha de tornar a congelar. Un cop fora del frigorífic s'ha d'utilitzar en un termini de 16 hores.

5.4.1.1 Col·locació de la sonda jejunal i gastrostomia endoscòpica percutània

El GILC s'administra inicialment, en la fase de prova, a l'intestí prim proximal a través d'una sonda naso-jejunal per comprovar l'eficàcia i la tolerabilitat, i posteriorment, a través d'una prolongació jejunal introduïda per GEP-J per al tractament a llarg termini.

La infermera o facultatius del Servei de Suport Nutricional, col·loquen una sonda nasoduodoenal segons el protocol clínic de l'Hospital Vall d'Hebron "Duodopa. Tractament de malaltia de Parkinson avançada amb bomba d'infusió intraduodenal de levodopa" (De Fabregues, Hernandez-Vara et al. 2012). (annex I). Per a facilitar la migració del cap distal a duodè sovint s'utilitza un bolus endovenós de 250 mg d'eritromicina.

El gastroenteròleg del servei d'endoscòpia digestiva amb experiència en la col·locació de sondes de GEP-J, introduirà la GEP-J. Els digestòlegs han rebut prèviament formació sobre els aspectes rellevants de la MP pel que fa a la col·locació de sondes GEP-J, i a més tenen un coneixement profund del sistema de dispensació de GILC. Avaluen de forma exhaustiva el risc del subjecte a sotmetre's al procediment GEP-J i verifiquen que compleixi els criteris d'inclusió / exclusió. Per a minimitzar el risc del procediment se segueix escrupolosament el protocol de gastrostomia de l'Hospital Vall d'Hebron que es recull en el protocol clínic intern de l'Hospital Vall d'Hebron "Duodopa. Tractament de malaltia de Parkinson avançada amb bomba d'infusió intraduodenal de levodopa", i que obliga a seguir mesures preventives de revisió del pacient i seu historial clínic, a deixar-lo en dejú 24 hores, a administrar-li una profilaxi antibiòtica amb amoxi-clavulàmic 1g/8h endovenós i en pacients al·lèrgics a penicil·lina, amb ciprofloxacino 200 mg/12h + clindamicina 600 mg/8 h i a adoptar mesures d'higiene específiques de cavitat bucal i paret abdominal (De Fabregues, Hernandez-Vara et al. 2012) (annex I).

5.4.1.2 Retirada de la gastrostomia

En el cas de retirada del tractament, la GEP-J no s'ha de retirar fins passats 10 dies següents a la seva col·locació o fins que s'hagi format el conducte de l'estoma. Per a extreure la sonda, cal tallar-la a nivell de la pell, i a continuació, s'ha de recuperar el disc intern i la sonda restant per endoscòpia.

5.4.1.3 Dosificació i controls

Es calcularà la dosi de cada subjecte per al període de prova naso-jejunal i posteriorment s'optimitzarà individualment després de la GEP-J. Per facilitar el càlcul de dosis equivalent de levodopa es pot recórrer a la equació que proposen Tomlinson i cols (Tomlinson, Stowe et al. 2010; Wenzelburger, Zhang et al. 2002) i Cervantes-Arriaga i cols (Cervantes-Arriaga, Rodríguez-Violante et al. 2009) de la taula 5.

Taula 5. Factors de conversió a unitats d'equivalència de levodopa de medicacions antiparkinsonianes basats en taules de Tomlison, Stowe et al. 2010 i Cervantes-Arriaga, Rodríguez-Violante et al. 2009.

Grup	Fàrmac	Factor de conversió
Levodopa oral	Levodopa	x 1
	Levodopa d'alliberació retardada	x 0,75
Inhibidors de la COMT	Tolcapona	Levodopa x 0,5
	Entacapona	Levodopa x 0,33
Agonistes dopaminèrgics no ergòtics	Pramipexol	X 100
	Ropinirol	X 20
	Rotigotina	X 30
	Apomorfina	X 10
Agonistes dopaminèrgics ergòtics	Pergolida	X 100
	Cabergolina	X 66,7
	Bromocriptina	X 10
	Lisurida	X 100
	Dihidroergocriptina	X 5
Inhibidors de la MAO	Selegilina oral	X 10
	Selegilina sublingual	X 80
	Rasagilina	X 100
Altres	Amantadina	X 1

Es previsible infondre el GILC durant aproximadament 16 hores a una velocitat d'infusió entre 1 i 10 mL / hora (de 20 a 200 mg de levodopa / hora) en la majoria dels casos. La dosi inicial de la infusió després de la col·locació de la sonda jejunal es basarà en la dosi diària de levodopa oral que rebia el subjecte en el moment d'entrar a l'estudi o abans. El mateix règim posològic s'utilitzarà per a l'administració a través de les sondes jejunal i de GEP-J. La dosi total diària d'infusió constarà de tres components: la dosi matutina, la dosi de manteniment contínua i les dosis addicionals.

La dosi matutina s'administrarà a través de la bomba en forma de bolus, per tal d'assolir ràpidament el nivell de dosi terapèutic (en 10 a 30 minuts). La dosi s'ha de basar inicialment en la dosi matutina de levodopa que utilitzava anteriorment el subjecte, seguit de la seva optimització. La dosi matutina total sol ser de 5 a 10 mL, que correspon a 100-200 mg de levodopa i, en general, no serà superior a 15 mL (300 mg de levodopa).

La dosi de manteniment contínua s'ajustarà individualment. En general es manté en un interval d'1 a 10 mL / hora (de 20 a 200 mg de levodopa / hora) i habitualment està entre 2 i 6 mL / hora (de 40 a 120 mg de levodopa / hora). En casos excepcionals, pot ser necessària una dosi més alta. D'entrada es calcula partint de la dosi total de levodopa diària prèvia en mg, dividit per la concentració de levodopa de suspensió del gel (20 mg / mL) i per les hores de vigília, resultant la velocitat d'infusió continua en mL / h. Durant el període de prova i d'ajust, la dosi contínua pot ajustar-se de forma esglaonada per satisfer les necessitats clíniques i mèdiques del subjecte.

Les dosis extres o addicionals durant l'ajust inicial podran administrar-se cada hora si escau. En el tractament definitiu amb el pacient ja ambulatori, els subjectes poden autoadministrar-se dosis addicionals de GILC a intervals no inferiors a 2 hores per a satisfer les seves necessitats mèdiques immediates, com el deteriorament ràpid de la funció motora. Es poden administrar dosis extres quan sigui necessari si el subjecte cau en estats d' hipocinèsia durant el dia. La dosi addicional s'ha d'ajustar individualment (en general serà de 0,5-2,0 mL). En casos rars, pot ser necessària una dosi més alta. Si el subjecte necessita més de cinc dosis addicionals per dia, s'haurà de considerar la possibilitat d'augmentar la dosi de manteniment.

Amb el son el parkinsonisme remet i normalment pot interrompre's la infusió de

GILC. Després d'interrompre la infusió del gel intestinal a la nit, habitualment els subjectes s'autoadministren la seva dosi nocturna habitual de comprimits de levodopa-carbidopa oral, amb entacapone en ocasions.

Durant el tractament, un inici sobtat del deterior de la resposta al tractament amb fluctuacions motores recurrents farà sospitar que la part distal del catèter s'hagi desplaçat des de l'intestí superior a l'estomac. La localització del catèter es determinarà amb radiografia i, donat el cas, l'extrem de la sonda es recol·locarà a l'intestí superior.

5.4.1.4 Tractaments concomitants

Els tractaments amb inhibidors no selectius de la monoaminoxidasa (MAO) i els inhibidors selectius de la MAO de tipus A no s'han d'administrar simultàniament amb GILC. S'hauran de retirar pel cap baix dues setmanes abans de l'inici del tractament.

No s'han realitzat estudis d'interaccions farmacològiques amb GILC - Duodopa®. Les següents interaccions són conegudes de la combinació genèrica de levodopa / carbidopa. S'ha de tenir precaució en l'administració concomitant de Duodopa® amb els següent medicaments:

Antihipertensius

S'ha produït hipotensió postural simptomàtica quan les combinacions de levodopa i un IDD s'afegeixen al tractament de pacients que ja reben antihipertensius. Pot ser necessari ajustar la dosi de l'agent antihipertensiu.

Els antidepressius

S'han notificat casos rars de reaccions adverses, incloent la hipertensió i discinèsia, resultant de l'administració concomitant d'antidepressius tricíclics i preparacions de carbidopa / levodopa.

Els anticolinèrgics

Els anticolinèrgics poden actuar de forma sinèrgica amb levodopa per disminuir el tremolor. No obstant això, emprats en combinació poden exacerbar els moviments involuntaris anormals. Els anticolinèrgics poden disminuir els efectes de levodopa retardant la seva absorció. Un ajust de la dosi de Duodopa® pot ser sigui necessari.

Inhibidors de la COMT (tolcapona, entacapona)

L'ús concomitant d'inhibidors de la COMT (catecol-o-metiltransferasa) i GILC-Duodopa® poden augmentar la biodisponibilitat de la levodopa. La dosi de Duodopa® pot necessitar un ajust.

Altres medicaments

Antagonistes dels receptors de dopamina (alguns antipsicòtics, per exemple, fenotiazines, butirofenona i risperidona i antiemètics, per exemple, metoclopramida), benzodiazepines, isoniazida, fenitoïna i la papaverina poden reduir l'efecte terapèutic de la levodopa. Els pacients que prenen aquests medicaments juntament amb GILC-Duodopa® han de ser observats curosament per la pèrdua de la resposta terapèutica.

Es pot prendre GILC - Duodopa® de forma concomitant amb la dosi recomanada d'un *inhibidor de la MAO,* que sigui selectiu per al tipus de MAO B (per exemple selegilina). Tot i que l'ús concomitant de selegilina i levodopa-carbidopa s'ha associat a hipotensió ortostàtica greu.

L'*amantadina* té un efecte sinèrgic amb levodopa i pot augmentar-ne els efectes adversos. Pot ser necessari un ajustament de la dosi de Duodopa®.

Els fàrmacs *simpaticomimètics* poden augmentar els EA cardiovasculars relacionats amb levodopa.

La levodopa pot formar un quelat amb el *ferro* en el tracte gastrointestinal que condueix a reducció de l'absorció de levodopa.

Com que levodopa s'absorbeix de forma competitiva amb certs aminoàcids, l'absorció de levodopa pot ser pertorbada en els pacients que estan en una dieta rica en proteïnes.

L'efecte de l'administració d' *antiàcids* i GILC - Duodopa® sobre la biodisponibilitat de levodopa no ha estat estudiada.

Per a la millor optimització de dosis de GILC, és aconsellable de suspendre tots els medicaments antiparkinsonians al començament de la fase de prova de la sonda jejunal. Això inclou:

- Agonistes de la dopamina, inclosos els pegats de rotigotina, en compte.
- Inhibidors de la COMT o qualsevol fàrmac combinat que inclogui un inhibidor de la COMT.
- Inhibidors selectius de la MAO-B, com selegilina o rasagilina.
- Amantidina.
- Anticolinèrgics.

Aquests medicaments poden reiniciar-se a criteri mèdic en el seguiment del pacient. Si bé és interessant aquesta pràctica per a aconseguir la monoteràpia, el risc d'aparició de síndrome de retirada d'agonistes pot obviar-la en determinandes circumstàncies.

L'evolució clínica d'aquesta població de pacients pot fàcilment suposar l'aparició de noves complicacions associades a l'avenç de la malaltia. Pot ser necessari el tractament de símptomes neuropsiquiàtrics, com psicosi, ansietat i depressió, deterior cognitiu, trastorns del son, trastorns gastrointestinals amb *fàrmacs específics* que poden influir en la biodisponibilitat de la levodopa. Cap d'ells està formalment prohibit associat a GILC, però s'administraran amb control clínic.

5.4.1.5 Efectes indesitjables

Les reaccions adverses que es produeixen amb freqüència amb levodopa / carbidopa són les degudes a l'activitat neurofarmacològica central de la dopamina. Aquestes reaccions en general poden ser disminuïts per la reducció de la dosi de levodopa. És mostren en la taula següent (taula 6) i consten en la Fitxa tècnica de Duodopa®.

Taula 6. Efectes indesitjables de GILC (Fitxa tècnica Duodopa®)

sistema MedDRA classificació d'òrgans	Comú > 1/100, <1/10	poc freqüents > 1 / 1.000, <1/100	rars > 1 / 10.000, <1 / 1.000	molt rars <1 / 10.000 Informes incidentals aïllats
trastorns en sang i sistema limfàtic:			Leucopènia, anèmia hemolítica i no hemolítica, trombocitopènia	Agranulocitosi
trastorns del metabolisme i nutrició:	Anorèxia	Pèrdua de pes, augment de pes		
trastorns psiquiàtrics:	Al·lucinacions, confusió, malsons, somnolència, fatiga, insomni, depressió amb molt rarament intents de suïcidi, eufòria, demència, episodis psicòtics		Agitació, por, reducció de capacitat de pensament, desorientació, augment de la libido, entumiment	
trastorns del sistema nerviós:	Discinèsies, moviments coreics, distonia, episodis "*On-Off*", marejos, bradicinèsia, somnolència	Atàxia, augment del tremolor de les mans	Síndrome neurolèptic maligne, parestèsies, caigudes, trastorn de la marxa, trismus, mal de cap, convulsions	
trastorns oculars:			Visió borrosa, blefaroespasme, activació d'una síndrome de	

			Horner latent, visió doble, dilatació de les pupil·les, crisis oculogires
trastorns cardíacs:	Palpitacions, batec del cor irregular		
trastorns vasculars:	Hipotensió Ortostàtica, tendència al desmai, síncop	Hipertensió	Flebitis
trastorns respiratoris, toràcics i mediastínics:		Ronquera, dolor toràcic	Dispnea, patró de respiració anormal
trastorns gastrointestinals:	Boca seca, mal gust,	Restrenyiment diarrea, sialorrea, disfagia, flatulència	Dispèpsia, dolor gastrointestinal, saliva espessa, bruxisme, singlot, sagnat gastrointestinal, cremor, llengua urent, ulceració duodenal
trastorns de la pell i del teixit subcutani:		Edema	Angioedema, urticària, pruïja, enrogiment facial, pèrdua de cabell, exantema, transpiració augmentada, fluid fosc de la transpiració, melanoma maligne, púrpura de Schönlein-Henoch
trastorns musculars, del		Espasmes musculars	

teixit connectiu i de l'os:				
trastorns renals i urinaris:		Orina fosca,	Retenció urinària, incontinència urinària, priapisme	
trastorns generals:		Debilitat, malestar general		

En pacients tractats amb agonistes dopaminèrgics per al tractament de la MP, incloent levodopa / carbidopa, especialment en dosis altes, s'han reportat mostrar joc patològic, augment de la libido i hipersexualitat, generalment reversibles després de la reducció de la dosi o la interrupció del tractament.

Valors de laboratori:

S'han reportat les següents anomalies de laboratori del tractament amb levodopa / carbidopa cal tenir-les present en el amb Duodopa®:

-Elevació d'urea, nitrogen, fosfatases alcalines, S-AST, S-ALT, LDH, bilirubina, glucosa en la sang, creatinina, àcid úric; prova de Coombs positiva, disminució dels valors d'hemoglobina i hematòcrit.

-S'han reportat leucocits, bacteris i sang en l'orina. La levodopa / carbidopa, i per tant GILC - Duodopa®, pot causar un resultat fals positiu quan s'utilitza una tira reactiva per a la prova de cetona urinària; aquesta reacció no s'altera bullint la mostra d'orina. L'ús de mètodes de la glucosa oxidasa pot donar falsos resultats negatius per a la glucosúria.

Els dispositius:

Les complicacions amb el dispositiu són molt freqüents, per exemple, ruptura o sortida de connector o dislocació del tub intestinal. La dislocació del tub intestinal cap enrere a l'estómac condueix a la reaparició de les fluctuacions motores (a causa del buidament gàstric erràtic de GILC - Duodopa® en l'intestí prim). En general, la reubicació del tub es pot fer usant una guia per dirigir el tub al duodè sota fluoroscòpia. Oclusió, torçades, sécs, o nusos del tub intestinal condueixen a senyals d'alta pressió de la bomba. Les oclusions solen ser remeiades mitjançant el rentat del tub amb aigua de l'aixeta; pels doblecs, nusos, o un desplaçament del tub pot ser necessari el reajustament del tub. En cas de fallada completa del tub intestinal o de la bomba el pacient ha de ser tractat amb levodopa / carbidopa oral fins que el problema es resol.

La gastrostomia permanent

L'estoma sol curar sense complicacions. No obstant això, es poden produir dolor abdominal, infecció i fuga de fluid gàstric poc després de la cirurgia; poques vegades és un problema a llarg termini. Les complicacions reportades inclouen perforació d'estructures anatòmiques adjacents especialment durant la col·locació de GEP i sagnat, infecció de la ferida (la complicació més comuna) i peritonitis. Infeccions locals de tot l'estoma són tractats de forma conservadora amb un desinfectant. El tractament amb antibiòtics és rarament necessari.

5.5 Població de pacients participants

Sel·lecció dels subjectes.

5.5.1 Criteris d'inclusió

Participaran en l'estudi pacients amb MP amb complicacions motores greus induïdes per levodopa, deficientment controlades amb el tractament convencional a qui se'ls indiqui tractament amb GILC, pacients amb la MP avançada sensibles a levodopa amb fluctuacions motores greus i hiper / discinèsia i per a qui les teràpies existents no proporcionen alleugeriment satisfactori dels símptomes que compleixin els criteris següents:

1. Pacients amb MP, diagnosticats segons els criteris selectius de diagnòstic de MP del Banc de Cervells de Londres - *United Kingdom Parkinson's disease Society Brain Bank* (Gibb i Lees 1988; Hugues, Daniel et al. 1992; Calne, Snow et al. 1992; Daniel i Lees 1993; Gelb, Oliver et al. 1999)

2. Pacients amb MP que respon a la levodopa, segons el criteri del metge. Quan els valors de les escales clíniques amb el tractament amb levodopa assoleixen una milloria del 20-30% en les puntuacions de la Unified Parkinson's Disease Rating Scale (UPDRS). (UPDRS *Off* - UPDRS *On*) / UPDRS *Off* (Merello, Nouzeilles et al. 2002).

3. Pacients amb MP amb un estat *Off* i *On* (fluctuacions motores) reconeixibles, confirmats mitjançant el Parkinson 's Disease Diary © (Hauser, Friedlander et al. 2000) a l'inici de l'estudi (es recolliran diaris corresponents als 3 dies precedents a la visita inicial).

4. Pacients amb MP en estat avançat amb fluctuacions motores greus i hiper / discinèsia induïdes per levodopa, deficientment controlades amb el tractament convencional optimitzat, això és quan les combinacions de medicaments -orals, transdèrmics i intradèrmics- i dosis disponibles per al tractament antiparkinsonià de primera línia no han proporcionat resultats satisfactoris. El tractament optimitzat es defineix com el màxim efecte terapèutic obtingut amb el tractament farmacològic antiparkinsonià, amb el qual no s'espera una millora addicional malgrat les manipulacions addicionals del tractament amb levodopa i/o altres antiparkinsonians. Això es determinarà basant-se en el millor judici clínic del facultatiu neuròleg expert en trastorns del moviment.

5. Pacients amb MP en estat avançat amb fluctuacions motores greus i hiper / discinèsia induïdes per levodopa, deficientment controlades amb altres tractaments complexes, això és quan cal retirar altres tractaments complexes, assistits amb dispositius, antiparkinsonians de segona línia que no han proporcionat resultats satisfactoris (com bombes d'infusió

d'apomorfina o ECP).

6. Pacients amb MP en estat avançat amb fluctuacions motores greus que presentin altres complicacions de tipus no motor com trastorn depressiu, trastorn cognitiu lleu, trastorn del control d'impulsos, al·lucinacions i trastorn psicòtics i episodis de son, de moderada gravetat però, que els exclou d'altres alternatives de tractaments complexes, assistits amb dispositius, antiparkinsonians de segona línia.

7. Pacients que siguin capaços, ells o els seus cuidadors i assistents responsables, d'aprendre el tractament amb GILC i l'ús dels seus dispositius i en garanteixin el seu bon funcionament i maneig correcte.

8. Pacients amb MP a qui se'ls ha indicat i que hagin acceptat de començar el tractament amb GILC des de febrer de 2006 fins novembre de 2015.

9. Pacients en que la prova de resposta clínica a GILC-Duodopa® administrada a través d'una sonda nasoduodenal temporal és positiva. Fase de test requerida abans d'indicar d'inserir un tub permanent.

10. Pacients que hagin comprès i atorgat el seu consentiment de participació en l'estudi prospectiu de pràctica clínica habitual i hagin signat un formulari de consentiment informat per participar en l'estudi.

11. Homes i dones adults, sense limitació per edat.

12. Dones que han deixat de tenir la menstruació de forma natural 24 mesos abans, o siguin quirúrgicament estèrils.

13. Les dones en edat fèrtil podran participar en l'estudi sempre que utilitzin un mètode anticonceptiu acceptable des del punt de vista mèdic (una dosi estable de fàrmac anticonceptiu durant almenys 3 mesos o mètodes de barrera: dispositiu intrauterí, diafragma, o combinació de preservatiu i espermicida).

Dones que no estiguin alletant, ni estiguin embarassades. Si bé no s'ha descrit teratogenicitat humana amb el tractament amb levodopa, i la carbidopa no creua la barrera placentària i no s'impedeix que aquestes pacients interrompin el tractament amb levodopa oral durant l'embaràs (Merchant, Cohen et al. 1994; Ball i Sagar 1995; von Graevenitz, Shulman et al. 1996; Nomoto, Kaseda et al. 1997); en el supòsit que es plantegi GILC s'iniciarà després de la gestació.

14. Pacients atesos a la consulta externa del Servei de Neurologia (Unitat de Trastorns del Moviment) de l'Hospital Universitari Vall d'Hebron.

5.5.2 Criteris d'exclusió

S'exclouran de l'estudi els pacients que compleixin els criteris següents:

1. Pacients que no pateixin una MP idiopàtica. Això és, en els que el diagnòstic de MP no està clar o hi ha sospita que hi hagi altres síndromes parkinsonians, com parkinsonisme secundari (causat per fàrmacs, toxines, agents infecciosos, malaltia vascular, traumatismes o neoplàsies cerebrals), síndromes de Parkinson plus (p. ex., Atròfia multi sistèmica, paràlisi supranuclear progressiva, degeneració corticobasal) o altres malalties neurodegeneratives.

2. Contraindicacions per a l'ús de levodopa, com glaucoma d'angle estret, feocromocitoma, síndrome de Cushing o antecedents de melanoma maligne.

3. Tractament amb inhibidors no selectius de la MAO i els inhibidors selectius de la MAO de tipus A. Aquests tractaments no s'han d'administrar simultàniament amb GILC. S'hauran de retirar pel cap baix dues setmanes abans de l'inici del tractament.

4. Trastorns psiquiàtrics, neurològics o conductuals que puguin interferir en la capacitat dels subjectes per donar el seu consentiment informat a participar, o interferir en la realització o interpretació de l'estudi; en aquesta categoria també s'inclouen les al·lucinacions greus problemàtiques.

5. Deficiències cognitives o demències importants, definides com una puntuació <24 en el Mini Examen de l'Estat Mental (MMSE) (Folstein MF, Folstein et al. 1975) o que arriben als criteris per a la demència del Manual Diagnòstic i Estadístic dels Trastorns Mentals quarta (DSM-IV) (American Psychiatric Association 2000). Llevat d'una indicació compassiva en que les fluctuacions siguin greument discapacitants i es pugui garantir una supervisió i maneig correcte i exitós del tractament.

6. Dades anormals de laboratori d'importància clínica (p. ex., Aspartat aminotransferasa (AST) o alanina aminotransferasa (ALT) ≥ 3 × el límit superior de la normalitat) o qualsevol valor de laboratori anormal que pugui interferir en l'avaluació de la seguretat a criteri del metge.

7. Indicis actuals de trastorns hematològics, autoimmunitaris, endocrins, cardiovasculars, renals o gastrointestinals d'importància clínica que poguessin interferir en la participació del subjecte en l'estudi (p. ex., La hipertensió tractada i controlada, i per tant estable, no es considera un criteri d'exclusió).

8. Antecedents o patiment actual conegut d'una patologia gastrointestinal, hepàtica, renal o d'un altre tipus que pugui interferir en l'absorció, distribució, metabolisme o excreció del fàrmac de l'estudi o amb la seva avaluació, o interferir en la introducció del sistema de sondes (p. ex., subjectes que s'hagin sotmès a cirurgia gàstrica o intestinal diferent d'una apendicectomia o colecistectomia).

9. Problemes mèdics, de laboratori o quirúrgics que el metge investigador consideri d'importància clínica.

10. Subjectes en els quals està contraindicada la col·locació d'una sonda GEP-J per al tractament amb GILC o subjectes considerats d'alt risc per al procediment GEP-J, segons l'avaluació realitzada pel gastroenteròleg o el cirurgià.

    Les contraindicacions per a la col·locació de la sonda GEP-J inclouen, entre altres, els següents processos:

    a. Canvis patològics de la paret gàstrica.
    b. Impossibilitat d'unir la paret gàstrica i la paret abdominal.
    c. Trastorns de la coagulació sanguínia: activitat de protrombina inferior al 60% o INR de 1,4 i xifra de plaquetes inferior a 80.000; el tractament anticoagulant o antiagregant no són contraindicacions peró s'han de corregir i suspendre abans del procediment, pel risc de sagnat.
    d. Pneumònia o insuficiència respiratòria greu. S'ha suggerit que una capacitat vital forçada inferior a 1 litre i una pCO2 superior a 45 mmHg s'associarien a una mortalitat inacceptable amb el procediment de la GEP.
    e. Ascites.
    f. Peritonitis.
    g. Pancreatitis aguda.
    h. Ili paralític.
    i. Estat d'immunodeficiència, neutropènia, VIH, hipogammaglobulinèmia, teràpia esteroidea crònica.

    Llevat de casos en que la indicació de tractament amb GILC és manifestament necessària i es recorrerà a la implantació d'una gastrostomia quirúrgica.

11. Actitud poc cooperativa o probabilitat raonable que el subjecte no compleixi el tractament i els procediments de l'estudi.

12. Subjectes que no proporcionin el seu consentiment informat per escrit per participar en l'estudi.

5.5.3 Criteris per al subgrup de l'estudi no-motor de Cognició i Conducta

Participaran en l'estudi pacients amb MP amb complicacions motores greus induïdes per levodopa, deficientment controlades amb el tractament convencional a qui se'ls indiqui tractament amb GILC, que compleixin els criteris d'inclusió i exclusió 5.5.1 i 5.5.2 anteriors i a més els criteris següents:

1. Pacients amb una escolarització mínima de 2-6 anys (han de saber llegir i escriure, no poden ser analfabets).

2. Pacients que s'avinguin i es comprometin a seguir l'estudi neuropsicològic.

3. L'estudi neuropsicològic es realitzarà sempre quan el pacient es trobi en fase *On*.

5.5.4 Criteris per al subgrup de l'estudi no-motor del Son

Participaran en l'estudi pacients amb MP amb complicacions motores greus induïdes per levodopa, deficientment controlades amb el tractament convencional a qui se'ls indiqui tractament amb GILC, que compleixin els criteris d'inclusió i exclusió 5.5.1 i 5.5.2 anteriors i a més els criteris següents:

1. Pacients que s'avinguin i es comprometin a respondre als tests i el seu control.

2. Pacients que s'avinguin i es comprometin a realitzar l'estudi polisomnogràfic.

3. Els tests de qualitat del son es realitzaran sempre quan el pacient es trobi en fase *On*.

5.5.5 Criteris per al subgrup de l'estudi de la Qualitat Vida i la Càrrega del Cuidador

Participaran en l'estudi pacients amb MP amb complicacions motores greus induïdes per levodopa, deficientment controlades amb el tractament convencional a qui se'ls indiqui tractament amb GILC, que compleixin els criteris d'inclusió i exclusió 5.5.1 i 5.5.2 anteriors i a més els criteris següents:

1. Pacients i cuidador o assistent amb escolarització mínima de 6 anys (han de saber llegir i escriure).

2. Pacients i cuidador o assistent que es comprometin a participar que s'avinguin i respondre als tests.

3. El cuidador principal o l'assistent és la persona que s'encarrega de tenir cura del pacient la major part del dia. El cuidador principal o l'assistent sempre haurà de ser el mateix durant el període d'estudi. Si, durant el període de estudi, canvia el cuidador principal, no es recollirà més informació i aquest deixarà de participar.

4. Es proporcionarà un consentiment informat al cuidador o assistent per tal d'utilitzar les dades que proporcionin. Per mantenir la decisió voluntària i independent, el consentiment informat de cada pacient s'ha d'obtenir abans de oferir la participació al cuidador o assistent.

5.6 Mida de la mostra

5.6.1 Nombre de pacients

El GILC, va ser comercialitzat a Espanya el febrer del 2006 (Comité de Evaluación de Medicamentos. Agencia Española de medicamentos y Productos

Sanitarios 2005) i avaluat i aprovat per la Comissió Farmacoterapèutica de l'Hospital Universitari Vall d'Hebron el juny de 2006 (Comissió Farmacoterapèutica Hospital Universitari Vall d'Hebron Acta 54 2006; Acta 64 2007; Acta 66 2007; Servei de Farmacologia Clínica. Informe a la comissió farmacoterapèutica. 08/06/06. IPICF 09/06; Juarez i Girona 2006 - Informe para la Comisión Farmacoterapéutica del Hospital Universitario Vall d'Hebron 08/06/2006. Código 05/06: levodopa/carbidopa gel intestinal 110) en la qual s'estableix la possibilitat d'establir aquest tractament a 5-7 pacients l'any a l'Hospital Universitari Vall d'Hebron.

Des d'aleshores aproximadament 400 pacients a Espanya i un centenar a Catalunya han rebut aquest tractament. Dels quals s'ha registrat i analitzat les dades en 185 pacients a Espanya (Grandas, Santos et al. 2014) i en 72 a Catalunya (Buongiorno, Antonelli et al. 2015).

D'acord a les dades especificades en el protocol de l'estudi i amb els objectius, les variables i el disseny de l'estudi plantejat, s'espera incloure entre 30 i 45 registres de pacients que compleixin els criteris de selecció de l'estudi.

L'objectiu principal de l'estudi és el d'avaluar l'efectivitat de l'administració de GILC en pacients diagnosticats de MP en estat avançat en la pràctica clínica habitual, en aquest sentit per a calcular la mida de la mostra de l'estudi s'assumeix que l'anàlisi és exploratori. D'acord amb la naturalesa exploratòria de l'estudi, la grandària de la mostra ha estat determinada per motius de caràcter clínic i logístic, més que per consideracions estadístiques.

5.6.1 Subgrup de pacients del subestudi de Cognició i Conducta

El nombre de pacients que s'inclouran es preveu escàs, ja que s'inicien un màxim de 5-7 tractaments amb GILC l'any al nostre centre. Atès que el període d'inclusió serà de 12-24 mesos, i que cal un seguiment d'entre 3 i 6 mesos per pacient i la disponibilitat del neuropsicòleg també és reduïda es preveu d'incloure uns 5 pacients, màxim 10.

Segons els resultats es valorarà l'extensió de l'estudi a la participació d'altres centres, en particular aquells que participin en el registre de dades clíniques de pacients amb MP tractats amb infusió contínua intraduodenal de levodopa (Duodopa ®).

5.6.2 Subgrup de pacients del subestudi del Son

El nombre de pacients que s'inclouran es preveu escàs, ja que s'inicien un màxim de 5-7 tractaments amb GILC l'any al nostre centre. Atès que el període d'inclusió serà de 12-24 mesos, i que cal un seguiment d'entre 3 i 6 mesos per pacient i la disponibilitat de la Unitat de Son també és reduïda es preveu d'incloure uns 5 pacients, màxim 10.

Segons els resultats es valorarà l'extensió de l'estudi a la participació d'altres centres, en particular aquells que participin en el registre de dades clíniques de pacients amb MP tractats amb infusió contínua intraduodenal de levodopa (Duodopa ®).

5.6.3 Subgrup de pacients del subestudi de la Qualitat Vida i la Càrrega del Cuidador

Com els anteriors subestudis, el nombre de subjectes que s'inclouran es preveu també escàs, ja que s'inicien un màxim de 5-7 tractaments amb GILC l'any al nostre centre. Atès que el període d'inclusió serà de 12-24 mesos, i que cal un seguiment d'entre 12 mesos per pacient i que cal comptar amb la participació del cuidador o assistent habitual del pacient, es preveu d'incloure uns 5 subjectes, màxim 10.

Segons els resultats es valorarà l'extensió de l'estudi a la participació d'altres centres, en particular aquells que participin en el registre de dades clíniques de pacients amb MP tractats amb infusió contínua intraduodenal de levodopa (Duodopa ®).

5.7 Duració de l'observació

5.7.1 Duració de l'estudi principal

L'estudi tindrà una durada de 9 anys i 6 mesos aproximadament des de la inclusió del primer pacient. El període d'inclusió s'inicià el febrer de 2006, i es perllongarà fins el novembre de 2015. Finalitzat el període de recollida de dades, els següents 2 mesos es dedicaran a la gestió de dades i anàlisi estadística.

5.7.2 Duració del subestudi no-motor de Cognició i Conducta

L'estudi tindrà una durada de 2 anys aproximadament des de la inclusió del primer pacient. El període d'inclusió s'inicià el juliol del 2008, i es podrà perllongar fins el juliol del 2010. Cada pacient tindrà un seguiment de 3 a 6 mesos. Finalitzat el període de recollida de dades, els següents 6 mesos es dedicaran a la gestió de dades i anàlisi estadística.

5.7.3 Duració del subestudi no-motor del Son

L'estudi tindrà una durada de 2 anys aproximadament des de la inclusió del primer pacient. El període d'inclusió s'inicià el gener del 2009 fins el gener del 2011, es podrà perllongar en cas necessari. Cada pacient tindrà un seguiment de 3 a 6 mesos. Finalitzat el període de recollida de dades, els següents 6 mesos es dedicaran a la gestió de dades i anàlisi estadística.

5.7.4 Duració del subestudi de la Qualitat Vida i la Càrrega del Cuidador

L'estudi tindrà una durada de 5 anys aproximadament des de la inclusió del primer pacient. El període d'inclusió s'inicià el maig del 2006 i es podrà perllongar fins el maig del 2011. Cada pacient i subjecte tindrà un seguiment de 12 mesos. Finalitzat el període de recollida de dades, els següents 6 mesos es dedicaran a la gestió de dades i anàlisi estadística.

5.8 Protocol de l'estudi. Procediments i Descripció del Pla de treball

Aquest és un estudi obert que avalua l'eficàcia i la seguretat d'un gel de levodopa-carbidopa d'infusió intestinal en pacients amb MP avançada que respon a la levodopa i amb fluctuacions motores intenses malgrat l'optimització del seu tractament antiparkinsonià previ, tractats a l'Hospital Universitari Vall d'Hebron. Avaluació que es fa mitjançant el seguiment clínic i la recollida de dades i escales clíniques de forma prospectiva de tots els pacients a qui se'ls indiqui, administri i dispensi el tractament amb GILC a l'Hospital Universitari Vall d'Hebron.

El Pla de Treball s'organitza en una fase d'indicació del tractament, una fase d'establiment del tractament (que inclou una fase de prova i una altra d'establiment del tractament definitiu), una fase de seguiment i una fase de finalització o de retirada del tractament.

5.8.1 Indicació del tractament

La selecció dels pacients es duu a terme a la consulta externa de la Unitat de trastorns del moviment del Servei de Neurologia de l'Hospital General Vall d'Hebron. Es realitzarà una anamnesi amb atenció especial a les dades de la MP, seguidament una exploració física i particularment exhaustiva la neurològica. Caldrà disposar com a proves complementàries: determinacions analítiques amb hemograma, bioquímica, funció hepàtica, VSG, coagulació i nivells sèrics d'àcid fòlic i vitamina B12 actuals. En casos dubtosos (nivells de vitamina B12 i folat en valors baixos, però dins de la normalitat) serà convenient sol·licitar nivells de àcid metilmalònic en sèrum i orina i d'homocisteïna sèrica, i comprovar que no estiguin elevats (Green i Kinsella 1995). Si hi ha sospita de polineuropatia o altra patologia del sistema nerviós perifèric (p. ex., polirradiculopatia secundària a patologia discal), serà convenient realitzar un estudi electromiogràfic. Segons criteri facultatiu pot ser necessària la pràctica d'estudis de neuroimatge estructural (RM cranial preferentment) o funcional. Altres proves seran necessàries segons el cas i de forma individualitzada. Es valorarà de forma acurada el suport assistencial i de cuidador del pacient. S'informarà assegurant-ne la bona comprensió per part del malalt i del cuidador o assistent, del tractament. La informació s'ha de proporcionar de forma detallada, i per a que el pacient candidat es faci càrrec del tractament, tenim per norma habitual, de concertar-li cita amb altres pacients tractats en la consulta externa per a que el pacient i cuidador o assistent, coneguin, vegin i comentin el tractament.

En confirmar els criteris d'inclusió i exclusió (apartat 5.5.1 i 5.5.2), i amb signatura del pacient del consentiment informat per al procediment, se sol·licita el seu ingrés hospitalari i consulta a Endoscòpia digestiva i es confirma, o se sol·licita, la disposició del material necessari: bomba CADD-Legacy Duodopa® (CE 0473), sonda nasoduodenal AbbVie ™ NJ i tub d'extensió, i equip d'inici amb les guies de suport per al pacient, per a establir el tractament indicat. Es prescriu a la farmàcia hospitalària l'inci del tractament, per a disposar dels cartutxos necessaris.

En el període previ a l'ingrès s'intentarà simplificar el tractament antiparkinsonià del pacient, prescrivint només levodopa/carbidopa oral de ser possible, per a facilitar l'establiment del tractament amb GILC. D'aquesta manera, s'administraria el mateix fàrmac, però en una forma farmacèutica i una via d'administració diferents.

5.8.2 Establiment del tractament

L'inici del tractament amb GILC es realitza un cop els pacients són hospitalitzats a la planta de neurologia de l'Hospital General Vall d'Hebron. D'entrada es calcula la dosi de GILC a administrar a partir de la dosi oral de levodopa i agonista dopaminèrgic, mitjançant l'ús de la dosi equivalent diària de levodopa (levodopa equivalent daily dose LEDD) (Tomlinson, Stowe et al. 2010; (Wenzelburger, Zhang et al. 2002.) que s'exposa en la taula 5 de l'apartat 5.4.1.3.

Fase de tractament transitori nasoduodenal

Seguidament s'inicia una **fase de prova**. Es col·loca una sonda nasoduodoenal (infermera o facultatiu de Suport Nutricional) segons protocol clínic de l'Hospital Vall d'Hebron "Duodopa. Tractament de malaltia de Parkinson avançada amb bomba d'infusió intraduodenal de levodopa" (De Fabregues, Hernandez-Vara et al. 2012) i protocols C.8.3 i C.8.6 (protocol Vall Hebron) i sovint per a facilitar la migració del cap distal a duodè s'utilitza un bolus endovenós de 250 mg d'eritromicina.

Un cop es confirma la seva correcta col·locació amb radiografia abdominal, es connecta a una bomba portàtil (CADD-Legacy de Duodopa® (CE 0473) i s'inicia la perfusió del gel de levodopa-carbidopa (Duodopa®) per la sonda nasoduodenal. Durant els dies següents es corregeix la dosi a perfondre segons la seva resposta clínica per a aconseguir la resposta òptima a cada pacient. Alhora es fa l'educació al pacient i cuidadors o assistent sobre el tractament, el funcionament i el maneig de la bomba. Prèviament i per a facilitar l'optimització de les dosis a perfondre, s'haurà suspès en compte i simplificat en el possible, progressivament el tractament antiparkinsonià que seguia el pacient anteriorment (levodopa-carbidopa, levodopa-benseracida, agonistes dopaminèrgics, apomorfina, inhibididors de la COMT, i els inhibidors de la MAO selegilina i rasagilina). La medicació oral antiparkinsoniana podrà seguir-se usant sobretot com a suplement nocturn en aturar-se la infusió de GILC, no s'utilitza durant el dia excepte com a rescat en cas de deterior sobtat dels símptomes de la MP o d'aturada de la infusió de GILC. La resposta clínica òptima o la seva optimització després de la introducció del GILC es defineix per la maximització del temps *On* funcional i la minimització del nombre d'episodis *Off* durant el dia. Aquesta optimització també minimitza el temps *On* amb discinèsia problemàtica. Pot ser necessària una optimització addicional un cop que els subjectes abandonaran l'hospital, i el seu nivell d'activitat i altres factors canviïn amb el temps.

Fase de tractament permanent

Si el resultat de la fase de prova és satisfactori es resol d'indicar el **tractament definitiu**. Per a l'administració a llarg termini, el GILC s'ha d'administrar per mitjà de la bomba portàtil directament a l'intestí prim proximal, just sota el lligament de Treitz, mitjançant una sonda jejunal permanent introduïda per gastrostomia endoscòpica percutània (GEP-J).

Atès que la GEP és un procediment endoscòpic d'alt risc pel que fa a hemorràgia, cal revisar el tractament antiagregant i anticoagulant del pacient. Si el pacient rep heparina de baix pes molecular, s'haurà de suspendre almenys 8 hores abans del procediment. La reinstauració d'aquest tractament ha de ser individualitzada. Pel que fa a altres tractaments antiagregants plaquetaris i anticoagulants orals, abans del procediment caldrà retirar-los o modificar-ne les dosis abans de la cirurgia de forma individualitzada.

Es retira així el sondatge nasoduodenal i es realitza aleshores una gastrostomia endoscòpica percutània (GEP) (amb participació de facultatius digestòlegs endoscopistes i infermeres del servei d'endoscòpia digestiva i anestesistes seguint protocol clínic de l'Hospital Vall d'Hebron "Duodopa. Tractament de malaltia de Parkinson avançada amb bomba d'infusió intraduodenal de levodopa" (De Fabregues, Hernandez-Vara et al. 2012) i protocols d'endoscòpia i protocol C.8.5 i B.4.3 (protocol Vall Hebron).

Durant la fase de prova i també amb l'establiment del tractament definitiu es realitza l'educació del pacient i cuidador sobre el maneig de la bomba, la càrrega de la medicació i el manteniment dels sondatges.

5.8.3 Seguiment del tractament

Fase de Tractament en seguiment ambulatori

Un cop el pacient està recuperat del procediment se'l dóna d'alta hospitalària i és seguit de nou a les consultes externes de Neurologia i de Suport Nutricional, d'una forma periòdica i atenent-lo de forma urgent si s'escau. El pacient només acut al gastroenteròleg a sol·licitud del neuròleg o del nutricionista, en cas de que apareguin problemes en les sondes o de la gastrostomia específics i eventualment, i al cap de 12-24 mesos de l'inici del tractament, per a recanvi de l'equip de gastrostomia i sondatge intern per evitar que el seu deterior progressiu no ocasioni un problema en el tractament.

El GILC s'administra en el període de vigília del malalt, normalment 16 hores, administrant una dosi el matí, seguida d'una perfusió continua cada hora, i en cas necessari dosis extres intermitents. Les dosis extres es programen normalment per a no ser administrades en intervals inferiors a dues hores, permetent un màxim de vuit dosis extres en el curs d'un període de tractament de 16 hores.

Pot succeir que el sistema administrador de GILC - Duodopa® falli, es recorrerà aleshores a una teràpia oral substitutiva de rescat. Per estar previnguts davant aquesta eventualitat, es registra de forma rutinària les dosis de Duodopa® (matutina, contínua i extra) que reben. En cas de fallada de la bomba i / o del sistema, s'administra levodopa oral de forma individualitzada en cada cas segons el pacient i la dosi equivalent de levodopa. Una opció serà fer el canvi a Sinemet® retard (200 mg de levodopa), cada 3-4 hores en funció de les necessitats fins a igualar la dosi equivalent. En funció de la situació del pacient poden modificar-se els horaris i la dosi fins a aconseguir la resposta adequada. Un cop resolta l'eventualitat es retorna a les dosis de GILC- Duodopa ® anteriors.

Una vegada que el pacient és donat d'alta i aquest serà seguit de forma ambulatòria, la freqüència del seguiment variarà segons cada cas i dependrà fonamentalment de la resposta a la medicació i la tolerància i / o els efectes secundaris. Normalment es valora com a mínim al pacient a les 48 hores de l'alta, a la setmana, als 15 dies, al mes i després cada diversos mesos. És possible que al principi requereixi visites amb més freqüència i que a llarg termini, un cop estabilitzat, es perllonguin en el temps. En pacients estables amb bona resposta al tractament es faran revisions cada 3-4 mesos. Davant de qualsevol situació urgent el pacient ha d'acudir a Urgències o contactar amb l'equip de Neurologia i Suport Nutricional expert en el tractament amb GILC. En cas d'una complicació no urgent (sense dades de gravetat), l'ideal és que hi hagi disponibilitat de contacte perquè acudeixi a la consulta de neurologia més aviat possible.

A les consultes es revisa :

- Avaluació del temps diari en *On*, en *Off* i amb discinèsies incapacitants. Provisió al pacient un diari perquè l'ompli al seu domicili (Hauser, Friedlander et al. 2000). Ajustaments de dosi en funció del diari.
- Exploració motora del pacient en *On* (rebent la infusió) (UPDRS-III sobretot i també la UPDRS-I, II i IV.
- Estadiatge motor (Hoehn i Yahr)
- Exploració neurològica completa i / o general en funció dels símptomes que refereixi el pacient (p. ex., si refereix parestèsies o debilitat en extremitats inferiors, cal descartar dades clíniques i / o exploratoris de polineuropatia, entre d'altres complicacions).
- Revisió de les dosis ajustaments en funció de la resposta del pacient, el grau de satisfacció, la tolerància i els efectes secundaris. S'interroga sobre el temps que triga a respondre a la dosi matutina (necessitat de pujar dosi si triga a respondre), dosis extres que necessita (necessitat de pujar dosi continua si necessita moltes dosis extres -5 o més al dia-) i temps que triga a respondre a les mateixes (necessitat de pujar dosi extra si nota manca de resposta o triga molt a respondre) així com el nombre d'hores que posa la bomba. Fem els ajustos de dosi graduals i canviant en quantitats baixes i sempre tenint en compte les equivalències (de 0,3 a 0,5 mL en continua, de 0,5 a 1 mL en matutina o extres). Hi ha pacients que poden estar rebent infusió durant 24 hores (Nyholm, Jansson et al 2005). En aquests casos és important vigilar els efectes secundaris perquè poden, habitualment, estar rebent dosis elevades (més d'un cartutx, és dir, més de 2.000 mg equivalents de levodopa al dia).
- Revisió dels efectes secundaris o símptomes que obliguin a baixar la dosi (marejos, somnolència, símptomes psicòtics, discinèsies incapacitants, pèrdua de pes, etc.).
- Control periòdic del pes i educació al pacient perquè ho controli ell mateix. En cas de pèrdua significativa de pes, revisió per Suport Nutricional per valoració de la necessitat de suplements dietètics.
- Revisió de l'estoma (descartar infecció, granulomes, etc.).

- Revisió del sistema, comprovant el correcte funcionament del mateix. Podem fer rentats si cal. Caldrà canviar les peces periòdicament, depenent del temps, cura, etc. Seria recomanable recanviar les peces del sistema AbbVie-PEG cada 6-8 mesos i la sonda interna cada 12-18 mesos. Per a la sonda externa i la GEP solem esperar de 12 a 24 mesos. En qualsevol cas, si no hi ha complicacions i la resposta és bona, en general, solem esperar entre 18 mesos a 2 anys per al recanvi complet del sistema.
- Realització de controls analítics incloent nivells sèrics de vitamina B12 i folat periòdicament. Si cal, tractar amb suplements orals (Santos-García, de la Fuente-Fernández et al. 2012c) del dèficit de vitamina B12 i el desenvolupament de polineuropatia si escau.
- Avaluació mitjançant les escales dels canvis objectius experimentats pel pacient i el cuidador, específiques que es van passar prèviament a la situació basal segons el subestudi que es participi.

5.8.4 Finalització del tractament

Fase de finalització de tractament

Cada pacient a qui se li instaura el tractament amb GILC és controlat mèdicament de forma rutinària, fins a la finalització del tractament. El tractament finalitza en el cas de retirada del qual per algun motiu o bé per defunció del pacient. En finalitzar es recull aleshores la bomba d'infusió, es dóna de baixa el pacient de la recepta de farmàcia hospitalària, i es recull tota la informació dels motius de la finalització del tractament.

5.8.5 Avaluacions clíniques del tractament

Els pacients s'avaluen abans d'iniciar GILC en visita basal, per avaluar el seu estat previ i després del tractament amb GILC al començament, tres i sis mesos després del procediment i des de llavors, cada 6 mesos seguits fins a 116 mesos (9 anys i 6 mesos).

A cada visita es registren les dades clíniques i la informació sobre la perfusió diària i la dosi de tractament oral. Per recollir les dades clíniques s'utilitza una entrevista semi estructurada que explora la presència (si o no) i la gravetat (lleu, moderada o greu) dels diferents elements.

Es registra la informació sobre aspectes motors, principalment sobre les fluctuacions motores (registrant hores / dia en *Off*; *wearing-off*, *On* diferit, manca d'*On*, *Off* impredictible, acinèsia nocturna i matutina amb diaris de pacient), sobre les discinèsies (avaluant la presència, el tipus, la durada (hores / dia que passen amb ells), la gravetat (utilitzant l'element 33 de UPDRS-IV) i el moment d'aparició (estat en *On*, *Off* o de transició).

També es registren altres aspectes motors com la mobilitat, rigidesa, tremolor i marxa (amb l'escala UPDRS). Les dades clíniques inclouen també els resultats de l'avaluació de la UPDRS part I-IV (part motora III es realitza en estat *On* i *Off*) (Fahn, Elton et al. 1987; Movement Disorder Society Task Force on Rating Scales for Parkinson's disease 2003), i l'Escala d'Activitats de la Vida Diària de Schwab i England (Schwab i England 1969), tant en estat *On* com *Off* i l'estadi motor de la malaltia de Hoehn i Yahr (Hoehn i Yahr 1967).

Així mateix es registra, en els cursos clínics, aspectes no motors (símptomes disautonòmics, com ara la hiperhidrosi i palpitacions, símptomes de sensibilitat, com el dolor i la parestèsia, i tots els altres símptomes no motors observats). La presència i la gravetat dels símptomes no motors es registra distingint-ne els símptomes neuropsiquiàtrics (presència i gravetat de la depressió, deteriorament cognitiu, demència, al·lucinacions / psicosi, trastorn de control d'impulsos, símptomes de disregulació dopaminèrgica). S'empren el Mini-Mental State Examination (MMSE) i la UPDRS part I, per a valorar la funció cognitiva a l'inici, als tres, sis i dotze mesos. Es recullen també els trastorns conductuals previs i el desenvolupament de nous trastorns durant el seguiment amb el tractament amb GILC. Així com, els trastorns del son (presència i gravetat de l'insomni, la somnolència diürna excessiva, malsons i comportaments nocturns), els símptomes disautonòmics (presència i la gravetat de la urgència / incontinència, restrenyiment, hipotensió ortostàtica), i d'altres (presència i severitat del dolor, la fatiga i la síndrome de cames inquietes).

Finalment la informació sobre la seguretat, es recopila amb el registre d'incidència, moment i gravetat de les complicacions i EA així com de les solucions trobades al respecte i les mesures adoptades per al seu maneig. Així mateix, es registren els motius de suspensió i del tractament.

Així doncs, es recull informació prèvia a l'inici del tractament amb GILC i prospectivament al mes, 3, 6 i 12 mesos, i posteriorment cada sis mesos, pel que fa a la progressió de la malaltia i la resposta al tractament previ. Es mesura la intensitat de la malaltia mitjançant l'escala UPDRS, consensuada i validada internacionalment, així com de l'estadi de la malaltia i de la incapacitat funcional que genera (escales de Hohen-Yahr i Schwab-England). Es mesura l'alteració cognitiva mitjançant el MMES (Folstein, Folstein et al. 1975) .

5.8.6 Esdeveniments adversos

Finalment la informació sobre la seguretat, es recopila amb el registre d'incidència, moment i gravetat dels EA i complicacions, així com de les solucions trobades al respecte i les mesures adoptades per al seu maneig.

S'inspecciona periòdicament el lloc d'inserció de la sonda, i l'estoma, i es torna a col·locar la sonda en la seva posició original segons sigui necessari. Es documenten les complicacions del dispositiu d'infusió (sonda torçada, segada o desplaçada, problemes amb el connector de la sonda i problemes tècnics de la bomba) relacionades amb la sonda interior, el tub exterior i la bomba. Es registren els problemes sobre la qualitat del producte relacionades amb els dispositius i cartutxos. Així com canvis rellevants en exploració física, aparició de melanomes, constants vitals, analítica, ECG i medicació concomitant. Es recull també els motius de finalització del tractament.

5.8.7 Subestudi no-motor de Cognició i Conducta

Un subgrup de pacients tractats amb GILC va ser avaluat amb una bateria de tests neurocognitius. Recollint de forma prospectiva dades clíniques referents a l'estat cognitiu i conductual de pacients amb MP avançada tractats amb la combinació levodopa (20 mg / mL) i carbidopa (5 mg / mL) administrats mitjançant bomba d'infusió contínua per gastrostomia endoscòpica percutània.

Es tracta de pacients amb MP avançada que no responen al tractament convencional i que se'ls ha indicat el tractament amb GILC, combinació levodopa / carbidopa en forma de gel viscós administrat amb l'implantació d'un sistema d'administració per sondes gastrojejunals mitjançant una bomba d'infusió contínua per gastrostomia endoscòpica percutània.

Els criteris per a l'avaluació neuropsicològica han estat:

- L'especialista que administra les proves serà sempre el mateix.
- Es realitzarà sempre quan el pacient es trobi en fase *On*.
- Pacients amb escolarització mínima de 2-6 anys (llegir i escriure).
- Es realitzaran 2 exploracions. Una prèvia a la intervenció i una altra als tres o sis mesos d'aquesta.

Per triar les proves que hem utilitzat en el nostre estudi, hem seguit els següents criteris:

1. Proves que avaluessin àrees cognitives que s'ha informat en la literatura que estaven afectades en la MP. (Taylor, Saint-Cyr et al. 1986; Gotham, Brown et al. 1988; Brown i Marsden 1990).

2. Proves amb paràmetres psicomètrics ben coneguts, tant en la versió original com en l'espanyola.

3. Proves que poden utilitzar-se en diferents tipus de poblacions (clínica neurològica, clínica psiquiàtrica, cribratge i altres).

4. Proves aptes per a una població amb nivell cultural i educatiu baix.

5. Proves breus (de 45 minuts a 1 hora).

5.8.8 Subestudi no-motor del Son

Un subgrup de pacients tractats amb GILC va ser avaluat amb polisomnografia i una bateria de tests per a conèixer la qualitat del son. Recollint de forma prospectiva dades clíniques referents a la qualitat de son de pacients amb MP avançada tractats amb la combinació levodopa (20 mg / mL) i carbidopa (5 mg / mL) administrats mitjançant bomba d'infusió contínua per gastrostomia endoscòpica percutània. Donat que la "qualitat del son" és un fenomen complex, difícil de definir i difícil de mesurar en rigor universal - per integrar aspectes objectius quantitatius (duració del son, latència del son, nombre de despertars) i aspectes subjectius de la son (profunditat, reparabilitat)-; hem sel·leccionat una bateria de tests i la pràctica d'estudis polisomnogràfics. Es tracta de pacients amb MP avançada que no responen a tractament convencional a qui se'ls ha indicat el tractament amb GILC, combinació levodopa / carbidopa en forma de gel viscós administrat amb l'implantació d'un sistema d'administració per sondes gastrojejunals mitjançant una bomba d'infusió contínua per gastrostomia endoscòpica percutània.

Els malalts acudeixen a dormir a la Unitat de son en les mateixes condicions. El primer cop, amb el seu tractament antiparkinsonià convencional, previ a iniciar la fase de prova de tractament nasoduodenal amb GILC, la nit prèvia de l'ingrès. Un segon cop al cap d'entre tres i sis mesos de seguir en tractament amb permanent amb GILC.

El mateix especialista de la Unitat de son passa les escales a avaluar, en pacient en estat *On* abans d'iniciar el son. Seguidament inicien l'estudi polisomnogràfic.

5.8.9 Subestudi de la Qualitat Vida i la Càrrega del Cuidador

Un subgrup de pacients tractats amb GILC va ser avaluat amb tests d'estat de salut, qualitat de vida i càrrega del cuidador. Recollint de forma prospectiva dades clíniques referents a l'estat de salut, qualitat de vida i càrrega del cuidador dels pacients amb MP avançada tractats amb la combinació levodopa

(20 mg / ml) i carbidopa (5 mg / ml) administrats mitjançant bomba d'infusió contínua per gastrostomia endoscòpica percutània. Es tracta de pacients amb MP avançada que no responen a tractament convencional a qui se'ls ha indicat el tractament amb GILC, combinació levodopa / carbidopa en forma de gel viscós administrat amb l'implantació d'un sistema d'administració per sondes gastrojejunals mitjançant una bomba d'infusió contínua per gastrostomia endoscòpica percutània i dels seus cuidadors o assistents.

Se'ls passen diverses escales de qualitat de vida com el Qüestionari sobre la malaltia de Parkinson (PDQ-39) (Jenkinson C, Fitzpatrick R, et al. 1997; Peto, Jenkinson et al. 1995), l'EuroQol-5D (EuroQoL Group 1990) i com a indicador general de la progressió de la malaltia i la resposta al tractament amb el temps, tant l'investigador i els pacients van realitzar la Escala d'Impressió Clínica Global (CGI) (Busner i Targum 2007). Al cuidador principal o assistent del pacient se li passa el qüestionari Zarit (inventari de sobrecàrrega de Zarit, ZBI) per avaluar el nivell de càrrega experimentada abans d'iniciar el tractament amb GILC i posteriorment.

5.9 Variables de l'estudi

5.9.1 Variable principal

Canvis en les complicacions motores: tipus fluctuacions motores, avaluats mitjançant el següent període:

- Període d'acinèsia (**Temps en *Off***): definit com la mitjana diària del temps *Off*, mesurat en hores, en funció d'un diari (Parkinson's Disease Diary ©) (Hauser, Friedlander et al. 2000) domiciliari reomplert pel propi pacient o cuidador en 3 dies consecutius.

5.9.2 Variables secundàries

5.9.2.1 Variables demogràfiques

- Edat. Any de naixement
- Sexe: Masculí / Femení

5.9.2.2 Variables clíniques

- Data de diagnòstic de la MP
- Fenotip.
- Símptomes motors.
- Símptomes no motors.

5.9.2.3 Variables d'eficàcia

- Canvis en les complicacions motores: tipus discinèsies, avaluats mitjançant:
- El període amb discinèsia: definit com el percentatge de temps al dia amb discinèsies (pregunta 32 part IV UPDRS).
- La gravetat de les discinèsies: definida com el grau d'incapacitat causada per les discinèsies que li suposa al subjecte (pregunta 33 part IV UPDRS).
- UPDRS parts I, II, III y IV (Fahn, Elton et al. 1987; Movement Disorder Society Task Force on Rating Scales for Parkinson's disease 2003).
- Escala d'Activitats de la Vida Diària de Schwab i England (Schwab i England 1969)
- Escala de Hohen i Yahr (Hoehn i Yahr 1967)
- Mini-Mental State Examination (MMSE) (Folstein, Folstein et al. 1975)

5.9.2.4 Variables de seguretat

- Avaluacions generals: exploració física, pes, constants vitals. Anàlisis clíniques. Electrocardiograma. Medicaments concomitants.
- EA i complicacions associades al dispositiu d'infusió, al procediment intervencionista i al tractament amb GILC.
- Solucions trobades i les mesures adoptades pel maneig dels EA i complicacions.
- Causes de retirada del tractament

5.9.3 Variables principals dels subestudis

5.9.3.1 Subestudi no-motor de Cognició i Conducta

Bateria de proves neuropsicològiques :

per a funcions atencionals:

- Dígits WAIS III (directes).
- STROOP (làmina 3).

per a funcions executives:

- Dígits WAIS III (inversos).
- STROOP (làmines 1, 2)
- FAS Word Fluency. Test de fluència verbal fonètica COWAT (Controlled oral word association test-COWA).
- Test de fluència verbal semàntica.

per a funcions visuoconstructives, visuoespacials i visuoperceptives:

- Test del rellotge
- Lectura de rellotges.
- Test de Figures superposades de Luria

per a memòria i aprenentatge:

- Rey's Auditory-Verbal Learning Test (RAVLT). Test d'aprenentatge àudio-verbal de Rey

per al llenguatge:

- Test de denominació visuo-verbal de Boston (BNT),

per a funcions motores:

- Seqüències motores de Luria.

per a l'estat d'ànim:

- Inventari de Depressió de Beck (BDI).

per a la conducta:

- Inventari Neuropsiquiàtric (NPI).(Cummings et al. 1994). Exploració de símptomes psíquics i conductuals.

5.9.3.2 Subestudi no-motor del Son

- Polisomnografia nocturna (PSG).

Bateria de tests d'avaluació de la qualitat de son:

- Escala de Epworth.
- Escala de fatiga.
- El qüestionari de qualitat de son de Pittsburg.
- Escala de depressió de Beck.
- Escala d'ansietat de Hamilton.

5.9.3.3 Subestudi de la Qualitat de Vida i la Càrrega del Cuidador

- El qüestionari de qualitat de vida qüestionari de la malaltia de Parkinson de 39 ítems (PDQ-39) versió espanyola.
- Els qüestionaris de salut, EQ-5D i EQ-VAS versió espanyola.
- L'escala d'impressió clínica global, CGI
- El qüestionari sobre la càrrega del / la cuidador / a, Zarit Burden Index versió espanyola.

5.10 Descripció de les Avaluacions i Dades recollides

5.10.1 Descripció de les avaluacions d'eficàcia

Temps Off

Mitjana diària del temps *Off,* mesurat en hores, en funció d'un diari (*Parkinson's Disease Diary* ©) (Hauser, Friedlander et al. 2000) domiciliari reomplert pel propi pacient o cuidador que avalua l'estat motriu al llarg del dia a diversos intervals en 3 dies consecutius.

La part central del Parkinson's Disease Diary © és l'eina que utilitzarà el subjecte per a registrar els símptomes motors de la malaltia. El subjecte o el seu cuidador han d'indicar en el Parkinson Disease Diary © si el subjecte ha estat "On", "Off" o "ADORMIT", i la intensitat de les discinèsies (problemàtiques o no problemàtiques). Es demanarà als subjectes que els dies de registre en el *Parkinson's Disease Diary* © realitzin una anotació quan es despertin i cada 30 minuts durant el període de vigília habitual. Al *Parkinson 's Disease Diary* © el subjecte haurà d'anotar durant els 3 dies consecutius anteriors a cadascuna de les següents visites de seguiment.

Durant el període de selecció, el subjecte i el seu cuidador, si escau, rebran formació sobre el diari, que inclou formació per a comprendre la simptomatologia de la MP i sobre la forma d'emplenar el *Parkinson's Disease Diary* ©.

Discinèsies

Proporció del dia, en percentatge, amb discinèsies. Responent la qüestió 32 de la UPDRS part IV que categoritza en 5 possibles percentatges: 0%, 1-25%, 26-50%, 51-75%, 76-100%. Entenent que el major percentatge indica més temps del dia en aquest període.

Gravetat de les discinèsies mesurada amb el grau d'incapacitat causat per les mateixes. Responent la qüestió 33 de la UPDRS part IV que categoritza en 0: no són incapacitants, 1: lleugerament incapacitants, 2: moderadament incapacitants, 3: greument incapacitants i 4: produeixen incapacitat total.

The Unified Parkinson 's Disease Rating Scale

L'Escala de qualificació unificada de la MP (UPDRS) (Fahn, Elton et al. 1987; Martinez-Martin, Gil-Nagel et al. 1994; Movement Disorder Society Task Force on Rating Scales for Parkinson's disease. 2003) és una eina de valoració utilitzada per a seguir l'evolució longitudinal de la MP. Cada subjecte serà avaluat pel mateix examinador durant tota la seva participació en l'estudi i les avaluacions de la UPDRS les realitzaran persones qualificades amb experiència clínica al respecte i amb certificació en l'ús de la UPDRS.

La UPDRS consta dels següents apartats:

- Part I: Estat mental, conducta i estat d'ànim
- Part II: Activitats de la vida quotidiana diària

- Part III: Exploració motora
- Part IV: Complicacions del tractament (incloses les discinèsies)
- Part V: Estadis modificats de Hoehn i Yahr, i Escala d'activitats de la vida quotidiana diària de Schwab i England

En alguns apartats cal assignar diversos graus a cada extremitat. La puntuació total de la UPDRS va de 0 a 199, on 199 representa la pitjor discapacitat (total) i 0, l'absència de discapacitat. La puntuació màxima i pitjor de la part I és 16, de la part II 52, de la part III 108 i de la part IV 23.

L'examinador neuròleg avalua i puntua els apartats per mitjà d'una entrevista i d'una exploració física dirigides. Es valoraran les parts I a IV de l'escala unificada de valoració de la malaltia de Parkinson (UPDRS) entre 1 i 4 hores després de la dosi matutina del fàrmac de l'estudi o del tractament oral (a l'inici de l'estudi), i la part II i III tant en estat *On* com en *Off*. Per a l'avaluació de l'UPDRS part II i III en el període *Off* en el tractament GILC s'indicarà l'estadi en el pitjor *Off*.

S'utilitzarà per a valorar l'estat motor principalment la part III de la UPDRS (símptomes motors). Les preguntes 32 i 33 de la part IV permetran valorar les discinèsies, i l'apartat I símptomes no motors com l'estat mental, conductual i d'ànim.

Schwab & England Activities of Daily Living Scale

La Schwab & England Activities of Daily Living Scale (ADLS) dóna informació sobre el grau d'autonomia del pacient en el seu dia a dia (Schwab i England 1969). Veure apartat 1.3.1.1.

Hoehn & Yahr stages

L'estadi de la MP de Hoehn i Yahr (Hoehn i Yahr 1967) informa de l'estadi motor de la malaltia. Veure apartat 1.3.1.1.

Els estadis Hoehn & Yahr es classifiquen entre l'estadi 1 i l'estadi 5. Aquesta variable es mesura en els períodes de temps en *On* i *Off* i es recull en l'avaluació. Per a l'avaluació de l'estadi Hoehn i Yahr en el període *Off* en el tractament GILC s'indicarà l'estadi en el pitjor *Off*.

Mini Mental State Examination

El Mini Mental State Examination (MMSE) és una eina quantitativa breu que mesura l'estat cognitiu en adults. S'utilitzarà en la visita de selecció per detectar deficiències cognitives i determinar l'elegibilitat del subjecte per a l'estudi. És un dels instruments clínics més utilitzats per avaluar ràpidament les deficiències cognitives. Els subjectes han de tenir una puntuació mínima de 24 en el MMSE en el període de selecció. (Folstein, Folstein et al 1975; Lobo, Ezquerra et al. 1979).

5.10.2 Descripció de les avaluacions de seguretat

Per poder avaluar la seguretat i tolerabilitat de GILC, es recollirà qualsevol reacció adversa i EA que hagi tingut lloc durant l'administració de GILC. Es recollirà informació sobre el tipus de reacció adversa i EA, data d'inici i fi (si n'hi ha), intensitat, relació, acció realitzada i desenllaç.
Així com dades dades d'avaluacions generals i es recollirà l'ús de medicaments concomitants.

Avaluacions generals

Exploració física, inclòs el pes, les constants vitals: pressió sistòlica / diastòlica, pols i temperatura, incloses les constants vitals ortostàtiques (en decúbit supí i de peu després de 2 minuts). es registraran les troballes rellevants.

Anàlisis clíniques amb bioquímica (sodi [Na], potassi [K], clor [Cl], nitrogen ureic en sang [BUN], bicarbonat, creatinina [Cr], creatina cinasa [CK], glucosa, gamma-glutamiltransferasa [GGT], calci [Ca], aspartat transaminasa [AST], alanina transaminasa [ALT], fosfatasa alcalina [ALP], bilirubina total, lactat deshidrogenasa [LDH], proteïnes totals, àcid úric, colesterol total i triglicèrids), hematologia (recompte complet [CBC] i fórmula leucocitària, hematies [HEM], recompte de plaquetes, volum eritrocític mig [MCV], hemoglobina eritrocítica mitjana [MCH] i concentració eritrocítica mitjana d'hemoglobina [MCHC]) i anàlisi d'orina (tira reactiva). Els estudis de funcionament de la glàndula tiroide (amb TSH i T4 lliure en sèrum) només es duran a terme per a la selecció, i es realitzaran proves d'embaràs (β-HCG en sèrum) a les dones en edat fèrtil en la visita de selecció i aproximadament 12 setmanes després. També es portaran a terme anàlisis d'àcid fòlic, vitamina B6, vitamina B12, àcid metilmalònic (MMA) i concentracions d'homocisteïna en la visita de selecció i posteriorment. es registraran les troballes rellevants.

Electrocardiograma de 12 derivacions en repòs.

Ús de medicaments concomitants.

Esdeveniments adversos i complicacions associades al dispositiu d'infusió, al procediment intervencionista i al tractament amb GILC.

Definició d'esdeveniment advers (EA): Qualsevol experiència mèdica indesitjable, símptoma, signe, síndrome o malaltia, que aparegui en un pacient o un subjecte participant de l'estudi en el curs d'una investigació clínica i al qual se li hagi administrat un producte farmacèutic. Pot ser de nova aparició o agreujament d'una condició prèvia, sense que hi hagi necessàriament una relació causal amb el tractament. Per tant, un EA pot ser qualsevol signe (inclòs una troballa de laboratori anormal, per exemple), símptoma (inclòs un EA derivat del consum abusiu del fàrmac, un EA ocasionat per l'abstinència del fàrmac i qualsevol error de l'efecte farmacològic esperat) o malaltia, desfavorables i no intencionats, associats temporalment l'ús d'un medicament o dispositiu, independentment de la seva possible relació amb aquests.

Els EA es classifiquen segons intensitat en:

- Lleu: l'esdeveniment és ben tolerat pel pacient, li causa una molèstia mínima i no li interfereix en les seves activitats de vida diàries.
- Moderat: l'esdeveniment és suficientment molest per interferir-li en les activitats diàries habituals del pacient.
- Greu: l'esdeveniment impedeix les activitats diàries del pacient (en causa la mort, amenaça la vida, requereix hospitalització, provoca discapacitat persistent o significativa, causa un defecte de naixement)

Si un EA compleix qualsevol dels següents criteris, es considera un esdeveniment advers greu (EAG):

-Causi la mort: Un esdeveniment que provoca la mort del subjecte.

-Amenaci la vida: Definit com un esdeveniment en el qual el pacient o subjecte estigués en risc de mort en el moment del succés, no referint-se a un esdeveniment que hipotèticament podria haver causat la mort d'haver estat més greu.

-Requereixi hospitalització: Un esdeveniment que resulta en un ingrés en un hospital per molt temps. No inclou una visita a urgències o l'admissió en un centre ambulatori.

- Perllongui l'hospitalització: Un esdeveniment que ocorre quan el subjecte es troba hospitalitzat i perllonga la seva estada

- Suposi incapacitat / discapacitat persistent o significativa: Un esdeveniment que interfereix substancialment amb les activitats de la vida diària del subjecte. La discapacitat no inclou malalties mèdiques relativament menors com, mal de cap, nàusees, vòmits, diarrea, grip i traumatismes accidentals (per exemple un esquinç de turmell).

- Sigui una anomalia congènita / defecte de naixement: Una anomalia detectada durant o després del naixement, o qualsevol anomalia que provoca un pèrdua del fetus.

- Constitueixi un esdeveniment mèdic important: Un esdeveniment(s) mèdic(s) que encara que de forma immediata no pogués resultar amenaçadora per a la vida o tenir com a conseqüència la mort del pacient o la seva hospitalització; però que basat en un judici mèdic o científic apropiat, sí pogués comprometre el pacient o subjecte o pogués requerir intervenció (per ex. mèdica, quirúrgica) per prevenir una conseqüència greu, tal com ha estat definida anteriorment. Exemples d'esdeveniments mèdics importants inclourien, sense limitar-se a, tractament intensiu de broncospasme al·lèrgic tant a urgències com a casa, així com discràsies sanguínies o convulsions que no requereixin hospitalització.

- Avortament espontani: Avortament involuntari experimentat pel subjecte o pacient.

- Avortament voluntari: Avortament decidit pel subjecte o pacient

Els EA es classifiquen segons la relació causal amb l'objecte de l'estudi en:

- Definitivament no relacionat - No relacionat: no hi ha cap possibilitat raonable que l'administració del sistema terapèutic hagi causat l'EA.
- Improbablement relacionat - relació poc probable: suggereix que només hi ha una connexió remota entre el sistema terapèutic i l'esdeveniment. Hi ha altres processos, com ara malaltia concomitant, progressió o expressió de la malaltia, o reacció a un medicament concomitant que semblen explicar l'EA.
- Possiblement relacionat - relació possible: indica que es desconeix l'associació entre l'EA i el sistema terapèutic; però, no hi ha altres processos que expliquin raonablement l'esdeveniment, independentment de si l'EA pogués o no estar relacionat amb una afecció associada o un altre tractament concomitant. Hi ha una raonable seqüència temporal després de l'administració del fàrmac en estudi, i en què una altra etiologia seria igual o menys probable comparada amb la relació potencial que s'estableix amb el fàrmac en estudi.
- Probablement relacionat - relació probable: : indica que hi ha una seqüència temporal raonable entre l'EA i el sistema terapèutic i, segons el judici clínic de l'investigador, és probable que hi hagi una relació causal entre el sistema terapèutic i l'EA. A més no hi ha altres processos (malaltia concurrent, progressió o expressió de l'estat de la malaltia o reaccions als medicaments concomitants) que expliquin l'EA.
- Definitivament relacionat - relacionat: aquesta designació es reserva a aquells esdeveniments en els que no hi ha cap incertesa amb la seva relació amb la teràpia en estudi.

El resultat de l'EA es classifica segons les definicions següents:

- Recuperat / resolt: l'esdeveniment s'ha resolt (el subjecte ja no presenta símptomes i no està rebent tractament).
- Recuperat / resolt amb seqüeles: l'esdeveniment s'ha resolt, però poden quedar efectes residuals (com una cicatriu després d'un tall o abrasió).
- Mortal: el subjecte va morir com a resultat de l'esdeveniment. Aquest codi només s'ha d'utilitzar per l'esdeveniment que va causar la mort, no per als altres esdeveniments presents quan es va produir la mort del subjecte.

- Desconegut: només es pot utilitzar en cas que no es disposi de dades del seguiment del subjecte i no es puguin obtenir dades fiables.

Els EA possible, probable o definitivament relacionats de l'estudi es recolliran segons tinguin relació amb el:

- Procediment intervencionista de la GEP i la gastrostomia: complicacions del procediment, complicacions a llarg termini de la GEP, trastorns gastrointestinals associats.
- Dispositiu d'infusió (bomba (CADD-Legacy de Duodopa® (CE 0473), sondatges, connectors): mal funcionament, fugues, ruptura de material, sécs i migracions dels sondatges, trastorns gastrointestinals associats, infeccions i ulceracions relacionades amb el sistema de sonda.
- Tractament GILC pròpiament: inclosos l'aparició d'atacs de son, conductes impulsives, exploració per a detectar l'aparició de melanoma, símptomes suggestius de polineuropatia sensitius o motors, diagnòstic de polineuropatia axonal, desmielinitzant o mixta, pèrdua de pes.

Solucions trobades i mesures adoptades pel maneig dels esdeveniments adversos i complicacions.

Es farà el seguiment dels EA, d'acord amb la bona pràctica mèdica, fins que es resolguin o es consideri que ja no tenen rellevància clínica, o bé, en el cas dels processos crònics, fins que estiguin totalment caracteritzats. Es recolliran tots els resultats del seguiment.

Causes de retirada

Es recollirà les causes de retirada del tractament vinculades a un esdeveniment causant sempre que sigui possible.

5.10.3 Altres dades

S'obtindran dades demogràfiques (inicials del subjecte, sexe, data de naixement, origen ètnic i raça) de tots els subjectes en la visita de selecció. S'obtindran els antecedents mèdics. Es registraran tots els esdeveniments clínics, diagnòstics, afeccions o cirurgies que hagin tingut lloc abans de la visita d'inici de l'estudi. Es documentarà els antecedents terapèutics de cada subjecte previs al tractament. També es registrarà tota la medicació concomitant utilitzada durant el tractament amb GILC.

Es registrarà

- Data de diagnòstic de la MP
- Fenotip. Distribuït en quatre categories: Tremòric, Rígid-acinètic, Mixt i Trastorn postural i de la marxa. Considerant Tremòric quan el tremolor és el més significatiu i incapacitant, amb escassa rigidesa; Rígid-acinètic quan no hi ha tremolor o és mínim; Mixt quan hi ha ambdues manifestacions clíniques, i Trastorn postural i de la marxa quan el parkinsonisme afecta sobretot les extremitats inferiors amb desequilibri.
- Símptomes motors: es recolliran a la història clínica la presència i la gravetat dels símptomes motors següents obtinguts en entrevista estructurada:
    - Tremolor: el tremolor és un moviment rítmic i oscil·latori que es produeix per la contracció alternant o síncrona dels músculs antagonistes.
    - Distonia: la distonia és un trastorn del moviment que causa contraccions involuntàries dels músculs. Aquestes contraccions resulten en torsions i moviments espasmòdics. Algunes vegades són doloroses.
    - Trastorns de la marxa (*freezing*): el *freezing* (congelació) és un trastorn de la marxa incapacitant en què el pacient té dificultat per iniciar la marxa.
    - Caigudes: poden produir caigudes resultat d'un difícil control de l'equilibri.
    - Hipofonia: Debilitat anormal en el volum o timbre de la veu a causa d'una manca de coordinació dels músculs de la parla.
    - Disfàgia: dificultat en la deglució dels aliments.

- Símptomes no motors: es recolliran a la història clínica obtenint-se en entrevista estructurada l'existència i la gravetat de símptomes no motors de:
    - Problemes d'atenció, cognitius i de memòria (dificultat de mantenir la concentració, oblits).
    - Problemes perceptius, al·lucinacions (diplopia alteració visual, veure coses inexistents, creure coses irreals).
    - Problemes de control d'impulsos amb conductes impulsives i compulsives (hipersexualitat, ludopatia, disregulació dopaminèrgica)
    - Estat d'ànim i apatia (ansietat, depressió, apatia).
    - Son i fatiga (insomni, hipersomnia, atacs de son, fatiga en el desenvolupament de les activitats diàries).
    - Sistema cardiovascular (ortostatisme, inestabilitat, síncops).
    - Tracte gastrointestinal (sialorrea, disfagia, restrenyiment).
    - Tracte genito urinari (incontinència, nictúria, alteracions de la funció sexual).
    - Altres: dolor, disgeusia, pèrdua olfacte, hipersudoració, trastorn control d'impulsos.

5.10.4 Descripció de les avaluacions del subestudi de Cognició i Conducta

La bateria de proves neuropsicològiques utilitzada és la següent:

Funcions atencionals:

Dígits WAIS III (directes). *Wechsler Adult Intelligence Scale-Third Edition,* Escala d'intel·ligència de Wechsler per a adults (Wechsler,TEA 1999), (Wechsler 1981; Wechsler 1987) de capacitat atencional àudio-verbal.

L'examinador llegeix en veu alta una sèrie de nombres i el subjecte els ha de repetir en el mateix ordre. La prova finalitza quan el subjecte falla dos ítems de la mateixa sèrie. Aquesta prova avalua la capacitat atencional. En aquesta prova hem treballat amb la variable total d'ítems encertats: digdpt.

STROOP (làmina 3 i 4). Test de colors i paraules de Stroop, (Golden, TEA 1994); (Stroop 1935, Golden 1978, Lezak 1995).
Test de velocitat de processament cognitiu de la informació, d'atenció visual mantinguda i d'atenció selectiva complexa, amb inhibició de resposta. (versió de Goldberg de 45 segons).
Aquesta prova mesura l'atenció selectiva i alternant així com la inhibició de resposta (requereix el control d'impulsos). En la tercera làmina del Test d'Stroop apareixen els noms de quatre colors escrits en tinta diferent al color que representen. La tasca consisteix en dir el color de la tinta en que estan escrites les paraules inhibint la resposta de llegir la paraula. S'ha de fer el més ràpid possible durant 45 segons.
En aquesta prova hem treballat amb la variable total d'ítems correctes en 45 segons: stroppct.
La quarta làmina és una prova validada amb controls sans a l'Hospital Universitari Vall d'Hebron per l'equip del Dr. Jacas. Consisteix en una prova que avalua l'atenció alternant i mostra una major sensibilitat per a la detecció d'alteracions en atenció i funcions executives. En ella els pacients han de fer el mateix que l'anterior però en aquest cas quan trobin una paraula dins d'un requadre l'han de llegir.
En aquesta prova hem treballat amb la variable total d'ítems correctes en 45 segons: stropcut.

Funcions Executives:

Dígits WAIS III (inversos). Memòria de treball simple àudio-verbal.
L'examinador llegeix en veu alta una sèrie de nombres i el subjecte ha de repetir en l'ordre invers, des de l'últim número escoltat cap al primer. La prova finalitza quan el subjecte falla dos ítems de la mateixa sèrie.

STROOP (làmines 1, 2). Mesura la velocitat de processament de la informació.
A la primera làmina apareixen escrits noms de colors que el subjecte ha d'anar llegint el més ràpid possible en 45 segons. En la segona làmina apareixen uns asteriscs de diferents colors i el subjecte ha d'anar dient el color d'aquests el

més ràpid possible en 45 segons.

FAS Word Fluency. Test de fluència verbal fonètica COWAT (Controlled oral word association test-COWA). (Benton i Hamsher, 1989; Spreen i Strauss, 1998).
Fluència verbal fonètica. Lletres F-A-S.
El subjecte ha d'anar dient paraules que comencin per les lletres F, A i S respectivament. Té un minut per cada lletra i no pot nomenar noms propis.

Test de fluència verbal semàntica. (Mitrushina, Boone et al 1999). Fluència verbal semàntica. Categoria animals.
En la següent tasca ha d'anar dient noms d'animals durant 1 minut de temps.

Funcions visuoconstructives, visuoespacials i visuoperceptives:
Test del rellotge Funció visuoconstructiva grafomotora. (Goodglass, Gleason et al. 1972; Goodglass i Kaplan, 1983; Shulman, Shedletsky et al. 1986) ordre i còpia de rellotje.

Lectura de rellotges. Capacitat visuoespacial.
Es presenten diverses làmines amb esferes en què les manetes presenten diferents posicions (sense números); el pacient ha de "llegir" l'hora que marquen.

Test de Figures superposades de Luria: funció visuoperceptiva. (Luria, 1966).
El subjecte ha d'identificar els objectes superposats que se li presenten en tres làmines. No pot assenyalar-los amb el dit.

Memòria i Aprenentatge:
Rey's Auditory-Verbal Learning Test (RAVLT). Test d'aprenentatge àudio-verbal de Rey (Rey 1964; Schmidt 1996) Memòria àudio-verbal a curt, a llarg termini i reconeixement. Llista d'aprenentatge de paraules de Rey.
Es llegeix cinc vegades una llista de quinze paraules a una per segon. En cada assaig el subjecte ha de dir les paraules que recordi, no importa l'ordre.

Passats 20 minuts es demana al pacient que digui totes les paraules que recordi de la llista i finalment, es llegeix al pacient una llista de cinquanta paraules entre les quals ha d'identificar les que pertanyen a la llista anterior i quines no s'havien llegit anteriorment.

Llenguatge:

Test de denominació visuo-verbal de Boston (BNT) (Kaplan, Goodglass et al. 1983; Goodglass, Kaplan et al. 2001. Denominació per confrontació visual.
Aquest test de vocabulari és una tasca que consta de seixanta dibuixos, ordenats del més fàcil al més difícil. El subjecte ha de nomenar-los; si dóna una resposta que pugui indicar una percepció equivocada del dibuix, se li proporciona la clau semàntica i si falla se li donarà una clau fonètica.

Funcions motores:

Seqüències motores de Luria (Luria 1973; Luria 1966; Christensen 1979)
Control motor voluntari. Coordinació motora.
Alternança motora. Es mostra una seqüència motora Puny-Cantell-Palmell colpejant sobre la taula. Després de tres exemples el pacient ha de realitzar-ho només durant un minut i s'anoten les seqüències correctes en aquest temps.

Estat d'ànim:

Inventari de Depressió de Beck (BDI). (Beck 1987; Beck, Ward et al. 1961; Beck, Steer et al. 1996)
Qüestionari que consta de 20 ítems que avaluen símptomes depressius. És autoadministrat sempre que sigui possible, si el subjecte és incapaç, és administrat per l'avaluador.
Inventari de depressió de Beck II (BDI-II): El BDI-II és un auto inventari de 21 ítems que mesura la gravetat de la depressió en adolescents i adults. Cada resposta es puntua en una escala amb un valor de 0 a 3. Puntuacions més altes indiquen símptomes depressius més greus.
El qüestionari s'ha dissenyat per a persones de 13 anys o més i està compost per ítems relacionats amb símptomes de depressió com desesperança i irritabilitat, cognicions com a culpa o sentiments de ser castigat, a més de símptomes físics com cansament, pèrdua de pes i falta d'interès pel sexe. Es

demana als participants que puntuïn com s'han sentit durant les dues últimes setmanes. Es considera una mesura fiable i vàlida de la depressió en la MP (Levin, Llabre et al. 1988)

Conducta:

Inventari Neuropsiquiàtric (NPI). (Cummings et al. 1994). Exploració de símptomes psíquics i conductuals.

5.10.5 Descripció de les avaluacions del subestudi del Son

La bateria de tests d'avaluació de la qualitat de son utilitzada és la següent:

Eficiència subjectiva del son

Escala d'ús clínic a Unitat de Son del Servei de Neurofisiològia de l'Hospital Vall d'Hebron, que utilitza els components referents a eficiència del son del Qüestionari de Qualitat de Son de Pittsburg o Índex de Qualitat del Son de Pittsburgh - (PSQI) *Pittsburgh Sleep Quality Index-* (Buysse, Reynolds et al. 1989).

Escala de Epworth

L'escala de Epworth és una escala autoadministrada. L'avaluador ha d'explicar al pacient la manera de contestar a les preguntes i aquest últim ha de d'omplir el formulari (Johns 1991). Aquest qüestionari valora la facilitat per ensopir-se o quedar-se adormit en diferents situacions, en una escala d'increment de 0 a 3, per a vuit diferents situacions quotidianes, que la majoria de les persones es poden veure involucrades en la seva vida diària, encara que no necessàriament tots els dies.

Se suma la puntuació de les 8 situacions per obtenir un nombre total. Si la suma de les puntuacions és inferior a 6 punts la somnolència diürna és baixa o absent; si està compresa entre 7 i 9, es troba en la mitjana de la població i si és superior a 10, fins a 24, la somnolència és excessiva.

El Qüestionari va ser creat originalment amb la intenció de proporcionar un test estandarditzat. El creador del qüestionari recomana que el que administri la prova, no comenti els resultats amb l'entrevistat, fins haver-la acabat, perquè això podria afectar les respostes del subjecte. L'escala de somnolència diürna de Epworth ha estat validada primordialment en "Apnea de la son" (apnea obstructiva), encara que també ha reeixit detectant Narcolèpsia i Hipersomnia Idiopàtica. És usada per mesurar somnolència diürna excessiva, i sol repetir després de l'administració de tractament per documentar la milloria simptomàtica.

Qüestionari de qualitat de son de Pittsburg (PSQI)

El Qüestionari de Qualitat del Son de Pittsburg o Índex de Qualitat del Son de Pittsburgh - (PSQI) *Pittsburgh Sleep Quality Index*- dissenyat per Daniel J. Buysse et al. el 1.988 amb la intenció de disposar d'un instrument que analitzés la qualitat del son i que pogués ser utilitzat en assajos clínics, de seguida va ser utilitzat àmpliament i adoptat universalment (Buysse, Reynolds et al. 1989).

A Espanya va ser adaptat, validat i utilitzat en nombrosos treballs d'investigació i diferents grups de pacients per A. Royuela Rico i JA Macías Fernández als anys 1990 (Macías Fernández i Royuela Rico 1996; Royuela Rico i Macías Fernández 1997).

El PSQI és un qüestionari autoadministrat. Consta de 19 ítems autoavaluats pel pacient i 5 qüestions avaluades pel company / a de llit. Les cinc últimes qüestions són utilitzades com a informació clínica, però no contribueixen a la puntuació total del PSQI. Els 19 ítems analitzen els diferents factors determinants de la qualitat del son, que s'agrupen en 7 components: qualitat del son, latència del son, durada del son, eficiència del son, alteracions del son, ús de medicació per dormir i disfunció diürna.

Cada component es puntua de 0 a 3. De la suma dels 7 components s'obté la puntuació total del PSQI que oscil·la de 0 a 21 punts (a major puntuació pitjor qualitat de son). Buysse proposa un punt de tall de 5 ($\geq$ 5 mals dormidors).

Es tracta d'un qüestionari breu, senzill i ben acceptat pels pacients. En població general, es pot utilitzar com a element de screening per detectar "bons" i "dolents" dormidors. En població psiquiàtrica, pot identificar pacients que presenten un trastorn del son concomitant amb el seu procés mental. És capaç d'orientar al clínic sobre els components del son més deteriorats. Permet el monitoratge dels pacients per: seguir la història natural del trastorn del son que presenten; la influència de l'alteració del son sobre el curs dels processos psiquiàtrics; la resposta als tractaments específics, etc.

Com a instrument autoadministrat pot ser difícil d'aplicar en pacients amb baix nivell cultural. El PSQI ofereix una mesura estandarditzada i quantitativa de la qualitat del son que ràpidament identifica "bons" i "dolents" dormidors, però no proporciona un diagnòstic, tot i que orienta al clínic sobre les àrees del son més deteriorades.

Escala de Fatiga

L'escala de fatiga de la MP (PFS) és una escala per avaluar la fatiga, específica per pacients amb MP (Brown RG, Dittner et al. 2005). Consta de 16 ítems que es puntuen en una escala d'1 (totalment en desacord) a 5 (totalment d'acord). La PFS té dos mètodes de puntuació:

1. Valoració: calcular les puntuacions mitjanes dels 16 ítems, considerant les puntuacions de 1-5. El punt de tall per identificar que el pacient podria tenir un problema amb la fatiga és de 3,30 o superior.
2. Binari: En aquest mètode, les respostes adequades i totalment d'acord es codifiquen com 1 i totes les altres respostes com 0. La puntuació total és la suma dels ítems que té un interval de 0-16. Una puntuació total de 8 o superior indica que la fatiga podria ser un problema per al pacient.

Escala de depressió de Beck

L'escala de depressió de Beck s'ha esmentat en l'apartat 5.9.4.

Escala d'ansietat de Hamilton,

L'escala d'ansietat de Hamilton - *Hamilton Anxiety Scale* (HAS) - es tracta d'una escala heteroadministrada per un clínic després d'una entrevista (Hamilton 1959; Hamilton 1969). L'entrevistador puntua de 0 a 4 punts cada ítem, valorant tant la intensitat com la freqüència del mateix. Es poden obtenir, a més, dues puntuacions que corresponen a l'ansietat psíquica (ítems 1, 2, 3, 4, 5, 6 i 14) a l'ansietat somàtica (ítems 7, 8, 9, 10, 11, 12 i 13). És aconsellable distingir entre tots dos a l'hora de valorar els resultats de la mateixa. Com els efectes de la medicació poden tenir diferent intensitat sobre els símptomes psíquics i somàtics, és aconsellable distingir entre tots dos a l'hora de valorar els resultats de la mateixa, resultant útil la puntuació de les subescales.

Una major puntuació indica una major intensitat de l'ansietat. És sensible a les variacions a través del temps o després de rebre tractament. No hi ha punts de tall per a distingir població amb i sense ansietat i el resultat s'ha d'interpretar com una quantificació de la intensitat, resultant especialment útil les seves variacions al llarg del temps o després de rebre tractament.

Es tracta d'una escala heteroaplicada de 14 ítems, 13 referents a signes i símptomes ansiosos i l'últim que valora el comportament del pacient durant l'entrevista. S'ha d'emplenar pel terapeuta després d'una entrevista, que no ha de durar més enllà de 30 minuts. El propi autor va indicar per a cada ítem una sèrie de signes i símptomes que poguessin servir d'ajuda en la seva valoració, encara que no existeixen punts de l'ancoratge específics. En cada cas s'ha de tenir en compte tant la intensitat com la freqüència del mateix.

Cada ítem es valora en una escala de 0 a 4 punts. Hamilton reconeix que el valor màxim de 4 és principalment un punt de referència i que rarament hauria d'assolir-se en pacients no hospitalitzats. Només algunes qüestions fan referència a signes que poden observar-se durant l'entrevista, de manera que el pacient ha de ser interrogat sobre el seu estat en els últims dies. S'aconsella un mínim de 3 dies i un màxim de 3 setmanes. És recomanable d'administrar-la sempre a la mateixa hora del dia, a causa de les fluctuacions de l'estat d'ànim del pacient, proposant a tall d'exemple entre les 8 i les 9 am.

Es tracta d'un dels instruments més utilitzats en estudis farmacològics sobre ansietat. Pot ser usada per valorar la gravetat de l'ansietat d'una manera global en pacients que reuneixin criteris d'ansietat o depressió i per monitoritzar la resposta al tractament. No distingeix símptomes específics d'un trastorn d'ansietat, ni entre un trastorn d'ansietat i una depressió ansiosa. Tot i discriminar adequadament entre pacients amb ansietat i controls sans, no es recomana el seu ús com a eina de screening ni de diagnòstic.

Tot i que pot utilitzar-se sense entrenament previ, aquest és recomanable. En cas de no estar habituat en el seu maneig és important que sigui la mateixa persona la que l'apliqui abans i després del tractament, per evitar en la mesura possible interpretacions subjectives.

S'ha suggerit que el test no s'hauria d'utilitzar en casos d'atacs de pànic, ja que no hi ha instruccions per a distingir entre aquests i estats d'ansietat generalitzada o persistent. Proposen que quan se sospiti la presència d'atacs de pànic (puntuació ≥ 2 en l'ítem 1 i ≥ 2 en almenys 3 dels ítems 2, 8, 9, 10 i 13) aquesta escala pot quantificar la gravetat dels mateixos. El temps valorat en aquests casos ha de ser les 3 setmanes anteriors el primer cop que s'administra i només l'última setmana quan s 'utilitza repetidament.
Quan no hi ha atacs de pànic o quan no s'han produït en els últims 3 dies l'escala pot utilitzar per valorar ansietat generalitzada, preguntat pels símptomes entre els atacs. En aquests casos s'ha proposat, de forma orientativa: 0 - 5 punts (No ansietat), 6-14 (Ansietat menor), 15 o més (Ansietat major). S'ha proposat la puntuació igual o major de 14 com a indicativa d'ansietat clínicament manifesta. Tot i que en assaigs clínics s'han utilitzat com a criteris d'inclusió valors molt dispars, oscil·lant entre 12 i 30 punts. També s'ha utilitzat aquesta escala per valorar ansietat en pacients amb altres patologies concomitants (depressió, psicosi, neurosi, desordres orgànics i psicosomàtics) obtenint puntuacions mitjanes similars en tots ells, amb una mitjana, considerant totes les situacions, del voltant de 25 punts .
Tot i haver-se utilitzat en nombrosos estudis clínics com a mesura d'ansietat generalitzada, no se centra en els símptomes d'aquesta, tal com es contemplen en el DSM-IV. Els símptomes clau dels trastorns d'ansietat generalitzada reben menys prominència que els símptomes fòbics i els referents a excitació del sistema autonòmic, que durant temps no han format part de la definició d'ansietat generalitzada, estan excessivament considerats.
Inicialment es va concebre per a valoració de "neurosi d'ansietat", però al llarg del temps aquest concepte ha evolucionat, parlant avui en dia de "trastorn de pànic", "trastorn fòbic" i "ansietat generalitzada", entre altres. A la pràctica clínica moltes vegades és difícil distingir entre ansietat i depressió, ja que alguns símptomes es superposen, d'altra banda molts estats depressius cursen amb ansietat. Segons Hamilton en aquests casos no s'hauria d'utilitzar l'escala, encara que alguns autors suggereixen que la subescala d'ansietat somàtica pot utilitzar-se per valorar el grau d'ansietat en pacients depressius, així com la resposta al tractament ansiolític i antidepressiu. No obstant això s'ha demostrat la seva validesa interobservador en pacients amb depressió.

Polisomnografia nocturna (PSG).

L'estudi de polisomnografia nocturna (PSG) és una tècnica neurofisiològica que consisteix en l'observació del son del pacient, durant la nit. El pacient ingressa a la Unitat del Son de l'Hospital Vall d'Hebron per realitzar l'estudi. Se li col·loquen elèctrodes al cap i al cos, que recullen la seva activitat cerebral, respiració, roncs, freqüència cardíaca i moviments corporals. L'estudi polisomnogràfic inclou tres estudis bàsics: electroencefalografia (EEG), electrooculografía (EOG) i electromiografia (EMG). Els altres paràmetres analitzats són: electrocardiografia, oximetria de pols, esforç respiratori, CO2 trascutani, registre de sons per avaluar roncs, EMG d'extremitats i monitorització contínua per vídeo. Es registra tot el que succeeix durant la nit mitjançant gràfics que es guarden en paper o en un disc òptic a l'ordinador. Al dia següent, l'equip mèdic, interpreta els resultats.

La polisomnografia és una tècnica que permet estudiar el son i les seves fases mitjançant el registre de diferents variables fisiològiques com la pressió arterial, l'activitat electroencefalogràfica, ocular, muscular, cardíaca i respiratòria. La informació obtinguda pot emmagatzemar-se en paper gràcies a un sistema de plumilles o en suports digitals.

El pacient acudeix a la unitat de son on el tècnic li col·loca tots els elèctrodes connectats a un sistema portàtil i el pacient dorm al laboratori del son en una habitació tranquil·la, el més semblant possible a la de qualsevol domicili particular, sense sorolls, fosca i amb temperatura controlada. En una altra habitació es trobarà l'examinador amb l'equip necessari per a registrar l'exploració. També s'enregistrarà en vídeo per enregistrar les imatges del pacient mentre dorm. Per tal d'estudiar patrons de la son l'examen es realitza durant la nit i el pacient haurà d'ingressar abans de l'hora de dormir. L'endemà es desconnecta el sistema i s'estudia la informació registrada durant la nit.

El laboratori compta amb la presència d'un tècnic i / o metge amb coneixements en el mètode exploratori. Es col·locaran elèctrodes al mentó, el cuir cabellut i la vora externa de les parpelles. Els elèctrodes han de romandre en el seu lloc mentre el pacient dorm. També es col·locaran bandes elàstiques torácoabdominals o algun sistema similar per registrar la freqüència cardíaca i la respiració.

Al costat de les variables fisiològiques també es mesurarà l'eficiència objectiva del son, el temps que triga a quedar-se adormit i la durada de les diferents fases del son. El registre s'ha de fer al llarg de la nit sencera i per considerar-lo vàlid ha d'haver un període de son mínim de tres hores.

5.10.6 Descripció de les avaluacions del subestudi de la Qualitat Vida i la Càrrega Cuidador

Qüestionari de la malaltia de Parkinson (PDQ-39)

El Qüestionari sobre la MP (PDQ-39) - *39-item Parkinson´s disease Quality of Life Questionnaire Summary Index score* (PDQ-39SI) (Jenkinson C, Fitzpatrick R, et al. 1997; Peto, Jenkinson et al. 1995) és un instrument específic per aquesta malaltia, dissenyat per a mesurar aspectes de la salut rellevants per als subjectes amb MP i que poden no estar inclosos en els qüestionaris generals sobre l'estat de salut, aconsegueix així una mesura de la qualitat de vida relacionada amb la salut en malalts amb MP.

El PDQ-39 és un qüestionari que pot autocumplimentar el pacient i que consta de 39 elements que abasten els següents vuit dominis de la salut que els subjectes consideren que estan negativament afectats per la malaltia:

- Mobilitat (p.ex., por de caure en caminar)
- Activitats de la vida diària (p. ex., dificultat per tallar els aliments)
- Benestar emocional (p.ex., sensació d'aïllament)
- Estigma (p. ex., vergonya social)
- Suport social
- Capacitat intel·lectual / Deteriorament cognitiu
- Comunicació
- Molèsties corporals

L'índex resum del PDQ-39 va de 0 a 100; les puntuacions més baixes indiquen la percepció d'un millor estat de salut. Les puntuacions més altes s'associen normalment als símptomes més intensos de la malaltia, com el tremolor i la rigidesa. Els resultats es poden presentar com vuit puntuacions de dominis discrets i com una puntuació total.

El qüestionari de qualitat de vida en MP, PDQ-39 (de 0-156) versió espanyola, s'aplica en el període de selecció, d'indicació del tractament abans de l'inici del tractament, i, un cop s'ha establert el tractament definitiu, al cap d'1 setmana de l'alta hospitalària, i als 3, 6 i 12 mesos.

Qüestionari de salut EQ-5D i EQ-VAS

El EQ-5D, desenvolupat pel Grup EuroQol (EuroQoL Group 1990; Rabin, de Charro 2001) amb validació espanyola (Badia X, Roset et al. 1999) és un instrument genèric i estandaritzat elaborat per descriure i valorar la qualitat de vida relacionada amb la salut. Genèric, perquè no fa referència a cap malaltia específica. L'EuroQol-5D (EQ-5D) es va dissenyar com un qüestionari senzill que pogués ser administrat en condicions molt variades de mesurament. Estandaritzat, perquè amb aquest instrument es pretén valorar un conjunt estandarditzat d'estats de salut. El propòsit original de l'EQ-5D és generar un índex cardinal de salut, amb un considerable potencial per al seu ús en avaluació econòmica. Aquest índex ha estat recomanat per a ser utilitzat en anàlisis cost-utilitat de tecnologies sanitàries pel National Institute for Health and Clinical Excellence (NICE, http://www.nice.org.uk/). A més, l'EQ-5D ha provat la seva utilitat com a mesura de salut de la població, podent mostrar les diferències entre comunitats o grups de població de diferents característiques socioeconòmiques, tant dels estats de salut com de la valoració que els individus fan d'aquests estats de salut.

El EQ-5D va néixer per tractar d'oferir una mesura de salut autopercebuda que incorporés les preferències individuals (utilitats) sobre els estats de salut i que servís com mesura d'efectivitat en l'avaluació econòmica de les tecnologies sanitàries i les polítiques en matèria de salut. D'aquí la necessitat d'obtenir un nombre que, reflectint la qualitat de vida associada a la salut, fora possible combinar-ho amb la quantitat de vida i poder oferir un valor dels guanys en salut. És possible així comptar amb una unitat de salut, l'Any de Vida Ajustat per Qualitat (AVAQ) o, en la versió més coneguda en anglès, Quality Adjusted Life Year (QALY).

L'instrument EQ-5D consta de 2 parts - el sistema descriptiu EQ-5D i l'Escala Visual Analògica (EQ-VAS). El sistema descriptiu EQ-5D comprèn 5 dimensions: mobilitat, autocura, activitats habituals, mal / malestar i ansietat /

depressió. En l'EQ-VAS el subjecte puntua la seva salut entre dos extrems, 0 i 100, pitjor i millor estat de salut imaginables.

El EQ-5D és un instrument genèric de mesura de la qualitat de vida relacionada amb la salut que pot utilitzar-se tant en individus relativament sans (població general) com en grups de pacients amb diferents patologies. El mateix individu valora el seu estat de salut, primer en nivells de gravetat per dimensions (sistema descriptiu) i després en una escala visual analògica d'avaluació més general. Un tercer element de l'EQ-5D és l'índex de valors socials que s'obté per a cada estat de salut generat per l'instrument. El sistema descriptiu conté cinc dimensions de salut (mobilitat, cura personal, activitats quotidianes, dolor / malestar i ansietat / depressió) i cadascuna d'elles té tres nivells de gravetat (sense problemes, alguns problemes o problemes moderats i problemes més greus). En aquesta part del qüestionari l'individu ha de marcar el nivell de gravetat corresponent al seu estat de salut en cadascuna de les dimensions, referint-se al mateix dia que empleni el qüestionari. En cada dimensió del EQ-5D, els nivells de gravetat es codifiquen en 1 si l'opció de resposta és «no (tinc) problemes»; amb un 2 si l'opció de resposta és «alguns o moderats problemes »; i amb un 3 si l'opció de resposta és «Molts problemes».

La combinació dels valors de totes les dimensions genera nombres de 5 dígits, havent 243 combinacions.

La segona part de l'EQ-5D és una escala visual analògica vertical de 20 centímetres, mil·limetrada, que va des de 0 (pitjor estat de salut imaginable) a 100 (millor estat de salut imaginable). En ella, l'individu ha de marcar el punt en la línia vertical que millor reflecteixi la valoració del seu estat de salut global en el dia d'avui. L'ús de l'EQ-VAS proporciona una puntuació complementària al sistema descriptiu de la autoavaluació de l'estat de salut de l'individu.

El EQ-5D es va desenvolupar inicialment per ser autoadministrat, és a dir, perquè el propi subjecte llegís, interpretés i respongués els enunciats dels ítems d'un qüestionari. Aquest és el mode d'administració preferit en estudis clínics. No obstant això, l'instrument també es pot administrar en forma d'entrevista personalitzada o en entrevistes telefòniques, amb canvis menors en les instruccions d'administració i la formulació de les preguntes, i s'ha descrit que hi ha poques diferències en les puntuacions obtingudes amb les dues maneres d'administració.

El EQ-5D és un instrument publicat i ben normalitzat que s'utilitza per mesurar els resultats de salut a una àmplia gamma d'afeccions i tractaments, i proporciona un perfil descriptiu senzill i un sol valor índex de l'estat de salut. El EQ-5D està dissenyat perquè els subjectes ho responguin sols i és ideal per utilitzar-se en la clínica i en entrevistes cara a cara. És cognitivament senzill i només es triga uns minuts a contestar-lo, i s'ha reconegut també útil en la MP *(Schrag, Selai et al. 2000; Siderowf i Werner 2001).*

S'aplica a l'inici de l'estudi, en el període de selecció, d'indicació del tractament abans de l'inici del tractament, i, un cop s'ha establert el tractament definitiu, al cap d'1 setmana de l'alta hospitalària, i als 3, 6 i 12 mesos.

Escala d'impressió clínica global

L'escala d'impressió clínica global, CGI (d'1 a 7) consta de dues subescales, la Impressió clínica global de gravetat i la Impressió clínica global de millora, que avaluen respectivament la gravetat del quadre clínic i la milloria del quadre clínic en relació a les intervencions terapèutiques. Es tracta d'una escala descriptiva que proporciona informació qualitativa sobre la gravetat del quadre i sobre el canvi experimentat pel malalt respecte l'estat basal (Busner i Targum 2007).

La Impressió clínica global de gravetat - *Clinical Global Impression-Severity* (CGI-S) és una avaluació global que porta a terme l'investigador de la simptomatologia actual i les repercussions de la malaltia sobre la funcionalitat La CGI-S s'avalua únicament a l'inici de l'estudi, per comptar amb una referència per a les avaluacions de CGI-I posteriors. Les valoracions de la CGI-S són:

1 = normal

2 = malaltia límit

3 = lleument malalt

4 = moderadament malalt

5 = notablement malalt

6 = summament malalt

7 = entre els casos més greus

La Impressió clínica global de millora - *Global Clinical Impression-Improvement*

(CGI-I) és una avaluació global que porta a terme l'investigador del canvi en l'estat clínic des de l'inici del tractament. La CGI-I es considera l'últim dia del període de prova de la sonda jejunal, a l'alta de l'hospitalització i durant el període de tractament definitiu a llarg termini posterior a la GEP-J, en les visites de seguiment previstes.

Les valoracions de la CGI-I són:

1 = ha millorat moltíssim

2 = ha millorat molt

3 = ha millorat mínimament

4 = sense canvis

5 = ha empitjorat mínimament

6 = ha empitjorat molt

7 = ha empitjorat moltíssim

Qüestionari de sobrecàrrega del/la cuidador/a de Zarit (ZBI)

El qüestionari de sobrecàrrega del / la cuidador / a de Zarit -, Zarit Burden Index (ZBI) (Zarit, Reever et al. 1980; Zarit, Orr et al.1985; Novak i Guest 1989) amb versió espanyola de Zarit Caregiver Burden Interview (ZBI) (Martín, Salvadó et al. 1996) és l'escala citada amb més freqüència en els estudis de càrrega del cuidador. És un instrument dissenyat per a avaluar el nivell de càrrega experimentada per cuidadors de persones dependents. Les preguntes es refereixen a la relació entre el subjecte i el cuidador, i avaluen l'estat de salut del cuidador, el seu benestar psicològic, la seva situació econòmica i la seva vida social. La càrrega del cuidador s'avalua a partir de la puntuació total obtinguda del subtotal de 22 preguntes. El mateix cuidador ha d'omplir el ZBI en cada avaluació, en particular en la primera i l'última.

Consta de 22 ítems d'una escala que els cuidadors han de valorar; per a ells disposen de cinc opcions de resposta:

- Per a les preguntes 1-21: 1 (mai), 2 (gairebé mai), 3 (de vegades), 4 (bastants vegades) i 5 (gairebé sempre)
- Per a la pregunta 22: 1 (gens), 2 (alguna cosa), 3 (moderadament), 4 (sovint) i 5 (extremadament)

La puntuació total s'obté de la suma de les puntuacions dels ítems. Aquesta puntuació total representa un nivell de sobrecàrrega del cuidador amb un

interval de 0 (cap sobrecàrrega) a 110 (totalment sobrecarregat).
S'avalua a l'inici de l'estudi, en el període de selecció, d'indicació del tractament abans de l'inici del tractament, i, un cop s'ha establert el tractament definitiu, al cap d'1 setmana de l'alta hospitalària, i als 3, 6 i 12 mesos.

5.11 Mètode de valoració dels resultats

5.11.1 Criteris d'avaluació de l'eficàcia

- L'eficàcia s'avaluarà mitjançant els canvis enfront de l'inici de l'estudi, en la mitjana diària del temps *Off*, mesurat en hores, en funció d'un diari (Parkinson's Disease Diary ©) domiciliari reomplert pel propi pacient o cuidador que avalua l'estat motriu al llarg del dia a diversos intervals en 3 dies consecutius.

- Canvis enfront de l'inici de l'estudi en la proporció del dia, en percentatge, amb discinèsies (qüestió 32 la UPDRS part IV) i en la gravetat de les discinèsies mesurada amb el grau d'incapacitat causat per les mateixes (qüestió 33 de la UPDRS part IV).

- Canvis enfront de l'inici de l'estadi motor de Hoehn i Yahr de la malaltia en *On* i en *Off* i de l'escala d'activitats de vida diària de Schwab i England.

- Es completaran les parts I, II, III i IV de l'escala unificada de valoració de la malaltia de Parkinson (UPDRS) entre 1 i 4 hores després de la dosi matutina del fàrmac de l'estudi o del tractament oral (a l'inici de l'estudi); la part III tan en estat *On* com en *Off*. Es valoraran els canvis enfront l'inici a mitjà termini. (Doncs és conegut que la levodopa no modifica el progressiu deterior motor de la malaltia i la seva fórmula en gel tampoc).

- Canvis enfront de l'inici del MMSE, a mitjà termini. (Doncs és conegut que la levodopa no modifica el progressiu deterior cognitiu de la malaltia i la seva fórmula en gel tampoc).

- Variacions respecte l'inici dels símptomes no motors rellevants neuropsiquiàtrics.

5.11.2 Criteris d'avaluació de la seguretat

- La seguretat s'avaluarà mitjançant la vigilància i registre dels EA i registre de les complicacions associades al dispositiu d'infusió, al procediment intervencionista i al tractament amb GILC (inclosos l'aparició d'atacs de son, conductes impulsives i exploració per a detectar l'aparició de melanoma).

- Gravetat dels mateixos i solució o no dels quals. Detallant la solució trobada i aplicada al respecte.

- Registre de les causes de retirada del tractament vinculades a un esdeveniment causant sempre que sigui possible.

- Canvis en l'exploració física, inclòs el pes, les constants vitals: pressió sistòlica / diastòlica, pols i temperatura, incloses les constants vitals ortostàtiques (en decúbit supí i de peu després de 2 minuts).

- Canvis en les anàlisis clíniques que incloguin bioquímica (sodi [Na], potassi [K], clor [Cl], nitrogen ureic en sang [BUN], bicarbonat, creatinina [Cr], creatina cinasa [CK], glucosa, gamma-glutamiltransferasa [GGT], calci [Ca], aspartat transaminasa [AST], alanina transaminasa [ALT], fosfatasa alcalina [ALP], bilirubina total, lactat deshidrogenasa [LDH], proteïnes totals, àcid úric, colesterol total i triglicèrids), hematologia (recompte complet [CBC] i fórmula leucocitària, hematies [HEM], recompte de plaquetes, volum eritrocític mig [MCV], hemoglobina eritrocítica mitjana [MCH] i concentració eritrocítica mitjana d'hemoglobina [MCHC]) i anàlisi d'orina (tira reactiva).

Els estudis de funcionament de la glàndula tiroide (amb TSH i T4 lliure en sèrum) només es duran a terme per a la selecció, i es realitzaran proves d'embaràs (β-HCG en sèrum) a les dones en edat fèrtil en la visita de selecció i aproximadament 12 setmanes després. També es portaran a terme anàlisis d'àcid fòlic, vitamina B6, vitamina B12, àcid metilmalònic (MMA) i concentracions d'homocisteïna en la visita de selecció i posteriorment.

- Electrocardiograma de 12 derivacions en repòs

- Ús de medicaments concomitants

5.11.3 Criteris d'avaluació de Cognició i Conducta

L'efecte en la cognició i la conducta del tractament de GILC s'avaluarà mitjançant els canvis enfront de l'inici de l'estudi, previ al tractament, als 3-6 mesos després, del resultat de la bateria d'escales neuropsicològiques descrites en l'apartat 5.9.4. Es compararen els seus resultats en situació basal i al seguiment.

5.11.4 Criteris d'avaluació del Son

L'efecte en la qualitat del són del tractament de GILC s'avaluarà mitjançant els canvis enfront de l'inici de l'estudi, previ al tractament, als 3-6 mesos després, en l'escala de Epworth, l'escala de fatiga, el qüestionari de qualitat de son de Pittsburg, l'escala de depressió de Beck i l'escala d'ansietat de Hamilton. Així com del resultat de l'estudi de polisomnografia nocturna (PSG). Es compararen els seus resultats en situació basal i al seguiment.

5.11.5 Criteris d'avaluació de la Qualitat Vida i la Càrrega del Cuidador

L'efecte en la qualitat de vida del tractament de GILC s'avaluarà mitjançant els canvis enfront de l'inici de l'estudi, previ al tractament, als 3-6-12 mesos després, en la puntuació total del qüestionari de la MP 39 (PDQ-39) (de 0-156) versió espanyola, dels qüestionaris de salut, EQ-5D (de 5 a 15) i EQ-VAS (de 0 a 100) versió espanyola i de l'escala d'impressió clínica global, CGI (d'1 a 7). Comparant els seus resultats en situació basal i al seguiment.

L'efecte en la càrrega del cuidador del tractament de GILC s'avaluarà mitjançant els canvis enfront de l'inici de l'estudi, previ al tractament, i als 3-6-12 mesos després, en la puntuació el qüestionari sobre la càrrega del / la cuidador / a, Zarit Burden Index (de 0 a 100) versió espanyola, comparant els seus resultats.

5.12 Anàlisi estadística

L'anàlisi estadística s'ha realitzat mitjançant el paquet estadístic SPSS Statistics 17.0 per Windows.

Per a l'anàlisi descriptiva de la mostra s'han realitzat càlculs de freqüència i percentatge a les variables categòriques o de tipus nominal, i mesures de tendència central i dispersió (mitjana, desviació típica, mediana, i rang de valors) a les variables quantitatives. S'ha comprovat que les variables numèriques acomplissin criteris de normalitat mitjançant Q-Q plots i tests de Kolmogorov-Smirnov.

Les comparacions de les variables clíniques entre les visites es van realitzar utilitzant el t-test per a mostres aparellades en variables continues, el test no paramètric de Wilcoxon en variables numèriques que no s'aproximaven a una distribució normal i amb mostres de baixa mida mostral, la prova de McNemar en variables dicotòmiques i el test de McNemar-Bowker en variables ordinals amb més de 2 categories.

S'han considerat com a estadísticament significatius p-valors inferiors a 0,05 en totes les proves.

5.12.1 Eficàcia

Per a les variables d'eficàcia, s'ha presentat l'estadística descriptiva dels canvis enfront de l'inici de l'estudi, durant el període de prova de la sonda jejunal i el període de tractament a llarg termini posterior a la GEP.

El Parkinson's Disease Diary © documenta el temps *Off* durant un període de 24 hores. El canvi enfront de l'inici de l'estudi en la mitjana de temps *Off* diari (utilitzant els 3 dies anteriors a la visita al diari) es calcula per a cada subjecte des de l'inici de l'estudi fins els 3, 24, 60 i 108 mesos després de la GEP.

Els canvis del temps en *Off* i les puntuacions UPDRS s'han comparat mitjançant el t-test per a mostres aparellades. Els canvis en el temps del dia amb discinèsies i la seva gravetat, així com els estadis Hoehn i Yahr s'han evaluat mitjançant el test de McNemar-Bowker. Les escales de Schwab i England i el MMSE s'han avaluat amb el test no paramètric de Wilcoxon.

5.12.2 Seguretat

Les dades de seguretat s'han presentat en funció del temps de forma global, incloent el període de prova de la sonda jejunal i el període de tractament permanent ambulatori a llarg termini després del GEP. La seguretat s'ha avaluat utilitzant els EA, els canvis en els paràmetres de laboratori, els electrocardiogrames, les constants vitals i les finalitzacions del tractament.

S'ha realitzat una anàlisi descriptiva d'aquestes dades, representant gran part de les variables en taules de freqüència.

5.12.3 Subestudi no-motor de Cognició i Conducta

S'ha realitzat una anàlisi descriptiva de les dades dels 5 pacients que s'han avaluat prèviament i als 3-6 mesos de tractament amb GILC mitjançant tests neuropsicològics. Per comparar la variació de les puntuacions cognitives s'ha utilitzat el test no paramètric de Wilcoxon ja que tenim una baixa mida mostral (n = 5). Considerem estadísticament significatiu un p-valor inferior a 0,05. S'han realitzat gràfics de línies per una millor visualització dels resultats més rellevants.

5.12.4 Subestudi no-motor del Son

S'ha realitzat una anàlisi descriptiva de les dades dels 5 pacients que s'han avaluat mitjançant qüestionaris subjectius i paràmetres de la PSG de manera prèvia i als 3-6 mesos de tractament amb GILC. Per comparar si han variat les puntuacions de les variables durant el seguiment s'ha utilitzat el test no paramètric de Wilcoxon per la baixa mida de la mostra (n = 5). Considerem estadísticament significatiu un p-valor inferior a 0,05. S'han realitzat gràfics de línies per una millor visualització dels resultats més rellevants.

5.12.5 Subestudi de la Qualitat Vida i la Càrrega del Cuidador

S'ha realitzat una anàlisi descriptiva de les dades dels 9 pacients tractats amb GILC que s'han avaluat mitjançant els qüestionaris PDQ39, EQ5D, EQVAS i ZARIT de forma prèvia i durant els diferents temps de seguiment fins als 12 mesos. Per comparar si han variat les puntuacions dels qüestionaris s'ha utilitzat el test no paramètric de Wilcoxon a causa de la baixa grandària de la mostra (n = 9). Considerem estadísticament significatiu un p-valor inferior a 0,05.

5.13 Consideracions ètiques

Aquest estudi és una observació no intervencionista en l'atenció habitual. Atès que no és un assaig clínic, la Directiva de la UE, el ICH i les directrius GCP no cal siguin aplicables. De tota manera la Bona pràctica clínica (GCP) és una norma internacional de qualitat ètica i científica per al disseny, realització, registre i notificació d'estudis que comportin la participació d'éssers humans. L'estudi i els seus procediments es duran a terme d'acord amb la GCP i les normatives nacionals aplicables per tal de garantir la protecció dels drets, la seguretat i el benestar dels subjectes que participen en l'estudi, segons els principis ètics derivats de la Declaració de Hèlsinki revisats el 2000.

La pròpia Comissió Farmacoterapèutica de l'Hospital Vall d'Hebron, el 2006 en aprovar l'ús de GILC a l'Hospital Universitari de la Vall d'Hebron va indicar s'estudiés cada cas per a confirmar i conèixer l'efectivitat i seguretat del tractament en la pràctica clínica habitual (Comissió Farmacoterapèutica Hospital Universitari Vall d'Hebron Acta 54 2006; Acta 64 2007; Acta 66 2007; Servei de Farmacologia Clínica. Informe a la comissió farmacoterapèutica. 08/06/06. IPICF 09/06; Juarez i Girona 2006 - Informe para la Comisión Farmacoterapéutica del Hospital Universitario Vall d'Hebron 08/06/2006. Código 05/06: levodopa/carbidopa gel intestinal 110) i va esperonar i motivar l'inici de l'estudi amb el registre, obtenció i avaluació de dades sobre GILC en la pràctica clínica habitual a l'Hospital Vall d'Hebron. L'estudi es presentà seguidament al Comitè Ètic d'Investigació Clínica per a la seva aprovació (de Fabregues 2008; de Fabregues 2008b). El protocol de l'estudi i el consentiment informat per escrit dels pacients o del seu representant legal per a participar-hi va ser aprovat pel Comitè d'Ètica d'Investigació Clínica de l'Hospital Universitari Vall d'Hebron (Barcelona, Espanya) (annex II i III).

Aquest estudi de recerca clínica observacional només implica la recollida d'informació generada pel maneig clínic habitual per part de l'investigador, dels pacients que han estat tractats amb la combinació levodopa / carbidopa administrats mitjançant bomba d'infusió contínua per gastrostomia endoscòpica percutània (sistema Duodopa ®) seguint el protocol de pràctica clínica de l'Hospital Vall d'Hebron "Duodopa. Tractament de malaltia de Parkinson avançada amb bomba d'infusió intraduodenal de levodopa" (De Fabregues, Hernandez-Vara et al. 2012) (annex I).

En tractar-se d'un estudi observacional de la pràctica clínica no hi ha cap risc per al pacient i, en canvi, l'anàlisi descriptiva de les dades recollides en aquest estudi proporcionarà a la població estudiada un major coneixement de la seguretat del fàrmac.

Encara que les dades es recolliran mitjançant avaluació segons la pràctica clínica habitual, es demanarà el consentiment exprés del pacient per a la seva inclusió en l'estudi. S'informarà al pacient de les característiques de l'estudi, utilitzant per a això el Full d'Informació al Pacient (de Fabregues 2008). Després d'assegurar que el pacient ha comprès el que representa participar en l'estudi, s'haurà d'obtenir, per escrit, el consentiment informat i voluntari del pacient (de Fabregues 2008). L'investigador ha de garantir que es mantingui la confidencialitat del pacient del qual s'obté la informació clínica, per la qual cosa a cada pacient se li assignarà un codi. Només s'ha d'utilitzar el nombre d'investigació de l'estudi (codi del pacient) per identificar els formularis i l'investigador els ha de conservar en estricta confidencialitat.

S'obtindrà el consentiment informat i voluntari per escrit de cada subjecte i, si escau, del cuidador del subjecte abans de fer qualsevol dels procediments relacionats amb l'estudi. Cada subjecte rebrà informació verbal i escrita sobre la naturalesa i la durada de l'estudi clínic. El procés de consentiment informat tindrà lloc en unes condicions que proporcionin al subjecte el temps necessari per a considerar els riscos i els beneficis associats a la seva participació en l'estudi. No se sotmetrà als subjectes a cap procés de selecció o tractament fins que hagin signat el consentiment informat aprovat pel CEIC i escrit en un llenguatge comprensible per al subjecte.

El subjecte, el seu cuidador (si escau) i la persona que va dirigir la discussió sobre el consentiment informat signaran i dataran personalment l'imprès de consentiment aprovat pel CEIC. Cada subjecte ha de rebre una còpia de l'imprès de consentiment informat per escrit datat i signat, així com de tota la resta d'informació escrita per al subjecte.

L'investigador és el responsable de garantir el contingut adequat de l'imprès de consentiment informat, i la seva obtenció de cada subjecte d'acord amb les normes i directrius aplicables. El consentiment informat signat original es conservarà en els arxius de l'estudi del centre de l'estudi. L'investigador ha de mantenir un registre de tots els subjectes que signin l'imprès de consentiment informat i indicar si el subjecte va rebre el fàrmac de l'estudi i, si no és així, el motiu. La història clínica del subjecte també s'haurà de documentar la signatura del consentiment informat en una data anterior a la realització de qualsevol procediment relacionat amb l'estudi.

Es garantirà la confidencialitat de les dades de tots els participants de l'estudi, en compliment de la Llei Orgànica 15/1999 de Protecció de Dades de Caràcter Personal a Espanya i qualsevol altra futura normativa que legisli la confidencialitat de les dades.

La informació referent a la identitat dels pacients es considera confidencial a tots els efectes. La identitat dels pacients no serà revelada ni divulgada. Totes les dades dels pacients recollits en el quadern de recollida de dades s'han de documentar de manera codificada i dissociada, vinculant-se a un codi (nombre de pacient), de manera que únicament l'investigador pugui associar aquestes dades a una persona identificada o identificable. No s'accedirà a dades sobre el nom, nombre de història clínica ni cap altre tipus d'informació que puguin afectar la confidencialitat del pacient. El investigador pot utilitzar el registre d'identificació de pacients o qualsevol altre document generat per l'investigador per garantir la identificació dels seus pacients durant l'estudi. El full de codis amb les dades d'identificació dels pacient serà responsabilitat de l'investigador i cap arxiu utilitzat per a la recollida o anàlisi de les dades inclourà les dades d'identificació dels pacients. Al final de l'estudi, l'investigador serà el responsable de conservar la documentació necessària durant el període de temps que escaigui.

L'estudi es realitzarà estrictament segons les condicions de la pràctica clínica habitual. En aquest sentit, la assignació d'un pacient a levodopa en infusió intestinal contínua es determinarà per la pràctica clínica habitual i aquesta decisió, o la decisió de prescriure qualsevol altre tipus de medicació, es dissociarà clarament de la decisió d'incloure el pacient en l'estudi.

La decisió de tractar amb GILC la pren el metge abans de prendre qualsevol decisió sobre la possibilitat que el pacient participi en aquest estudi, i es basa en la pràctica clínica habitual, amb les directrius de les guies de la Societat Catalana de Neurologia (Gironell i de Fabregues 2011) i de la Sociedad

Española de Neurología (García Ruiz-Espiga, Martinez Castrillo et al. 2010) i amb el protocol clínic de l'Hospital Vall d'Hebron "Duodopa. Tractament de malaltia de Parkinson avançada amb bomba d'infusió intraduodenal de levodopa" (De Fabregues, Hernandez-Vara et al. 2012).

5.13.1 Aplicabilitat dels resultats de l'estudi

El comitè d'ètica va valorar positivament com a principal aplicabilitat de l'estudi que el major coneixement d'aquesta teràpia en tots els seus aspectes, tant motors com no motors de la malaltia, així com les seves complicacions, ajudarà a optimitzar el tractament dels pacients que ja es beneficien de la mateixa o que ho vagin a fer en un futur.

El tractament amb infusió duodenal de GILC o Duodopa® és un tractament dirigit a un tipus de pacient de MP que està en un estat avançat de la malaltia amb fluctuacions motores greus i hiper / discinèsies i en el qual les combinacions de medicaments disponibles per a la MP no han proporcionat resultats satisfactoris. En anar dirigit a un nombre limitat de pacients fa que Duodopa® sigui considerat un fàrmac orfe. Per aquest motiu, tot i ser un tractament aprovat que porta més de 15 anys al mercat europeu i 9 a Espanya, compta amb pocs estudis que abastin un gran nombre de pacients i de llarga duració, i el coneixement de molts aspectes del tractament és insuficient.

Com que aquest estudi es realitzarà sota condicions estrictes de la pràctica clínica habitual, el pacient no obtindrà cap benefici o risc addicional directe.

Resultats

6 Resultats

6.1 Descripció de la població estudiada

La població d'estudi està constituïda per pacients diagnosticats de MP avançada a qui se'ls indicà tractament amb levodopa/carbidopa en gel d'infusió intestinal entre febrer de 2006 i novembre de 2015.

6.1.1 Dades demogràfiques i clíniques prèvies al tractament amb GILC

Es van incloure 37 pacients, les seves característiques es recullen en la taula 7. Dels quals 22 eren homes i 15 dones. Quina edat mitjana era 68,16 anys ± 6,83, amb un rang d'edat de 57 a 80 anys. Afectats de MP de 13,46 ± 5,60 anys d'evolució, amb un rang de 5 a 26 anys, amb fluctuacions motores i en un estadi motor de Hoehn i Yahr, en estat *On*, de 2 en el 16,2%, de 2,5 en el 67,5% i de 3 en el 16,2% de la mostra, i, en estat *Off* , de 3 en el 35,1%, de 4 en el 51,4% i de 5 en el 13,5% restant. Amb una puntuació de l'UPDRS total en estat *On* de 43,19 ± 15,69, amb un rang de 20 a 100, i en estat *Off* de 73,41 ± 21,84 amb un rang de 38 a 139. Amb símptomes no motors clínicament rellevants de tipus neuropsiquiàtric en 20 dels pacients (54,1%) com ara deterior cognitiu moderat o greu, trastorns psicòtics i al·lucinacions i conductes impulsives i compulsives. En un estat cognitiu avaluat amb el MMSE amb una mediana de 28, amb un rang de 20 a 30. Que malgrat l'optimització del seu tractament presentaven complicacions motores en forma de fluctuacions motores i discinèsies. Presentaven una mitjana de 6,03 ± 1,42 hores de vigília en *Off,* amb un rang de 4 a 9 hores. Presentaven discinèsies d'una duració de fins el 25% del dia 14 pacients (37,8%), de fins el 50% del dia 19 pacients (51,4%) i de fins el 75% de la vigília 4 pacients (10,8%), d'una gravetat que era de discinèsies no incapacitants en 4 pacients (10,8%), discinèsies lleument incapacitants en 19 pacients (51%), moderadament incapacitants en 12 pacients (32,4%) i greument incapacitants en 2 pacients (5,4%). A qui se'ls havia proposat tractament amb GILC com a més adient per la seva situació. Alguns havien estat formalment desestimats per a tractament neuroquirúrgic amb ECP (3 casos) o n'estaven en llista d'espera (1 cas) i altres presentaven complicacions amb la infusió subcutània d'apomorfina (9 casos).

Van seguir el tractament amb GILC una mitjana de 40,86 ± 31,26 mesos, amb un rang de 1 a 116 mesos, durant la vigília i en 2 casos durant 24 hores. Dos dels pacients rebien alimentació alhora per la mateixa gastrostomia del tractament.

Dels 37 pacients tractats 2 (5,4%) han arribat al control dels 9 anys (108 mesos), 11 (29,7%) al dels 5 anys (60 mesos) i 23 (62,2%) al del primer any. Dos pacients si bé van ser seguits, varen ser atesos en avançar la malaltia en un centre sanitari més proper al seu domicili. Només 6 (16,2%) l'han aturat definitivament per algun motiu relacionat amb el tractament, com s'exposa en l'apartat 6.5.8. Els altres, o el mantenen actualment, 67,6%, o, el restant 16,2%, l'han mantingut fins la seva defunció, que no ha estat relacionada amb el tractament.

Taula 7. Característiques principals prèvies al tractament amb GILC dels pacients estudiats i temps de tractament amb GILC.

Cas	Sexe	Anys MP	HY *On*	HY *Off*	UPDRS T *On*	UPDRS T *Off*	SNM rellevants	MMSE	Temps *Off* (h)	Tractament	Edat inici GILC	Data inici GILC	Data fi GILC	Duració GILC (mesos)	
1	H	23	2,5	5	35	132		30	8	convencional optimitzat en llista espera ECP	57	25/05/2006	2015 en curs	116,0	GEP en altre centre
2	H	23	2,5	3	63	80	al·lucinacions trast. control impulsos hipersexualitat	28	9	convencional optimitzat	67	07/07/2006	16/06/2015	108,0	GEP en altre centre
3	D	7	2,5	4	35	67	al·lucinacions	29	4	convencional optimitzat	69	30/07/2007	02/01/2012	54,0	2011 atesa altre Centre
4	D	8	2,5	4	40	79	demència al·lucinacions	24	4	convencional optimitzat	63	12/11/2007	2015 en curs	96,0	
5	D	13	3	4	61	84	trast. control impulsos disregulació dopaminèrgica	29	8	convencional optimitzat	54	22/11/2007	04/09/2009	22,0	
6	H	22	2,5	4	61	95		29	4	convencional optimitzat	72	08/07/2008	28/10/2009	15,0	
7	H	18	2,5	4	56	98	deliri trast. control impulsos hipersexualitat	30	8	convencional optimitzat + bomba apomorfina (anèmia hemolítica)	78	04/09/2008	04/01/2013	52,0	infusió 24 hores
8	D	12	3	5	41	72	deterior cognitiu moderat	27	8	convencional optimitzat	76	14/11/2008	14/05/2009	7,0	2010 atesa altre Centre
9	D	15	2,5	4	54	93	deterior cognitiu moderat psicosi al·lucinacions	25	8	convencional optimitzat +bomba apomorfina (al·lucinacions)	60	26/02/2009	08/03/2014	61,0	infusió 24 hores
10	H	8	2,5	4	29	38		30	4	convencional optimitzat	73	22/06/2009	2015 en curs	77,0	

11	D	15	2,5	4	41	81	al·lucinacions	28	8	convencional optimitzat	73	05/11/2009	2015 en curs	72,0
12	H	9	2,5	3	49	62	al·lucinacions	27	8	convencional optimitzat	70	14/02/2010	2015 en curs	69,0
13	D	14	2,5	3	36	46		30	6	convencional optimitzat	76	21/04/2010	2015 en curs	67,0
14	D	18	2	3	29	70		30	6	convencional optimitzat	66	19/05/2010	2015 en curs	66,0
15	H	12	2	3	29	40		29	6	convencional optimitzat +bomba apomorfina (nòduls)	70	11/07/2010	21/07/2010	1,0
16	H	18	2,5	3	44	85		28	6	convencional optimitzat	66	28/07/2010	25/09/2014	50,0
17	D	10	2,5	5	52	91	deterior cognitiu moderat al·lucinacions	24	6	convencional optimitzat	68	15/08/2010	2015 en curs	63,0
18	H	14	2,5	3	40	84	trast. control impulsos hipersexualitat, ludopatia	26	5	convencional optimitzat	74	22/10/2010	2015 en curs	61,0
19	D	9	2	3	29	55		29	6	convencional optimitzat	68	21/01/2011	2015 en curs	58,0
20	H	11	2,5	3	70	53	trast. control impulsos ludopatia	30	7	convencional optimitzat	69	03/03/2011	2015 en curs	56,0
21	H	16	2	3	20	52		29	6	convencional optimitzat	63	20/04/2011	2015 en curs	55,0
22	H	12	3	5	35	67		29	6	convencional optimitzat	78	19/05/2011	13/07/2012	14,0

23	D	15	2,5	4	43	70	demència al·lucinacions	24	5	convencional optimitzat	79	28/06/2011	12/06/2012	12,0	
24	H	7	2,5	4	25	48	deterior cognitiu moderat al·lucinacions	26	6	convencional optimitzat	64	27/03/2012	26/06/2013	15,0	
25	H	14	3	4	61	86		28	6	convencional optimitzat desestimat ECP (30/06/2010)	76	20/07/2012	2015 en curs	40,0	
26	D	11	2,5	4	31	62	al·lucinacions	28	5	convencional optimitzat	62	21/08/2012	2015 en curs	39,0	
27	H	16	2,5	4	32	65		30	7	convencional optimitzat +apomorfina subcutània (al·lèrgia, eritema nòduls 30/05/2012)	72	17/01/2013	2015 en curs	34,0	
28	H	10	2	4	58	82	deterior cognitiu moderat al·lucinacions trast. control impulsos punding, hipersexualitat	25	5	convencional optimitzat	69	31/01/2013	2015 en curs	34,0	
29	D	14	2,5	4	33	60		30	5	convencional optimitzat +apomorfina subcutània (intolerància, nàusees 28/04/2011)	59	25/07/2013	2015 en curs	28,0	
30	H	23	2,5	4	39	79	deterior cognitiu moderat tras. control impulsos punding, ludopatia, compra compulsiva	26	4	convencional optimitzat	67	30/10/2013	2015 en curs	25,0	
31	D	9	2,5	4	41	79	psicosi, deliri paranoid	27	6		57	13/06/2014	2015 en curs	16,0	

32	H	7	2,5	4	40	60	tras. control impulsos ludopatia, hipersexualitat, disregulació dopaminègica	26	4	convencional optimitzat desestimat per ECP	61	05/12/2014	2015 en curs	11,0	
33	H	26	3	5	100	139	demència disfagia i gastrostomia alimentària (21/04/2015)	20	7	convencional optimitzat +bomba apomorfina (00/09/2004 - 00/04/2015) pèrdua de cuidadora	80	21/04/2015	2015 en curs	7	gastrostomia alimentària
34	D	6	2	3	30	66		30	4	convencional optimitzat +bomba apomorfina (05/03/2014-17/04/2015,reacció eritematosa)	67	15/06/2015	2015 en curs	5,0	
35	H	6	2,5	3	33	69	disfagia greu i portador de gastrostomia alimentària (03/2014)	29	6	convencional optimitzat +bomba apomorfina (14/01/2013 - 10/12/2013) psicosi	57	12/08/2015	2015 en curs	3	gastrostomia alimentària
36	H	22	3	4	54	84		30	6	convencional optimitzat +bomba apomorfina (10/09/2015 - (pèrdua de cuidadora) desestimat ECP (01/10/2013)	73	15/09/2015	2015 en curs	2	
37	H	5	2,5	3	29	43		28	6	convencional optimitzat	69	20/10/2015	2015 en curs	1	

6.2 Resultats dels paràmetres d'Eficàcia

6.2.1 Motors

- **Temps en *Off***

Després del tractament amb GILC tots els 37 pacients experimentaren una milloria de les seves fluctuacions motores apreciable des de l'inici del tractament, significativa i sostinguda (taula 8). Amb una disminució mitjana del temps en estat *Off* que fou de 4,87 ± 1,08 hores el dia als 3 mesos (p<0,001), i que es manté en el transcurs del temps. Amb una reducció de 4,91 ± 1,12 hores d'estat *Off* respecte al temps basal al cap d'un any (p<0,001), 4,90 ± 1,20 hores als 5 anys (p<0,001), i 6,25 ± 0,35 hores als 9 anys en dos pacients (p=0,025).

Els pacients que prèviament sofrien 6,03 ± 1,42 hores en estat *Off*, van mostrar 1,16 ± 0,80 hores *Off* als tres mesos amb el tractament. I al cap d'un any de seguiment - en 23 pacients - 1,22 ± 0,80 hores en estat *Off* , situació que es mantenia amb 1,64 ± 0,90 hores en estat *Off* als cinc anys - en 11 malalts - i 2,25 ± 0,35 en els dos pacients que han rebut el tractament durant 9 anys.

El llarg manteniment i seguiment del tractament amb GILC, 40,86 ± 31,26 mesos de mitjana amb un rang de 1 a 116 mesos, d'aquests pacients amb MP avançada durant aquest temps és també una confirmació de l'èxit de la teràpia. Durant aquest llarg seguiment els pacients no han experimentat pèrdua d'eficàcia o tolerància. Han tingut ocasions d'experimentar el seu estat en cas de disfunció del tractament, que malauradament s'esdevé com s'exposarà a l'apartat 6.5, i han preferit reintroduir-lo i mantenir-lo per l'agreujament i reaparició de les fluctuacions motores prèvies.

Taula 8. Temps diari en estat *Off* dels pacients previ al tractament amb GILC, i als tres mesos, un any, cinc anys i nou anys de tractament.

Cas	Hores temps *Off* basal	temps *Off* 3 mesos	temps *Off* 24 mesos	temps *Off* 60 mesos	temps *Off* 108 mesos	Data fi GILC
1	8	2	2	2	2	en curs
2	9	1,5	1,5	2	2,5	16/06/2015
3	4	0,5	1			02/01/2012
4	4	1	1	1		en curs
5	8	2				04/09/2009
6	4	2				28/10/2009
7	8	2	2			04/01/2013
8	8	2				14/05/2009
9	8	2	2	3		08/03/2014
10	4	0,5	0,5	0,5		en curs
11	8	2	2	2		en curs
12	8	3	3	3		en curs
13	6	0	0	0,5		en curs
14	6	1	1	1		en curs
15	6	0				21/07/2010
16	6	1	1			25/09/2014
17	6	2	2	2		en curs
18	5	1	1	1		en curs
19	6	1	1			en curs
20	7	1	1			en curs
21	6	0,5	0,5			en curs
22	6	2				13/07/2012
23	5	1				12/06/2012
24	6	1				26/06/2013
25	6	2	2			en curs
26	5	0,5	0,5			en curs
27	7	2	2			en curs
28	5	1	1			en curs
29	5	0	0			en curs
30	4	0	0			en curs

31	6	1,5	en curs
32	4	0	en curs
33	7	2	en curs
34	4	0	en curs
35	6	1	en curs
36	6	0,5	en curs
37	6	0,5	en curs

- **Discinèsies**

Respecte les complicacions motores de tipus discinètic, el tractament amb GILC aporta una tendència a la milloria en el percentatge del dia amb aquesta complicació motora (taula 9). Cap pacient presenta un empitjorament en el percentatge del temps del dia amb discinèsies, 6 pacients (16,12%) milloren amb un decreixement del percentatge i la resta, el 83,8% no presenta canvis. Els canvis observats en la gravetat de les discinèsies no són estadísticament significatius (p=0,176). Millora la gravetat en 5 pacients (13,5%), la majoria, 28 pacients (75,7%), no canvien i 4 pacients (10,8%) empitjoren, tres d'aquests darrers arriben a una situació de discinèsies que produeixen una total incapacitat.

- **Puntuació UPDRS IV**

Les complicacions en general, fluctuacions motores i discinèsies, de la levodopateràpia prèvia dels pacients estudiats, avaluades amb la part IV de l'UPDRS mostren també una milloria que és estadísticament significativa (taula 10). Es passa d'una puntuació mitjana de 6,16 $\pm$ 2,36 abans d'iniciar el tractament amb GILC, a 3,49 $\pm$ 1,77 als tres mesos del tractament (p<0,001).

- **Estadis Hoehn i Yahr en *On* i en *Off***

El tractament amb GILC millora de forma significativa els estadis motors de

Hoehn i Yahr en que es troben els malalts en els primers temps del seguiment (taula 9). Pel que fa als estadis en estat *On* (p=0,002) 10 pacients milloren, passant tots ells d'un estadi 2,5 a un estadi 2. La resta, 27 pacients (73%) es mantenen sense canvis, cap pacient empitjora. I pel que fa a l'estadi de Hoehn i Yahr en estat *Off* (p<0,001) 17 pacients (45,9%) milloren, la majoria passa d'un estadi 4 a un estadi 3, i la resta, 20 pacients (54,1%) es manté sense canvis i cap empitjora.

- **Escala de Schwab i England**

El tractament amb GILC millora en tots els casos la independència motriu i la capacitat de desenvolupar les activitats quotidianes en general mesurades amb l'escala de Schwab & England en els primers temps del seguiment i de forma significativa (taula 9). La població estudiada passa d'una mediana de 50 (30-60) de l'escala S&E, això és pacients amb dependència major, necessitats d'ajudes parcials, inicialment; a una mediana de 80 (40-90), això és pacients completament independents en la majoria de les tasques quotidianes, als tres mesos de tractament amb GILC (p<0,001).

Taula 9. Temps diari en estat *Off,* percentatge i gravetat de discinèsies, estadi de Hoehn i Yahr en *On* i en *Off* i escala d'activitats de vida diària de Schwab i England dels pacients, previs al tractament i als tres mesos de tractament amb GILC.

nº	temps *Off* basal	temps *Off* post	%discinèsia basal	%discinèsia post	gravetat discinèsia basal	gravetat discinèsia post	H&Y *On* basal	H&Y *Off* basal	H&Y *On* post	H&Y *Off* post	S&E basal	S&E post
1	8	2	50	25	1	1	2,5	5	2	4	50	80
2	9	1,5	50	25	1	1	2,5	3	2	2,5	60	90
3	4	0,5	50	25	1	1	2,5	4	2	3	60	80
4	4	1	25	25	1	1	2,5	4	2,5	3	50	60
5	8	2	25	25	1	1	3	4	3	4	30	50
6	4	2	75	75	3	4	2,5	4	2	4	50	70
7	8	2	50	50	2	2	2,5	4	2	4	50	70
8	8	2	25	25	1	1	3	5	3	5	40	50
9	8	2	50	50	3	4	2,5	4	2	4	40	60
10	4	0,5	50	25	1	1	2,5	4	2	4	60	90
11	8	2	50	50	1	1	2,5	4	2,5	4	50	70
12	8	3	25	25	2	2	2,5	3	2,5	3	50	80
13	6	0	50	50	2	1	2,5	3	2	3	50	70
14	6	1	75	50	1	0	2	3	2	3	60	80
15	6	0	50	50	2	2	2	3	2	3	60	90
16	6	1	25	25	2	1	2,5	3	2,5	3	50	80
17	6	2	50	50	2	2	2,5	5	2,5	4	40	70
18	5	1	75	75	2	2	2,5	3	2	3	60	80

19	6	1	50	50	1	0	2	3	2	3	60	80
20	7	1	25	25	1	1	2,5	3	2,5	3	50	80
21	6	0,5	50	50	0	0	2	3	2	2,5	60	90
22	6	2	50	50	1	1	3	5	3	5	40	60
23	5	1	50	50	1	1	2,5	4	2,5	3	40	60
24	6	1	25	25	1	1	2,5	4	2,5	3	60	80
25	6	2	50	50	2	4	3	4	3	3	50	70
26	5	0,5	50	25	0	1	2,5	4	2	3	40	90
27	7	2	50	50	1	1	2,5	4	2,5	3	60	80
28	5	1	25	25	1	1	2	4	2	3	40	80
29	5	0	25	25	0	0	2,5	4	2,5	3	50	90
30	4	0	50	50	2	2	2,5	4	2,5	3	50	80
31	6	1,5	25	25	0	0	2,5	4	2,5	3	50	80
32	4	0	25	25	1	1	2,5	4	2,5	3	50	90
33	7	2	50	50	2	2	3	5	3	4	30	40
34	4	0	25	25	1	1	2	3	2	3	50	70
35	6	1	25	25	2	2	2,5	3	2,5	3	60	80
36	6	0,5	75	75	2	1	3	4	3	4	60	80
37	6	0,5	25	25	1	1	2,5	3	2,5	3	60	80

- **Puntuació UPDRS II en *On* i en *Off***

La discapacitat motriu en activitats de vida diària mesurada amb la part II de l'UPDRS dels pacients estudiats després del tractament amb GILC varia molt poc (taula 10). Els pacients experimentaren una pràcticament imperceptible milloria de la discapacitat motriu en activitats de vida diària que passa en l'estat *On* d'una puntuació mitjana d' 11,49 ± 5,65 a una puntuació de 10,73 ± 5,56 als tres mesos del tractament (p=0,107). I d'una puntuació mitjana de 23,92 ± 8,07 a una de 23,08 ± 7,55 en estat *Off* (p=0,124). Canvis que no són estadísticament significatius.

- **Puntuació UPDRS III en *On* i en *Off***

Els símptomes motors dels pacients avaluats amb la part III de la UPDRS varien també poc (taula 10). Experimenten en tot cas una milloria estadísticament significativa en l'estat *Off*.

Els pacients passen d'una puntuació inicial de la part III, motora, de la UPDRS de 22,16 ± 8,37 en estat *On* a una puntuació mitjana de 21,14 ± 8,84 als tres mesos del tractament amb GILC (p=0,080). En estat *Off* passen d'una puntuació inicial de 40,86 ± 13,16, a una puntuació de 38,97 ± 11,92 als tres mesos de tractament amb GILC (p=0,047).

Taula 10. Puntuacions totals i per seccions de la *Unified Parkinson's Disease Rating Scale* (UPDRS) en estat *On* i *Off*, i del *Mini Mental State Examination* (MMSE) dels pacients, prèvies al tractament i als tres mesos de tractament amb GILC.

Cas	UPDRS T *On* basal	UPDRS T *On* post	UPDRS T *Off* basal	UPDRS T *Off* post	UPDRS I basal	UPDRS I post	UPDRS II *On* basal	UPDRS II *On* post	UPDRS II *Off* basal	UPDRS II *Off* post	UPDRS III *On* basal	UPDRS III *On* post	UPDRS III *Off* basal	UPDRS III *Off* post	UPDRS IV basal	UPDRS IV post	MMSE basal	MMSE post
1	35	29	132	81	4	2	9	7	43	28	16	16	79	49	6	2	30	30
2	63	22	80	41	2	1	19	7	25	13	28	9	39	22	14	5	28	28
3	35	26	67	60	1	1	6	6	24	24	22	16	36	32	6	3	29	28
4	40	31	79	68	6	3	8	8	28	28	19	19	38	36	7	1	24	24
5	61	58	84	81	4	4	23	23	28	28	28	28	51	51	6	3	29	29
6	61	61	95	95	1	1	16	16	29	29	35	35	61	61	9	9	29	29
7	56	49	98	91	4	2	14	14	34	34	28	28	50	50	10	5	30	30
8	41	37	72	68	4	3	10	10	23	23	21	21	39	39	6	3	27	27
9	54	49	93	87	6	4	20	20	31	30	22	22	50	50	6	3	25	25
10	29	24	38	34	1	0	8	8	12	12	15	14	20	20	5	2	30	30
11	41	44	81	78	2	2	13	16	33	30	22	22	42	42	4	4	28	27
12	49	42	62	53	2	2	10	10	15	15	29	28	37	34	8	2	27	27
13	36	36	46	46	3	3	13	13	15	15	12	12	20	20	8	3	30	30
14	29	25	70	64	1	1	2	5	22	22	17	16	38	38	9	3	30	30
15	29	28	40	40	4	3	5	5	7	7	14	14	23	23	6	6	29	29
16	44	39	85	76	2	0	12	12	28	28	24	24	49	45	6	3	28	29
17	52	47	91	85	6	4	18	18	30	30	22	22	49	48	6	3	24	24
18	40	41	84	88	3	3	11	11	24	28	19	20	50	50	7	7	26	26

19	29	21	55	55	1	1	16	6	18	18	18	10	32	32	4	4	29	29
20	70	40	53	60	3	3	15	11	21	19	25	23	36	34	10	3	30	30
21	20	18	52	20	0	0	4	3	16	16	12	12	32	32	4	3	29	29
22	35	26	67	60	5	3	12	8	27	25	14	13	31	30	4	2	29	29
23	43	40	70	66	4	3	10	10	23	23	23	24	37	37	6	3	24	24
24	25	23	48	46	3	2	9	9	19	19	10	10	23	23	3	2	26	25
25	61	61	86	81	2	2	17	17	28	28	35	35	49	45	7	7	28	29
26	31	30	62	61	2	2	9	9	21	21	15	15	34	34	5	4	28	28
27	32	32	65	65	1	1	7	7	25	25	19	19	34	34	5	5	30	30
28	58	58	82	82	2	2	17	17	28	28	34	34	47	47	5	5	25	25
28	33	30	60	56	3	3	7	6	14	14	18	18	38	36	5	3	30	30
30	39	36	79	77	3	3	9	9	31	31	21	20	39	39	6	4	26	26
31	41	35	79	73	11	6	8	8	29	29	20	20	37	37	2	1	27	27
32	40	38	60	58	4	4	9	9	19	19	22	22	32	32	5	3	26	26
33	100	95	139	134	9	9	27	27	42	42	54	54	78	78	10	5	20	20
34	30	27	66	63	1	1	3	3	18	18	22	22	43	43	4	1	30	30
35	33	31	69	67	2	2	8	8	19	19	20	20	45	45	3	1	29	29
36	54	52	84	82	2	2	16	16	28	28	31	31	49	49	5	3	30	30
37	29	26	43	40	4	4	5	5	8	8	14	14	25	25	6	3	28	28

6.2.2 No motors

- **Puntuació UPDRS I**

La funció cognitiva i la conducta avaluades amb la UPDRS part I (taula 10) no es deteriora i de fet va millorar de forma estadísticament significativa, de 3,19 ± 2,26 a 2,49 ± 1,71; 0,7 punts de mitjana ($p < 0.001$) als tres mesos del tractament amb GILC.

- **MMSE**

No hi va haver diferències significatives en el resultat de MMSE en els seguiments inicials del tractament ($p = 0,655$). El tractament amb GILC doncs, no millora l'estat cognitiu avaluat amb el MMSE dels pacients, però tampoc el deteriora. Els pacients inicialment puntuen 28 (20-30) de mediana prèviament al tractament i als tres mesos de tractament amb GILC puntuen 29 (20-30) (taula 10).

- **Símptomes no motors rellevants**

Abans d'iniciar la infusió de GILC dels 37 pacients estudiats, nou pacients presentaven prèviament episodis de confusió mental (casos 4, 8, 9, 17, 23, 24, 28, 30 i 33), onze pacients presentaven al·lucinacions visuals (casos 2, 3, 4, 9, 11, 12, 17, 23, 24, 26 i 28), quatre pacients presentaven deliris i trastorns psicòtics (casos 7, 9, 28 i 31), vuit pacients presentaven trastorn del control d'impulsos amb conductes impulsives i compulsives (casos 2, 5, 7, 18, 20, 28, 30 i 32) de tipus sexual, en cinc dels quals (casos 2, 7, 18, 28, i 32), joc patològic en quatre (18, 20, 30 i 32), compra compulsiva en un (cas 5), dos pacients dels vuit presentaven activitat compulsiva - *punding* - (casos 28 i 30) i dos pacients una síndrome de disregulació dopaminèrgica (casos 5 i 32).
En el seguiment del tractament amb GILC els nou pacients continuaven presentant episodis confusionals i ho presentaren dos casos més (casos 12 i

35), els onze pacients van continuar amb al·lucinacions visuals lleus-moderades. El deliri s'agreujà en un cas (cas 7), persistí en forma lleu-moderada en dos casos (9 i 28), i millorà clarament en un altre (cas 31). Les conductes impulsives i compulsives milloraren en quatre pacients (casos 2, 7, 18 i 28) i de forma marcada en dos més (casos 20 i 30), i persistiren en dos altres (casos 5 i 32). La hipersexualitat es va controlar millor en els cinc casos. Un pacient va continuar amb joc patològic lleu (cas 32), els altres quatre van millorar i un d'ells d'una forma molt marcada (cas 20). La compra compulsiva es va controlar. El *punding* va persistir sense gaire canvi. Els dos pacients van millorar de la seva disregulació dopaminèrgica. Cap pacient va desarrollar impulsivitat i conductes compulsives i impulsives de nou després d'iniciat el tractament amb GILC.

6.3 Resultats del subestudi de Cognició i Conducta

6.3.1 Descripció de la població estudiada

Es van avaluar 5 pacients (3 homes, 2 dones) amb MP avançada tractats amb GILC corresponents als casos 6, 9, 10, 11 i 12 de la sèrie general, amb una edat mitjana de 69,6 anys (rang 60-73), i una durada mitjana de la malaltia de 14,4 anys (rang 8-22). Tots ells escolaritzats amb una mitjana de 9 ± 8 anys d'escolarització, i un rang d'estudis superiors (22 anys) a bàsics (2 anys) (taula 11).

Taula 11. Característiques principals prèvies al tractament amb GILC dels pacients estudiats.

Pacient (cas sèrie)	*Sexe*	*Edat*	*Temps evolució MP*	*Anys escolarització*
1 (12)	Home	70	11	22
2 (6)	Home	72	22	3
3 (9)	Dona	60	17	8
4 (11)	Dona	73	14	2
5 (10)	Home	73	8	10

6.3.2 Resultats dels paràmetres avaluats

No s'observen diferències estadísticament significatives entre la puntuació prèvia i els 3-6 mesos en cap dels tests neuropsicològics (taula 12). Tot i que no hi ha evidència de milloria ni d'empitjorament estadísticament significatives, la majoria de les puntuacions es mantenen o tendeixen a millorar en alguns tests. Les puntuacions cognitives obtingudes abans de la infusió de GILC es mantenen o milloren en algunes funcions després d'aquesta intervenció. Després del tractament amb GILC hem observat una discreta millora en memòria verbal a curt i a llarg termini, en funcions atencionals, en control motor voluntari, en la fluència verbal fonètica i en denominació en dos dels cinc pacients. Pel que fa a conducta no s'aprecien diferències entre les avaluacions. Un dels tests que mostra més milloria és el de memòria audio-verbal diferida, en el que 4 pacients milloren i 1 es manté (figura 21).

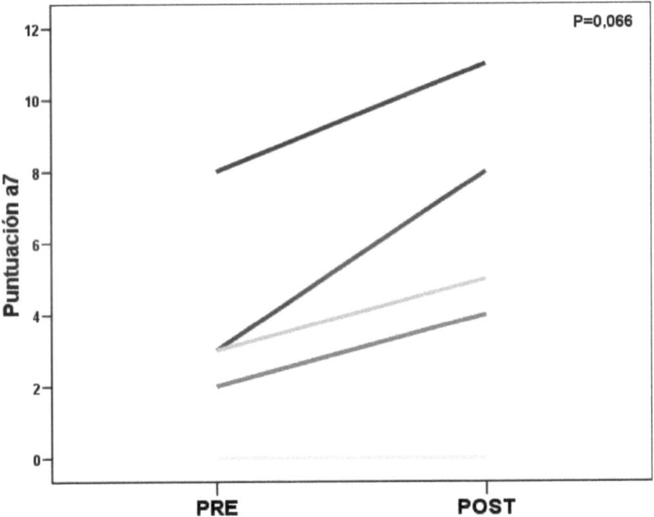

Figura 21. Gràfic de memòria audio-verbal diferida dels pacients prèvia i posterior a 3-6 mesos de tractament amb GILC.

En els tests de capacitat atencional i de seqüències motores, observem que, tot i que no hi ha diferències significatives, 4 dels 5 pacients també milloren llurs puntuacions (figura 22).

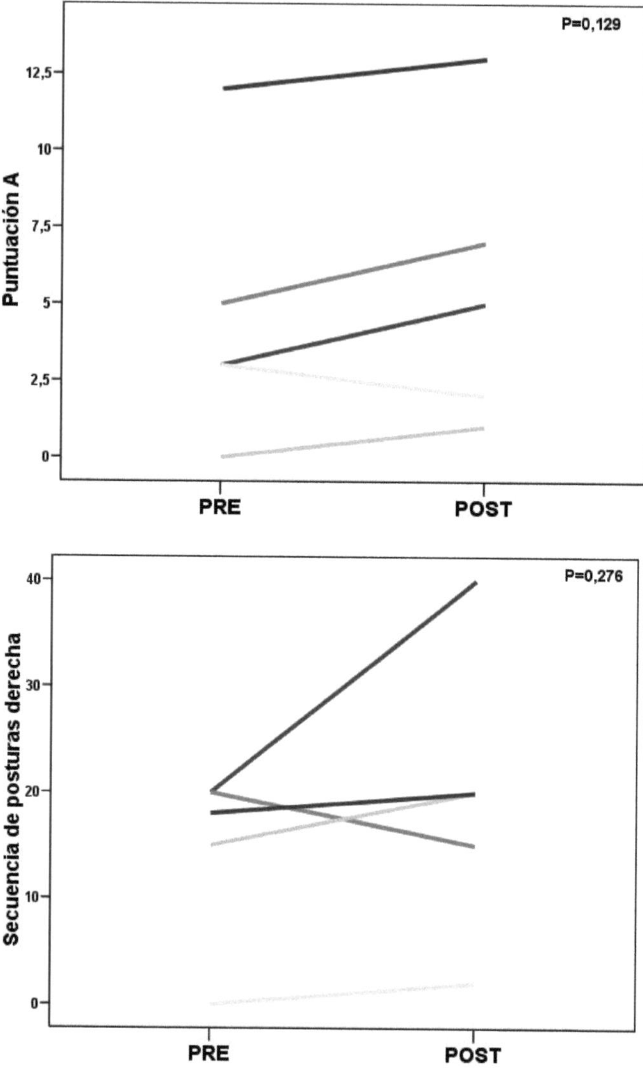

Figura 22. Gràfic superior: capacitat atencional. Gràfic inferior: seqüències motores dels pacients prèvies i post 3-6 mesos de tractament amb GILC.

Així mateix en la en la puntuació FAS de fluència verbal fonètica (gràfic superior de la figura 23), tots milloren llevat d'un pacient que empitjora.

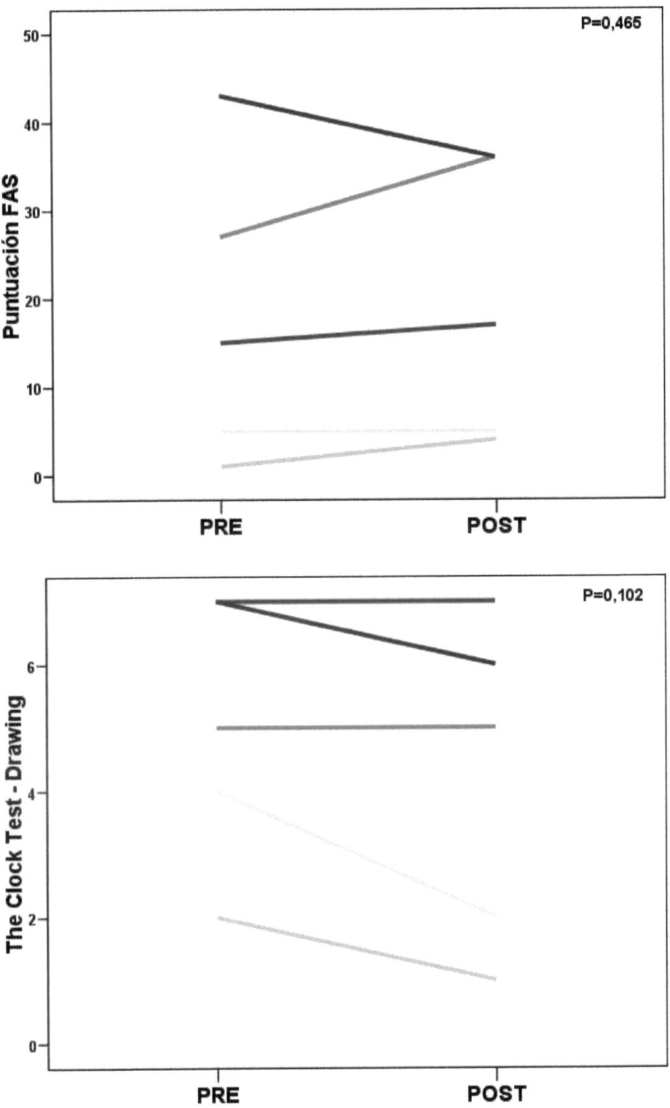

Figura 23. Gràfic superior: fluència verbal fonètica. Gràfic inferior: visuoconstrucció grafomotora prèvies i post 3-6 mesos de tractament amb GILC

En el test del dibuix del rellotge (gràfic inferior de la figura 23), tot i que 2 pacients es mantenen, 3 disminueixen llurs puntuacions. En les restants puntuacions dels tests, no s'observen variacions importants.

Malgrat que la potència estadística és baixa pel petit volum de la mostra, no hi ha indicis doncs, que els pacients sotmesos al tractament amb GILC empitjorin cognitivament, i fins i tot mostren una tendència a millorar en algunes de les puntuacions.

Taula 12. Puntuacions de la bateria de tests neuropsicològics dels pacients prèvies i als tres-sis mesos de tractament amb GILC.

cas	semantic verbal fluency animals		Boston Naming Test	WAIS digit III (direct)	WAIS III digit span (reverse	Rey's Auditory-Verbal Learning Test (RAVLT)						
Basal	**FAS**	**Anim**	**BNT 30**	**Dígits D**	**Dígits Ind**	**A1**	**A2**	**A3**	**A4**	**A5**	**a7 score- Llarg plaç**	**Recon AVL**
1 (12)	27	16	27	9	3	3	4	4	6	7	2	12
2 (6)	5	6	17	6	2	3	.	4	4	4	0	0
3 (9)	15	12	21	4	2	1	2	4	4	5	3	14
4 (11)	1	12	15	4	2	2	3	5	5	7	3	9
5 (10)	43	18	29	9	6	4	6	8	10	10	8	15
M	**18,2**	**12,80**	**21,80**	**6,40**	**3,00**	**2,60**	**3,75**	**5,00**	**5,80**	**6,60**	**3,20**	**10,00**
DE	17,12	4,60	6,10	2,51	1,73	1,14	2,24	1,73	2,49	2,30	2,95	6,04
Post												
1 (12)	36	16	26	7	5	4	4	5	9	10	4	13
2 (6)	5	6	22	8	2	2	4	3	3	4	0	11
3 (9)	17	11	21	7	4	4	5	7	11	12	8	12
4 (11)	4	12	16	4	2	3	3	5	5	4	5	8
5 (10)	36	21	27	8	5	3	7	7	8	10	11	15
M	**19,6**	**13,2**	**22,4**	**6,8**	**3,6**	**3,2**	**4,6**	**5,4**	**7,2**	**8**	**5,6**	**11,8**
DE	15,82	5,63	4,39	1,64	1,52	0,84	1,52	1,67	3,19	3,74	4,16	2,59

Cas	Motor sequences					Luria test	STROOP			
Basal	**Seq mà dom**	**Seq No dom**	**JLO**	**Lect Rel**	**Hooper**	**FS Luria**	**Stroop 1**	**Stroop 2**	**Stroop 3**	**Rellotge**
1 (12)	20	32		15	.	13	72	37	11	5
2 (6)	0	0		6	8,5	.	22	.	.	4
3 (9)	20	19	13	15	17,5	13	73	38	23	7
4 (11)	15	12	0	12	.	14	42	36	16	2
5 (10)	18	20	15	15	.	13	84	70	24	7
M	**14,60**	**16,60**	**9,33**	**12,60**	**13,00**	**13,25**	**58,60**	**45,25**	**18,50**	**5,00**
DE	8,41	11,74	8,14	3,91	7,80	5,94	25,73	24,78	9,83	2,12
Post										
1 (12)	15	20		12	.	14	82	40	16	5
2 (6)	2	0		11	8,5	11	.	.	.	2
3 (9)	40	20	13	15	.	14	72	41	27	7
4 (11)	20	20	.	11	.	12	31	3	10	1
5 (10)	20	26	15	15	.	13	93	60	43	6
M	**19,4**	**17,2**	**14**	**12,8**	**8,5**	**12,8**	**69,5**	**36**	**24**	**4,2**
DE	13,67	9,96	8,14	2,05	3,80	1,30	38,93	26,19	16,51	2,59

Abreviacions de la taula 12- I:

FAS: Test de fluència verbal fonètica COWAT (Controlled oral word association test-COWA).

Anim: Test de fluència verbal semàntica

BNT 30: Test de denominació visuo-verbal de Boston (BNT) Abreviació 30 ítems.

Dígits D: Dígits WAIS III (directes).

Dígits Ind: Dígits WAIS III (indirectes).

Rey's Auditory-Verbal Learning Test (RAVLT). Test d'aprenentatge àudio-verbal de Rey:

A1: assaig 1

A2: assaig 2

A3: assaig 3

A4: assaig 4

A5: assaig 5

a7 score - Llarg plaç: memòria audio-verbal diferida

Recon AVL: Reconeixement

Abreviacions de la taula12- II:

Seq mà dom: seqüències motores de Luria en mà dominant

Seq No dom: seqüències motores de Luria en mà no dominant

JLO: Test d'orientació de línies Judgment line orientation test (JLO)

Lect Rel: Lectura de rellotges.

Hooper: test d'integració visual Hooper Visual Organization Test

FS Luria: Test de Figures superposades de Luria

Test de paraules i colors d'Stroop:

Stroop 1: làmina 1

Stroop 2: làmina 2

Stroop 3: làmina 3

Rellotge: Test del rellotge

6.4 Resultats del subestudi del Son

6.4.1 Descripció de la població estudiada

Es van avaluar 5 pacients (1 home i 4 dones) amb MP avançada, tractats amb GILC, corresponents als casos 9, 10, 11, 13 i 14 de la sèrie general, amb una edat mitjana 69,6 anys (amb un rang de 60 a 76), i una durada mitjana de la malaltia de 14 anys (amb rang de 8 a 18). Presentaven un índex de massa corporal (*Body Mass Index* -BMI-) de 27,5 Kg/m^2 de promig. Inicialment presentaven una mala qualitat del son tant en paràmetres subjectius com objectius, tres dels cinc pacients estudiats presentaven una fase de son REM sense atonia (taula 13).

Taula 13. Característiques principals prèvies al tractament amb GILC dels pacients estudiats.

n:	5 (casos 9,10,11,13,14)
Sexe	1H/4D
Edat	69,6(60-76)
Temps evolució MP	14(8-18)
BMI	27,5(23-36)
REM sense atonia	3/5

6.4.2 Resultats dels paràmetres avaluats

Els qüestionaris subjectius van mostrar absència de somnolència, una presència de fatiga, de depressió i d'ansietat que no es modifica després de 3-6 mesos de tractament amb GILC (taula 14).

Una part dels pacients (3/5) refereixen una baixa eficiència subjectiva del son que no es modifica després d'iniciar el tractament (p=0,273) (figura 24).

El qüestionari subjectiu sobre la somnolència d'Epworth va mostrar que aquells pacients amb somnolència milloren després del tractament, encara que no de forma estadísticament significativa (p=0,131) (figura 25).

El qüestionari de qualitat del son de Pittsburgh mostra que una part dels pacients (3/5) refereixen mala qualitat de son basal i que aquesta no canvia de forma significativa després de la realització del tractament (p=0,461) (figura 26).

Els resultats dels qüestionaris de fatiga (p=0,465), depressió (p=0,786) i ansietat (p=0,465) no es modifiquen després del tractament (figures 27,28 i 29).

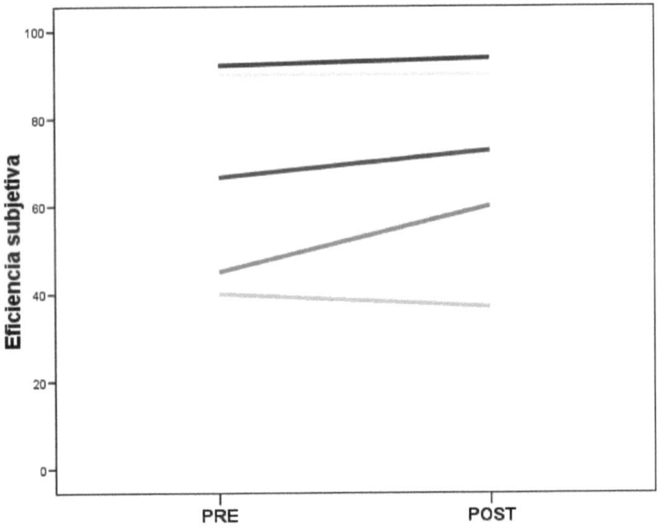

Figura 24. Eficiència subjectiva del son dels pacients prèvia i posterior a 3-6 mesos del tractament amb GILC. Eficiència normal >85%

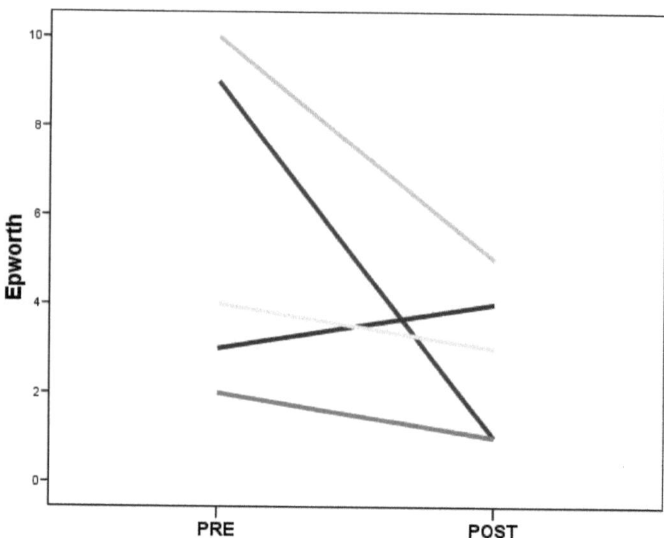

Figura 25. Escala d'Epworth dels pacients prèvia i posterior a 3-6 mesos del tractament amb GILC. Normal <8

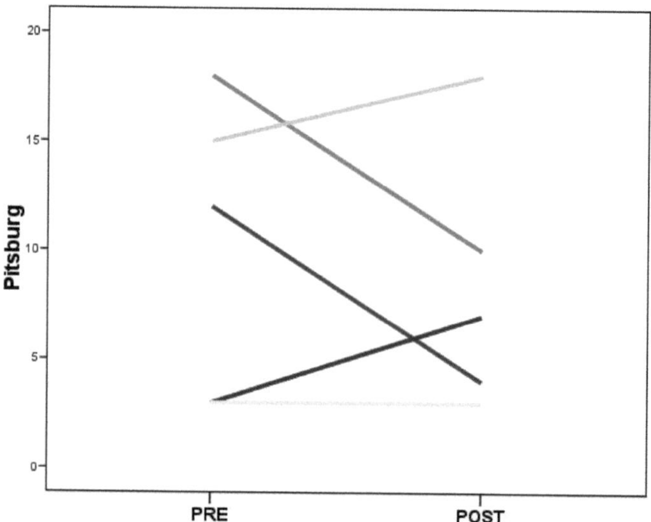

Figura 26. Qüestionari qualitat del son de Pittsburg dels pacients previ i posterior a 3-6 mesos del tractament amb GILC. Normal <5 Greu>14

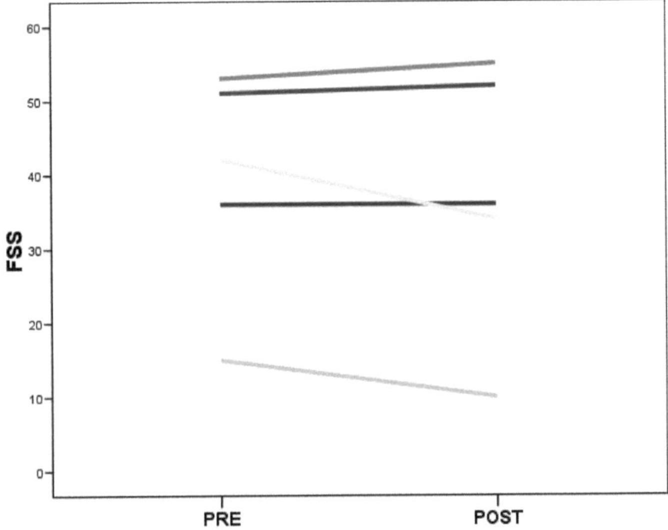

Figura 27. Escala de Fatiga dels pacients prèvia i posterior a 3-6 mesos del tractament amb GILC. Normal <45

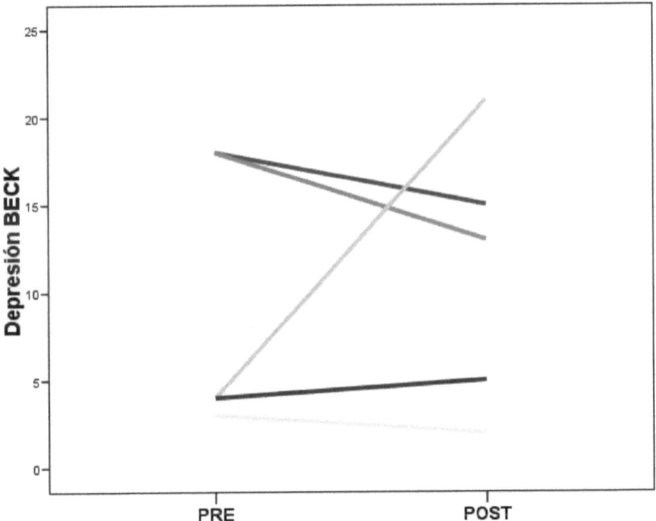

Figura 28. Escala de depressió de Beck dels pacients, prèvia i posterior a 3-6 mesos del tractament amb GILC. Normal <4 Greu >15

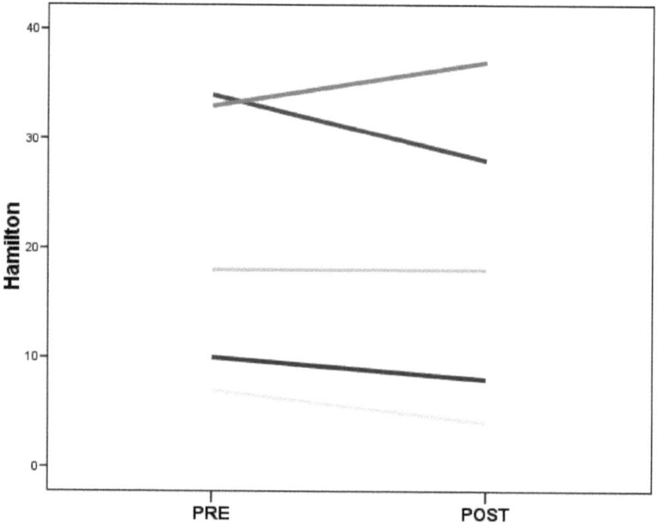

Figura 29. Escala d'ansietat de Hamilton dels pacients prèvia i posterior a 3-6 mesos del tractament amb GILC. Normal <5 Greu >15

Taula 14. Paràmetres subjectius d'estudi del son

	Pre-tractament Mitjana(DE)	Post-tractament Mitjana(DE)	p
Epworth	5,6 (3,6)	2,8 (1,7)	0,131
Eficiència Subjectiva	66,7(24,3)	70,6 (23,2)	0,273
Pittsburgh	10,2 (6,9)	8,4 (6,0)	0,461
Escala Fatiga	39,4(15,2)	37,4(17,9)	0,465
Depressió de Beck	9,4(7,6)	11,2(7,6)	0,786
Ansietat de Hamilton	20,40(12,6)	19,0(13,7)	0,465

La PSG va mostrar una baixa eficiència de son generalitzada en els pacients estudiats. No es van observar diferències significatives en els paràmetres de la macroestructura del son, en els esdeveniments respiratoris ni en els moviments periòdics de les cames (figura 30) després de l'inici del tractament (taula 15).

Taula 15. Paràmetres objectius polisomnogràfics.

	Pre-tractament Mitjana(DE)	Post-tractament Mitjana(DE)	p
Eficiència	66,2(9,3)	55,2(18,3)	0,225
Vigília intrason	124,3(82,0)	100,8(60,9)	0,144
Latència de son	33,6(44,0)	89,9 (112,1)	0,686
Latència REM	164,1(71,4)	150,2(78,4)	0,715
REM%	13,6(8,5)	11,6(7,3)	0,144
NREM%	86,3(8,5)	88,5(7,3)	0,144
N1%	18,0(10,7)	25,2(16,2)	0,686
N2%	54,3(8,5)	47,6(5,0)	0,043
N3%	14,0(8,4)	15,7(13,1)	0,686
Roncs (n/h)	184(275,2)	285(295,9)	0,109
IAH	3,0(3,2)	4,6(2,9)	0,593
Microdespertars	12,9(5,6)	10,0(3,2)	0,225
MPP	15,0(11,0)	10,8(12,0)	0,345
Oximetria basal	94,4(2,3)	95,2(2,1)	0,414
Oximetria mitjana	93,6(2,4)	94,2(2,6)	0,461
Oximetria mínima	91,8(2,5)	89,0(5,0)	0,194
CT90	0,6(1,3)	0,6(0,6)	0,109

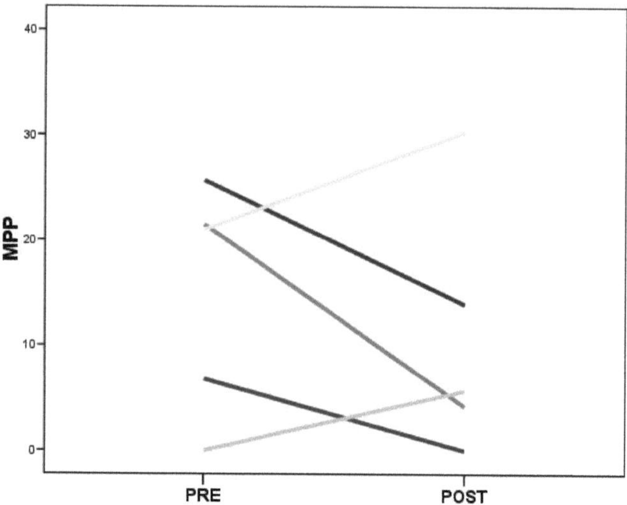

Figura 30. MPP - moviments periòdics de les cames dels pacients previs i posteriors a 3-6 mesos del tractament amb GILC dels pacients. Normal <15 /h

Malgrat que la potència estadística és baixa pel petit volum de la mostra, no hi ha indicis que els paràmetres subjectius i objectius de la qualitat de son empitjorin amb el tractament amb GILC.

6.5 Resultats dels paràmetres de Seguretat i Maneig dels Efectes Adversos

6.5.1 Duració del tractament amb GILC

Els 37 pacients objectes de l'estudi van seguir el tractament amb GILC una mitjana de 40,86 ± 31,26 mesos, amb un rang de 1 a 116 mesos, durant la vigília i en 2 casos durant 24 hores. Dos han arribat al control dels 9 anys (108 mesos), 11 al dels 5 anys (60 mesos) i 23 al del primer any (taula 7). Només 6, el 16,2%, l'han aturat definitivament per algun motiu relacionat amb el tractament (apartat 6.5.8). Els altres, o el mantenen actualment, 67,6%, o, el restant 16,2%, l'han mantingut fins la seva defunció, que no ha estat relacionada amb el tractament.
Els EA esdevinguts durant el tractament amb GILC que han presentat els pacients s'han classificat segons el seu origen en: EA relacionats amb el procediment intervencionista (GEP) i la gastrostomia (taula 16), EA relacionats amb el dispositiu i sistema d'infusió (taula 17) i EA relacionats amb el fàrmac GILC (taula 18).

6.5.2 Efectes adversos relacionats amb el procediment intervencionista (GEP) i la gastrostomia

Complicacions relacionades amb el procediment intervencionista GEP:

- **Dolor a paret abdominal, nàusees i vòmits**

Va aparèixer en 12 dels 37 pacients, normalment immediatament després de la GEP i persistí els dies posteriors. En les primeres hores posteriors a la gastrostomia poden aparèixer nàusees i vòmits que normalment es deuen a una gastroparèsia temporal. L'ili paralític és molt més infreqüent i apareix sobretot coexistint amb la presència de pneumoperitoneu.

- **Peritonitis local**

Secundària a la perforació gàstrica, és una complicació no massa freqüent 13,5%, apareguda en 5 casos dels 37 pacients. Està directament relacionada amb el moment de la gastrostomia i, per tant, els símptomes apareixen en acabar el procediment. Cursa amb dolor abdominal, febre i malestar general.

- **Pneumoperitoneu**

Aparegut en 3 pacients, secundari a la insuflació d'aire en el moment de l'endoscòpia. En alguns casos pot induir a ser confós amb la presència de peritonitis o perforació (associació de pneumoperitoneu i dolor), o poden coexistir. Hi pot haver dolor per la distensió, però en aquests casos manca la contractura abdominal, signes de peritonisme o desviació esquerra en el perfil de leucòcits. Aquesta situació s'anomena pneumoperitoneu benigne (Figura 31). També pot succeir la presència d'aire en teixit cel·lular subcutani.

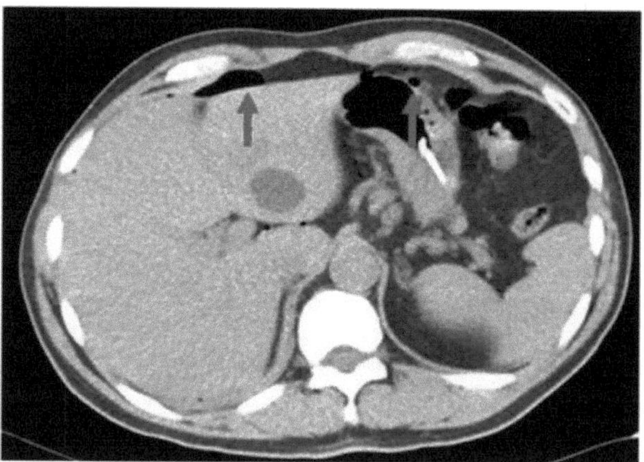

Figura 31. Pneumoperitoneu, les fletxes assenyalen l'aire.

Complicacions relacionades amb la gastrostomia:

- **Granulomes peristoma**

No és infreqüent l'aparició de granulomes (teixit de granulació) en l'estoma, a causa d'un mecanisme de reacció per cos estrany. N'han presentat 14 pacients, un 37,8%. Probablement hi hagi una predisposició a cada subjecte a desenvolupar o no granulomes, de manera que hi ha pacients que abans o després els desenvolupen de forma reincident, encara que es canviï la sonda de gastrostomia i d'altres no (figura 32).

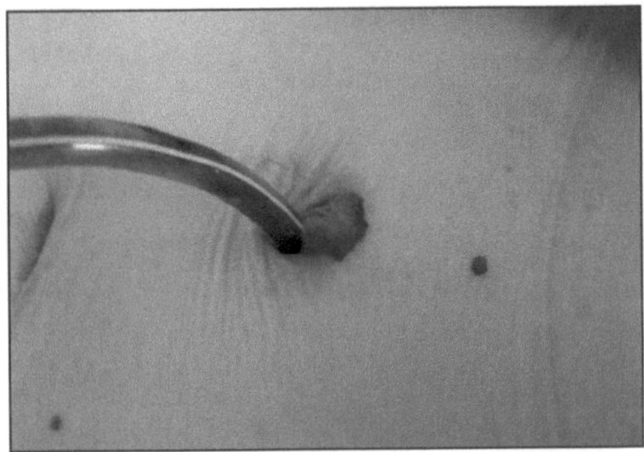

Figura 32. Granuloma de volum rellevant

- **Dermatitis de l'estoma**

Són freqüents, moltes vegades per erosions mecàniques o irritacions. En ocasions sobre infectades. Aquesta complicació té una freqüència similar als granulomes, apareix en un 32,4%, això és en 12 dels pacients tractats. Generalment és lleu, si bé hi ha hagut un cas greu (cas 13) que s'aconseguí corregir sense arribar a ser motiu de retirada del tractament (figura 33).

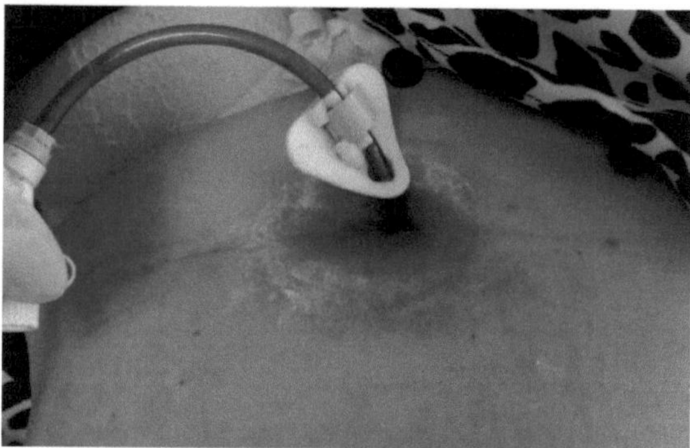

Figura 33. Dermatitis intensa

- **Fuita periestomal**

Sol aparèixer en els primers dies després de la col·locació de la sonda de gastrostomia. La col·locació molt ajustada entre els topalls intern i extern produeix un menor flux sanguini als teixits, problemes en la cicatrització de la ferida i fuita periestomal. Ha succeït en 2 casos, és de gravetat lleu-moderada.

- **Infecció de l'estoma.**

Apareguda en 7 casos, 18,9%, amb induració local i exsudat purulent. Els gèrmens més implicats són els estafilococs, també estreptococs, *E. coli*, pseudomones i proteus. Poden ser per fongs, sobretot si hi ha una exagerada higiene local amb sèrum, aigua oxigenada, etc. En ocasions amb rubor, calor, dolor és a dir, cel·lulitis peristoma, i en casos més greus amb afectació de l'estat general (febre, malestar general). En els tres casos més greus (casos 12, 21 i 24), en el que s'hagué de retirar la GEP, hi coexistí una reacció d'enterrament de la gastrostomia *(Buried Bumper Syndrome)* (Klein, Heare et al. 1990) possiblement per una forta pressió perllongada del topall contra la paret abdominal i alhora una reacció a cos estrany. El topall intern erosiona lentament la paret gàstrica i s'hi va introduint. El diagnòstic es confirmà per endoscòpia, que permet observar que a la llum gàstrica no hi ha l'extrem intern o que està completament recobert de mucosa. Aquesta complicació, afegida al progressiu deterior cognitiu del pacient fins a la demència, fou motiu de retirada definitiva del tractament amb GILC en un dels casos (cas 24).

Taula 16. Complicacions relacionades amb el procediment GEP i la gastrostomia

Tipus	Nombre de pacients de 37 (%)	Casos	Gravetat	Solució aplicada
Dolor abdominal nàusees i vòmits	12 (32,4%)	**1,16,18,19,21,26,29,33, 34,35,36,37**	Lleu Moderat	Analgèsia
Peritonitis local post GEP	5 (13,5%)	**1,16,19,29,33**	Lleu Moderat	Antibiòtic sistèmic
Pneumoperitoneu post GEP	3 (8,1%)	**1,19,33**	Moderat	Dieta
Granuloma a l'estoma	14 (37,8%)	**2,7,9,10,11,12,14,17,21 22,25,27,29,32,**	Lleu	Tractament tòpic
Dermatitis de l'estoma	12 (32,4%)	**2,11,12,13,17,18,21,26, 27,29,30,34**	Moderat Greu: 1 (**13**)	Tractament tòpic
Fuita per l'estoma	2 (5,4%)	**10,13**	Moderat	Tractament tòpic
Infecció de l'estoma	7 (18,9%)	**8,11,12,21,24,26,33**	Moderat Greu: 3 (**12,21,24**)	Antibiòtic sistèmic Retirada de GEP

6.5.3 Efectes adversos relacionats amb el sistema d'infusió

Les complicacions del sistema d'infusió són molt freqüents i no solen ser greus. Les causes són múltiples: obstruccions, desconnexions, arrencaments, sortides parcials, mal posicions del sistema o de la bomba, nusos, etc. i originen visites no programades a la consulta i a Urgències.

- **Recanvi de GEP per deteriorament dels sondatges**

Les característiques de la sonda de Duodopa® permeten mantenir el sistema un temps estimat de 2 anys, realitzant el canvi de tot el sistema en aquest moment, llevat de complicacions en l'interval. La sonda jejunal és la que més problemes pot plantejar, però la GEP sol romandre intacta durant anys.
La sonda interna tendeix a deteriorar-se amb el pas del temps. D'una banda hi ha un clar canvi de coloració que li dóna un aspecte negrós i, d'altra banda, s'endureix o perd elasticitat. En traccionar, la sonda intestinal tendeix a partir-se o fins i tot de vegades és difícil la retirada final de l'extrem enteral mitjançant el orifici de la gastrostomia i cal tallar-les de la pell i retirar-la amb l'endoscopi per la boca (cas 12).
Hem seguit les recomanacions empíriques de la Unitat de Suport Nutricional amb un recanvi rutinari cada 18 mesos a 2 anys, per evitar complicacions cròniques descrites en la literatura que poden fer-se complexes i més o menys greus, com l'enterrament de la punta de la sonda enteral o la formació d'un betzoar. De manera que, a data de novembre de 2015, s'ha recanviat els sondatges en 34 dels 37 pacients, el 91,2%.

- **Ruptura o fallida dels connectors**

És una complicació lleu, relativament freqüent, presentada per 10 pacients, un 27%.

- **Ruptura de la sonda externa**

La ruptura, per tall o estirament de la sonda externa no és tan freqüent com els connectors. Ha aparegut en 2 pacients dels 37.

- **Sortida accidental de la sonda de gastrostomia**

L'arrencament de la GEP és una complicació greu que requereix l'atenció urgent del pacient, doncs l' orifici fistulós pot tancar-se en poques hores o fins en 48 hores segons el cas. Normalment és conseqüència de caigudes i traccions intenses. S'ha presentat en 4 pacients, un 10,8% (figura 34).

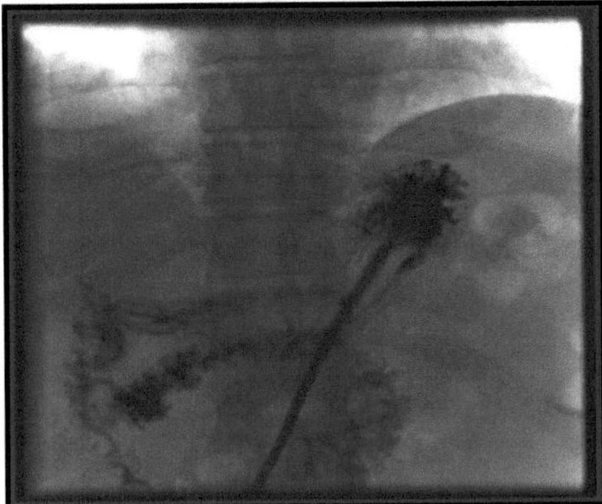

Figura 34. Arrencament de gastrostomia.

- **Sortida accidental de la sonda intestinal**

L'eixida exterior de la sonda intestinal és més freqüent. És una complicació apareguda en 11 pacients dels 37, el 29,7%. Sobretot en pacients en situació de confusió i demència, però també en altres per traccions pel pes que exerceix la bomba d'administració de Duodopa®.

Pot donar-se una sortida parcial o total. En el cas de sortida parcial la sonda pot estar encara en duodè o haver migrat a estómac. En el primer cas la infusió de GILC segueix aconseguint els resultats clínics esperats. En cas que la medicació sigui menys efectiva, probablement l'extrem distal de la sonda estarà en la cavitat gàstrica. La radiografia simple d'abdomen pot no resultar d'utilitat per a distingir la posició de l'extrem distal. La instil·lació de Gastrografin® durant la fluoroscòpia sí sol distingir la posició de l'extrem final de la sonda. En cas de migració de l'extrem final de la sonda a l'estómac o davant la impossibilitat de saber si està a l'estómac o el duodè s'ha de procedir a una endoscòpia i a la recol·locació de la sonda duodenal, si escau.

En cas de sortida completa de la sonda enteral s'haurà de col·locar per endoscòpia. En qualsevol cas la sortida parcial o total de la sonda enteral no són situacions d'urgència com l'arrencament de la GEP.

- **Migració intestinal de la sonda intestinal**

La sonda intestinal pot desconnectar-se (figura 35) i migrar per estar mal connectada o per haver patit una estirada. La migració intestinal s'ha donat en 5 pacients, el 13,5% eliminant-se normalment per via rectal sense problemes clínics rellevants.

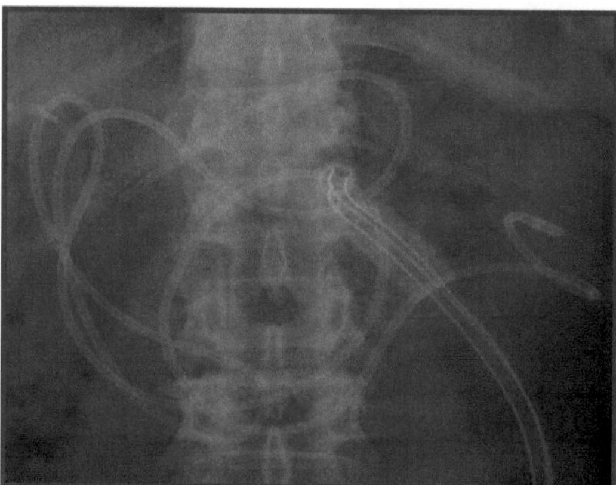

Figura 35. Migració de sondatge intestinal.

- **Migració gàstrica de la sonda intestinal**

La migració pot ser a cavitat gàstrica, la qual cosa suposa una menor un efectivitat del tractament. La migració del cap de la sonda intestina a l'estómac s'ha donat en 2 pacients (5,4%) (figura 36).

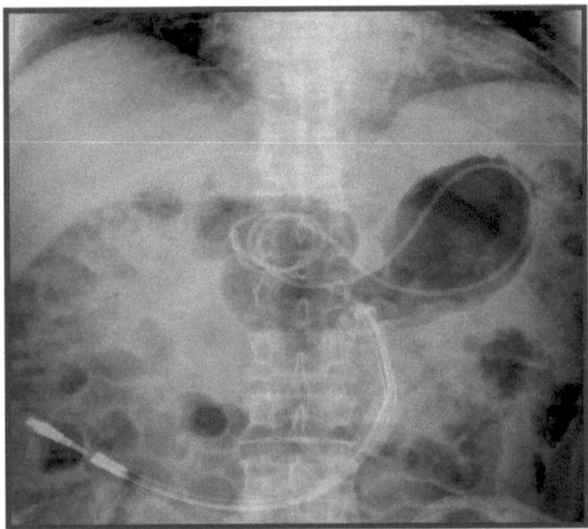

Figura 36. Migració del sondatge intestinal ascendint a cavitat gàstrica.

- **Obstrucció transitòria de la sonda intestinal**

És una de les causes més freqüents de disfunció de la infusió. L'han soferta 13 dels 37 pacients, un 35,1%. L'obstrucció és més freqüent en els sistemes de gastrostomia amb extensió duodenal, que les gastrostomies simples. Això és degut al fet que les sondes enterals incorporades a través de la gastrostomia són d'un calibre més petit (figura 38). L'obstrucció de la sonda enteral es manifesta amb el mecanisme d'avís de la bomba d'alarma per hiperpressió.

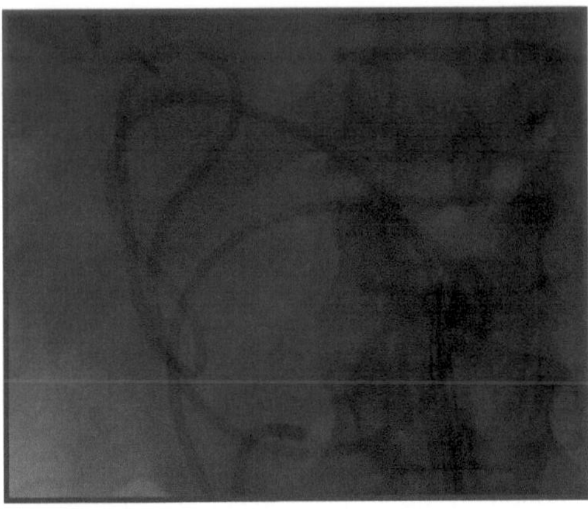

Figura 37. Bucles i séc del sondatge que condicionen obstruccions transitòries.

- **Obstrucció permanent de la sonda intestinal**

L'obstrucció permanent també és una de les causes més freqüents de disfunció de la infusió. L'han soferta també 13 dels 37 pacients, un 35,1%. Pot tractar-se d'un bucle, d'un llaç, d'un acolzament, o d'un séc o fins i tot d'un nus (figura 38). El problema que dóna és que la medicació no passa perquè hi ha un «stop» al llarg del recorregut de la sonda interna, de tal manera que la bomba pita i a la pantalla apareix «pressió elevada». Això és més probable que es produeixi quan la longitud de la sonda és de més de 80 cm.

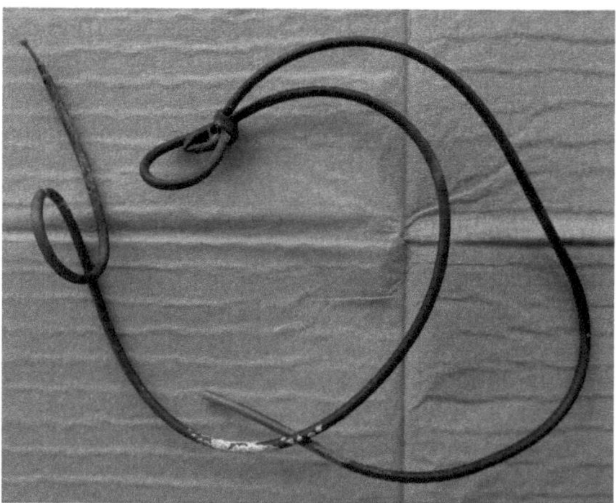

Figura 38. Nus del sondatge intestinal que condicionava una obstrucció permanent.

- **Ulceracions**

Complicació esdevinguda en 2 pacients. Amb probable relació amb el sondatge.

- **Enterrament de dispositiu - reacció de cos estrany**

Tres pacients han presentat el fenomen de Sonda oculta o soterrada o enterrament de la gastrostomia (*Buried Bumper Syndrome*) (Klein, Heare et al.

1990) que consisteix en la migració del límit intern a través o dins de la paret abdominal. Descrita per primera vegada el 1988, és una complicació tardana de la GEP. És una complicació rara però considerada com a complicació major ja que, si no es reconeix, poden aparèixer complicacions serioses com hemorràgies greus, perforació, peritonitis com ha estat la nostra experiència, o fins i tot la mort (Anagnostopoulos, Kostopoulos et al. 2003). L'enterrament de l'extrem intern és conseqüència d'una forta pressió perllongada del topall contra la paret abdominal. El topall intern erosiona lentament la paret gàstrica i s'hi va introduint, alhora es dona una reacció de cos estrany. El diagnòstic es confirma per endoscòpia.

- **mal funcionament de la bomba d'infusió**

Un 24,3% de la mostra estudiada, 9 pacients dels 37, han presentat problemes amb la pròpia bomba de perfusió, que per raons mecàniques no funciona adequadament.

Taula 17. (en pàgina següent) Complicacions relacionades amb el dispositiu i sistema d'infusió de GILC

Tipus	Nombre de pacients de 37 (%)	Casos	Gravetat	Solució aplicada
Recanvi de GEP	34 (91,2%)	1,2,3,4,5,6,7,8,9,10,11,12,13 14,15,16,17,18,19,20,21,22, 23,23,24,25,26,27,28,29,30, 31,32,35	Moderat	Endoscòpia i recanvi
Ruptura-fallida de connectors	10 (27,0%)	1,2,3,7,10,13,16,21,29, 30	Lleu	Recanvi
Ruptura de sonda externa	2 (5,4%)	1,35	Lleu	Recanvi
Arrencament GEP	4 (10,8%)	1,2,8,35	Greu	Mantenir gastrostomia Endoscòpia i recol·locació o recanvi
Eixida exterior sonda intestinal	11 (29,7%)	2,3,7,9,10,14,18,28,29, 32,36	Moderat	Endoscòpia i recol·locació o recanvi
Obstrucció transitòria sonda intestinal	13 (35,1%)	1,2,3,4,10,12,13,16,17, 18,27,28,30	Lleu	Rentats sonda, Tt. procinètic
Obstrucció permanent sonda intestinal	13 (35,1%)	1,2,3,7,8,13,16,17,19, 20,22,28,32	Moderat	Rentats sonda, Endoscòpia i recol·locació o recanvi
Migració interna sonda intestinal	5 (13,5%)	1,5,7,10,28	Moderat	Endoscòpia i recol·locació o recanvi
Migració a estomac del cap sonda intestinal	2 (5,4%)	1,21	Moderat	Tt. procinètic Endoscòpia i recol·locació
Enganxament GEP - reacció cos estrany	3 (8,1%)	12,21,24	Greu	Retirada i nova gastrostomia (**12,21**) Fi de GILC (**24**)
Ulceració	2 (5,4%)	1,26	Moderat	Tt. inhibidors de la bomba de protons
Malfuncionament de bomba	9 (24,3%)	1,2,4,11,12,14,18,20,30	Moderat	Recanvi

6.5.4 Efectes adversos relacionats amb el tractament farmacològic

En general el GILC és ben tolerat i no produeix més complicacions que les que pugui ocasionar la levodopa oral (taula 6 de l'apartat 5.4.1.5). Destaquem però dels efectes indesitjables per trastorns del sistema nerviós: el dolor en extremitats inferiors, la polineuropatia, el *Freezing* en *On* i les discinèsies bifàsiques. Dels efectes indesitjables per trastorns psiquiàtrics: la confusió, les al·lucinacions i psicosis i les conductes impulsives i compulsives. D'entre els efectes indesitjables per trastorns vasculars: la hipotensió. I d'entre els efectes indesitjables per trastorns del metabolisme i nutrició: el dèficit vitamínic i la pèrdua de pes.

- **Dolor en extremitats inferiors**

De forma força freqüent en la mostra estudiada els pacients han relatat dolors en les extremitats inferiors. Símptoma que s'ha presentat en 15 dels 37 pacients, un 40,5%. Normalment és lleu i transitori, en 11 casos, pot ser moderat, en 3 casos, i en 1 ha estat intens. Molts d'aquests pacients, però no tots, han desarrollat una polineuropatia.

- **Polineuropatia**

En 13 dels 37 pacients, un 35,1%, s'hi ha objectivat una polineuropatia. Coneguda prèviament en almenys 4 d'ells. La major part de tipus lleu i subagut, però un dels casos ha estat greu. La polineuropatia afecta a la fibra fina en 4 pacients. És de tipus axonal, sensitiva i vegetativa, subaguda en altres 4 pacients. I un cas ha desarrollat una polineuropatia axonal aguda. Normalment en el context del dèficit de vitamina B12, dèficit de vit B6 i hiperhomocisteinèmia. En el cas greu es suspengué el tractament amb GILC, però es reintroduí posteriorment.

- ***Freezing* en *On***

La congelació de la passa en estat *On* s'ha donat en 7 pacients, 18,9%. En la major part dels casos ha estat lleu o moderat, però 2 casos ha estat greu, si bé no ha estat motiu de retirar el tractament.

- **Discinèsies bifàsiques**

Hi ha hagut 5 pacients dels 37, un 13,5%, que han desenvolupat discinèsies greus després d'apagar la bomba a la nit (bifàsiques) (casos 1,6,7,9,17 i 25). En 3 d'ells fou una complicació greu. Dos dels quals van requerir l'establiment d'una infusió durant 24 hores (casos 7 i 9), i en un dels casos s'hagué d'optar per la retirada del tractament d'infusió de GILC (cas 6).

- **Confusió**

Han aparegut quadres confusionals, amb alteracions cognitives, problemes d'atenció i episodis de desorientació en 11 pacients, el 29,7%.

- **Al·lucinacions i psicosis**

Han aparegut quadres psicòtics, amb deliris, al·lucinacions (visuals fonamentalment) en 13 pacients dels 37, un 35.5%.

- **Conductes impulsives i compulsives**

Han aparegut trastorns del comportament i trastorn del control d'impulsos en 8 pacients dels 37, un 21,6%. En tots ells el trastorn existia prèviament al tractament amb GILC. No hi ha hagut cap cas de nova aparició.

- **Hipotensió**

Han aparegut símptomes autonòmics, com marejos, hipotensió clínicament rellevant en 5 pacients dels 37, un 13,5%.

- **Dèficit vitamínic**

És una complicació molt freqüent. S'ha constatat dèficit vitamínic en 17 pacients dels 37, un 43,2%. Amb dèficit de vitamina B12 en 12 pacients, de vitamina B6 en 5 pacients i un excés d'homocisteïna en 11 pacients.

- **Pèrdua de pes**

Han presentat una pèrdua de pes significativa 9 pacients dels 37, un 24%. En algunes ocasions per fins i tot en pacients amb gana. Ha estat una complicació greu en 3 casos.

Taula 18. Complicacions relacionades amb el fàrmac.

Tipus	Nombre de pacients de 37 (%)	Casos	Gravetat	Solució aplicada
Dolor en cames	15 (40,5%)	**1,3,4,11,12,13,14,17,18, 21,26,28,32,35,37**	Lleu: 11 Moderat: 3 **Greu: 1**	Ajustament dosi
Polineuropatia	13 (35,1%)	**3,4,10,11,13,17,18,19,26, 28,32,35,37**	PNP prèvia:4 PNP fibra fina: 4 PNP axon sen+veg subag:4 **PNP axonal aguda:1**	Ajustament dosi Suplement vitamínic Tt.Simptomàtic
Freezing en *On*	7 (18,9%)	**1,2,4,6,25,28,36**	Lleu: 3 Moderat: 2 **Greu: 2**	Ajustament dosi
Discinèsies bifàsiques	5 (13,5%)	**1,6,7,9,17,25**	Lleu: 1 Moderat: 2 **Greu: 3**	Ajustament dosi GILC 24 hores (**7,9**) Retirada GILC (**6**)
Confusió	11 (29,7%)	**4, 8, 9, 12, 17, 23, 24, 28, 30, 33, 35**	Lleu: 3 Moderat: 2	Ajustament dosi
Al·lucinacions psicosi	13 (35,1%)	**2,3,4,7,9,11,12,17,23,24, 26,28,31,**	Lleu: 7 Moderat: 6	Ajustament dosi, Tt. neurolèptics, inh AChE
Conductes impulsives i compulsives	8 (21,6%)	**2,5,7,18,20,28,30,32**	Lleu: 5 Moderat: 2	Ajustament dosi, Tt. neurolèptics
Hipotensió significativa	5 (13,5%)	**2,10,23,27,28**	Lleu: 1 Moderat: 4	Ajustament dosi cafè,sal,fludrocorti.
Dèficit vit B12	12	**14,17,18,19,24,26,27,28,29,32,34,35**		Suplement vitamínic
Dèficit vit B6	5	**13,18,19,26,30**		
Excés Hcys	11 (43,2%)	**3,10,13,18,19,24,27,30,32,34,37**		
Pèrdua de pes	9 (24,3%)	**3,4,9,11,16,19,24,26,26**	Lleu: 1 Moderat: 5 **Greu: 3**	Dieta

Tipus d'efectes adversos segons el seu maneig

- **Complicacions de maneig urgent**

Són motiu d'acudir a Urgències per a revisió de l'estoma i l'abdomen: febre, vòmits, dolor abdominal, sortida de l'equip complet de gastrostomia (cal subjectar la gastrostomia en l'estoma per evitar el tancament).

- **Complicacions de maneig diferit - no urgent**

Es pot trucar per telèfon per programar una visita als següents dies amb el fi de solucionar el problema. En algun cas pot ser necessari establir a una teràpia oral de rescat de manera transitòria fins que es resolgui el problema: sortida o migració de sonda jejunal, mal funcionament de la bomba / sonda jejunal, sortida de l'estoma, enterrament del límit intern de gastrostomia.

El maneig dels diferents EA apareguts, les solucions trobades al respecte i les mesures adoptades pel seu control i prevenció són els següents:

6.5.5 Maneig dels EA relacionats amb el procediment intervencionista (GEP) i la gastrostomia

Complicacions relacionades amb el procediment intervencionista GEP:

- **Dolor a paret abdominal**

Mesura preventiva: Higiene, realització adequada del procediment.
Mesura terapèutica: Descartar altres complicacions i tractar amb analgèsics.
Si no hi ha peritonisme, el següent seria descartar la presència d'infecció, abscés o col·lecció parietal. Pot no aparèixer febre ni leucocitosi. Una elevació de reactants de fase aguda (velocitat de sedimentació globular, proteïna C reactiva) obliga a una atenció mèdica mitjançant prova d'imatge amb ecografia abdominal o, millor, una tomografia axial computeritzada (TAC).

El següent és descartar la presència de fuita que pugui perpetuar i agreujar la col·lecció. Per això podem fer un estudi radiològic injectant contrast a través de la GEP. Si no hi ha fuita, es manté la GEP ben ajustada, s'administra antibiòtic d'ampli espectre i es col·loca un drenatge percutani amb ajuda de radiologia intervencionista. Mentrestant seguim administrant Duodopa®. En el termini d'una setmana la millora serà significativa, permetent la retirada del drenatge. Aquesta complicació recalca la importància d'ajustar sempre els topalls de la GEP.

- **Nàusees i vòmits**

Factors que predisposen : Gastroparesia.
Mesura terapèutica: Col·locació de SNG només en casos greus.
Un cop descartada la perforació, el tractament és conservador suspenent la medicació a través del sistema de gastrostomia fins a l'aparició de sorolls intestinals.

- **Peritonitis local**

Mesura preventiva: Procediment endoscòpic realitzat acuradament, profilaxi antibiòtica, higiene bucal prèvia.
Mesura terapèutica: Antibiòtics.
Un cop descartada la perforació, el tractament és conservador i amb antibiòtics.

- **Pneumoperitoneu**

Mesura preventiva: Insuflació màxima de la cavitat gàstrica.
Mesura terapèutica: Dieta, i Cap en absència d'una altra clínica.
En alguns casos pot induir a ser confós amb la presència de peritonitis o perforació (associació de pneumoperitoneu i dolor). En aquests casos les tècniques d'imatge, com la introducció oral de contrast en cavitat gàstrica o la realització d'un TAC amb contrast, evidenciaran la posició de la sonda de gastrostomia i l'aposició del retenidor intern a l'extern, evitant laparotomies exploratòries i exploracions endoscòpiques.

Se sol resoldre sense mesures actives i en el transcurs del primer dia. En els pacients amb dolor després de la gastrostomia motivat per aquest quadre, per evitar que continuï entrant aire després de la gastrostomia, pot ser convenient ajustar durant les primeres 24-48 hores ambdós retenidors (intern i extern). Passat un temps, és convenient reduir la pressió de tots dos topalls, deixant el retenidor extern a 0,5-1 cm de l'orifici de l'estoma.

Complicacions relacionades amb la gastrostomia:

- **Granulomes peristoma**

És important vigilar l'estoma des del principi i avisar al pacient perquè acudeixi a Consulta si comença a aparèixer teixit de granulació. Si es tracta precoçment, probablement puguem evitar que progressi i que augmenti de mida. Pot ser tractat tòpicament amb nitrat de plata o aplicant cremes tòpiques amb corticoids (sense abusar perquè poden afavorir les infeccions locals). Només s'han de ressecar, fulgurar (electrobisturí) o cremar (nitrat de plata) (figura 39) si la seva mida és gran i molesten al pacient, si sagnen o si el pacient ho sol·licita per motius estètics.

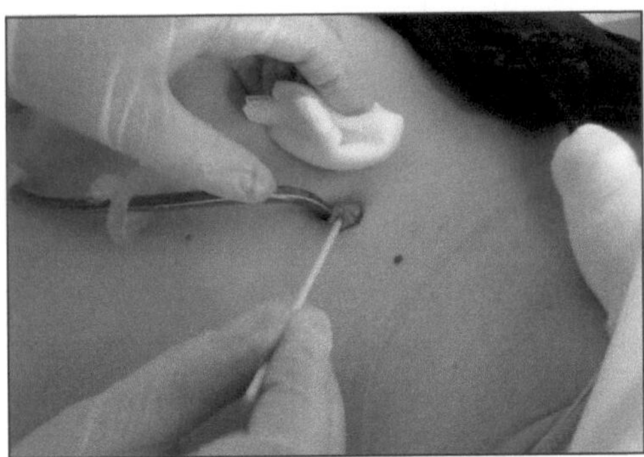

Figura 39. Cura amb nitrat de plata del granuloma de la figura 32.

- **Dermatitis i infecció de l'estoma**

Factors que predisposen: Desnutrició, tècnica contaminada, tècnica poc acurada.

Mesura preventiva: Profilaxi antibiòtica, higiene bucal prèvia, tècnica acurada.

Mesura terapèutica: Antibiòtics.

S'utilitza tractaments tòpics segons la gravetat, amb pasta Lassar o Silvederma®, per exemple.

Està en discussió quan s'han de tractar amb antibiòtics, ja que la contaminació bacteriana és habitual, sobretot per estafilococs. S'ha recomanat que es tractin amb antibiòtics sistèmics quan la zona envermellida sigui més gran de 2-3 cm, hi hagi induració local i l'exsudat sigui purulent. De totes maneres, l'administració de antibioteràpia requereix certa cautela.

En els casos d'infecció pot ser aconsellable practicar una ecografia de la paret per a descartar la presència d'infecció profunda o de petits abscessos. Cal prevenir la fascitis necrotitzant o necrosi de la paret abdominal, complicació, que no hem observat, rara, però de gran morbiditat.

- **Fuita periestomal**

Factors que predisposen: Malnutrició, diabetis, sonda de gastrostomia massa ajustada.

Mesura preventiva: Correcció metabòlica prèvia, Ajust adequat de la sonda.

Mesura terapèutica:

Precoç (<1 mes): desajustar, evitar iode, Pasta d'òxid de zinc, espaiar àpats, passejar. No utilitzar major calibre de sonda.

Tardana (> 1 mes): Les mateixes que en la precoç, retirar sonda 14-48 h i reintroduir.

El tractament consisteix a intentar corregir les comorbiditats com la malnutrició o la diabetis, a la retirada del límit extern; i en mesures locals com l'administració d'agents absorbents en pols o protectors de pell com pasta d'òxid de zinc. La col·locació d'una sonda de gastrostomia de major calibre podria no resoldre el problema. Una vegada que la fuita s'ha establert, la col·locació d'una sonda de calibre superior només serveix per eixamplar més l'estoma i no millora el creixement del teixit o la seva curació.

En el cas que hagin passat diverses setmanes després de la col·locació de la sonda de gastrostomia donant lloc a la formació del trajecte de la ostomia, aquesta es podria retirar completament durant unes hores (24-48 h) per a què el trajecte fistulós es tanqui parcialment i posteriorment utilitzar el mateix trajecte per a col·locar un nou dispositiu. Cada pacient pot tenir un temps de tancament de la fístula diferent pel que, per a evitar el tancament complet, és convenient deixar una guia en el trajecte.

6.5.6 Maneig dels EA relacionats amb el sistema d'infusió

En cas de fallades en qualsevol component del sistema AbbVie-PEG n'hi haurà prou amb substituir-los, sent important disposar de personal d'infermeria familiaritzat amb el maneig del dispositiu. És prioritari tenir en compte que en cas de possible complicació greu, cal contactar el més aviat possible amb el gastroenteròleg.
En el cas de la bomba d'infusió serà necessari un adequat manteniment. Si es produís algun error de funcionament de la bomba, es procedirà a la seva substitució. Fins que es produeixi la substitució de la bomba, es manté el pacient en la seva teràpia oral substitutiva.

- **Recanvi de GEP per deteriorament dels sondatges**

Factors que predisposen: Descurat, pas del temps.
Mesura preventiva: Educació de les cures, recanvia anual o biennal.
Mesura terapèutica: Recanvi.
Amb el pas del temps la sonda es deteriorarà i la solució és susbstituir-la. No obstant això, una bona cura de la mateixa augmentarà la seva vida útil. Per evitar accidents i urgències fem un canvi rutinari cada 18 mesos a 2 anys.

- **Enterrament de dispositiu - reacció de cos estrany**

Enterrament de la gastrostomia
Factors que predisposen: Fixació ajustada, Augment de massa corporal. No mobilització diària (el primer mes).

Mesura preventiva: Fixació externa folgada (1-2 cm pell). Mobilització diària (una volta completa).

Mesura terapèutica: Tracció si topall intern flexible, Pulsió si topall intern rígid.

Ha de tractar-se de forma urgent retirant el topall intern enterrat. El tractament consisteix en la retirada del retenidor intern i depèn del tipus de tub de gastrostomia. En el cas de sistemes amb el retenidor intern rígid, el recanvi habitual es realitza amb endoscòpia retirant la sonda a través de la boca. Per eliminar el problema de l'enterrament s'empra una tècnica en T de pulsió-tracció. Primer es talla la sonda de gastrostomia a uns 3 cm de la paret abdominal. En segon lloc, a través de l'endoscopi s'introdueix una nansa per la vora interna de la sonda de gastrostomia que finalment surt per la paret. En tercer lloc, es talla un trosset de sonda sobrant que queda enllaçat a la nansa i perpendicular al tros de sonda de gastrostomia quedant el trosset de sonda en forma de T respecte al tros de sonda de gastrostomia. A través del tros de sonda en T s'introdueix una pinça de Kelly. L'endoscopista tracciona de la nansa retirant la sonda oralment, mentre un segon ajudant empeny el clamp i la sonda de GEP en la cavitat gàstrica. Aquest procediment combinat de retirar i empènyer a la vegada allibera l'extrem intern dins de la cavitat gàstrica. Un cop retirat el sistema es pot introduir un nou sistema amb visió endoscòpica per permetre que el dilatador torni a obrir el trajecte parcialment tancat.

La prevenció d'aquesta complicació requereix una bona cura i manipulació de la sonda. La millor prevenció és la de mantenir el retenidor extern a 1 o 2 cm de la paret abdominal. Les gasses s'han de situar sobre del retenidor extern i no sota. D'altra banda, la sonda ha de ser introduïda lleument i rotada durant la seva neteja; d'aquesta manera, s'impedeix que quedi fixa a la paret i la mucosa creixi per sobre.

Enterrament distal de la sonda

Factors que predisposen: Hipomotilitat intestinal. Cura incorrecte de la sonda (rentat).

Mesura preventiva: Rentat diari.

Mesura terapèutica: Extracció i recanvi posterior (escurçar si és possible la longitud).

D'elecció: extracció endoscòpica.

Alternativa: extracció quirúrgica.

El tractament d'elecció és l'extracció endoscòpica. L'extracció pot requerir utilitzar un bisturí d'agulla, amb el risc de perforació intestinal que aquest procediment comporta. És per aquest motiu que l'equip quirúrgic de l'hospital ha de conèixer al pacient i estar alerta de la possible actuació urgent. Si l'extracció endoscòpica no fos possible caldria fer una extracció quirúrgica programada, que no ha estat necessària en la nostra experiència.

- **Sortida accidental de la sonda de gastrostomia**

Factors que predisposen: Demència, Educació deficient del maneig de la sonda, Tracció per pes de la bomba de Duodopa®.

Mesura preventiva: Evitar manipulació innecessària, Educació correcta.

Mesura terapèutica: Col·locar sonda de reposició per mantenir la gastrostomia. Col·locar nova gastrostomia sota control endoscòpic com més aviat millor.

És una urgència. S'ha introduir a través del orifici de la pell una sonda de reposició per a evitar el tancament de la fístula o una guia de les utilitzades habitualment en endoscòpia digestiva (figura 40) i posteriorment recolocar tot el sondatge.

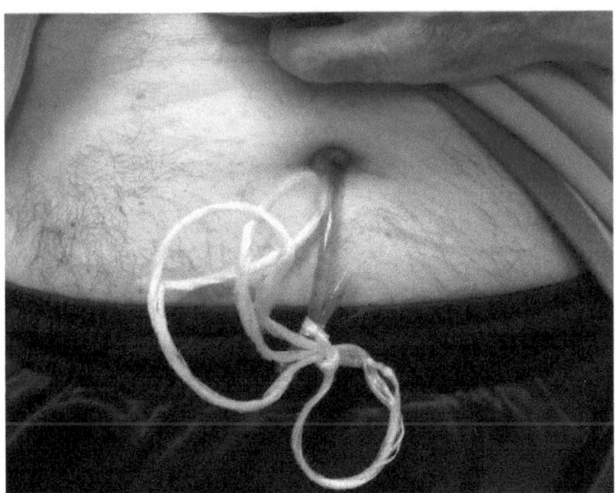

Figura 40. Sondatge per mantenir la gastrostomia en un cas d'arrencament de la GEP.

- **Sortida accidental de la sonda intestinal**

Factors que predisposen: Sonda no ben introduïda en duodè, demència, Educació deficient del maneig de la sonda, Tracció.
Mesura preventiva: Col·locació adequada de la sonda.
mesura terapèutica: Diagnòstic amb contrast. Endoscòpia.
Cal distingir la sortida parcial i la total. En el cas de sortida parcial la sonda pot estar encara en duodè o haver migrat a estómac. En el primer cas la infusió de GILC ha de seguir aconseguint els resultats clínics esperats i simplement s'ha de recol·locar fins pressionar el connector de la sonda enteral amb el connector gàstric. En cas que la medicació sigui menys efectiva, probablement l'extrem distal de la sonda estarà en la cavitat gàstrica. Mentre es resol aquesta situació no cal suspendre la infusió de GILC. La radiografia simple d'abdomen pot no resultar d'utilitat per a distingir la posició de l'extrem distal. La instil·lació de Gastrografin® durant la fluoroscòpia sí sol distingir la posició de l'extrem final de la sonda. En cas de migració de l'extrem final de la sonda a l'estómac o davant la impossibilitat de saber si està a l'estómac o el duodè s'ha de procedir a una endoscòpia i a la recol·locació de la sonda duodenal, si escau.
En cas de sortida completa de la sonda enteral s'ha de col·locar per endoscòpia. En qualsevol cas la sortida parcial o total de la sonda enteral no es considera situació de urgència.

- **Migració de la sonda**

Factors que predisposen: Connexions mal posicionades. Cura incorrecte de la sonda (estirada).
Mesura preventiva: Comprovar correcta connexió de la sonda.
Mesura terapèutica: Reemplaçament. La sonda normalment s'elimina via rectal. Migració de la sonda.
Si la sonda s'ha desconnectat i migrat cap a l'intestí serà necessari reemplaçar la sonda perquè l'anterior s'eliminarà normalment per via rectal. Si el cap de la sonda és a la cavitat gàstrica, la qual cosa suposa una menor un efectivitat del tractament, es pot intentar procinètics o una recol·locació endoscòpica, no sempre implica canviar la sonda jejunal.

- **Obstrucció transitòria de la sonda intestinal**

Factors que predisposen: Calibre estret del sondatge.
Mesura preventiva: Neteja amb aigua. En els períodes sense perfusió del fàrmac, ocasionalment pot fer-se ús de líquids corrosius (p. ex .: refresc de coca-cola) (Stathis, Tzias et al. 2014)
Mesura terapèutica: Recanvi, Extracció manual.
La desobstrucció de la sonda s'ha d'intentar amb aigua (aigua calenta i Coca-Cola) fent pressió, durant pocs intents. Si no desobstrueix, el millor és el recanvi. Pot utilitzar-se, però no és convenient fer-ho de forma repetitiva, líquids corrosius rics en fosfòric o en àcids doncs deterioren el material (com la Coca-Cola). Insistir en neteges amb aigua (25-50 ml) després de cada administració de fàrmacs o alimentació.

- **Obstrucció permanent de la sonda intestinal**

Factors que predisposen: Hipomotilitat intestinal, Longitud> 80 cm.
Mesura preventiva: Longitud delsondatge superior a 80 cm.
Mesura terapèutica: Recanvi. No extracció manual si dificultat (endoscòpia convencional vs. enteroscòpia amb simple insuflació ajuda a la mobilització).
Quan es tracta d'un séc o acolzament, moltes vegades pot ser suficient amb retirar un tros de la sonda interna i reintroduir-la. Altres vegades persisteix el problema i caldrà fer una radiografia abdominal. Amb fluoroscòpia en temps real es pot solucionar el problema, estirant de la sonda i introduint contrast (Gastrografin®) per comprovar la permeabilitat. Si no solucionem el problema, serà necessari realitzar una endoscòpia per estirar i recol·locar la sonda. En el cas d'un o diversos nusos i / o sécs, la majoria de les vegades caldrà substituir la sonda interna per una de nova.
Un altre factor afavoridor de la formació de bucle o nus és la terminació de la sonda jejunal en «cua de porc», amb independència del trajecte de sonda inclòs en la llum duodenojejunal. En ocasions, endoscòpicament es pot desfer el bucle. No obstant això, la presència d'un nus sol obligar a recanviar la sonda ja que és impossible desfer-lo, per això l'han anomenat nus Gordià (Negreanu, Popescu et al. 2010). El bucle podria afavorir el desenvolupament d'un betzoar,

descrit en la literatura, no observat en la nostra sèrie.

- **Ulceracions**

Úlcera duodenal

Factors que predisposen: Mobilitat limitada del pacient, Sonda tirant per fixació (bucle, enterrament).

Mesura preventiva: Les que prevenen la fixació de la sonda.

Mesura terapèutica: Recanvi (valorar d'esperar 1 mes amb inhibidors de la bomba de protons abans de recol·locació).

Úlcera antroduodenal per decúbit.

Hi ha la possibilitat que es formi una úlcera antroduodenal, que és més freqüent quan la mobilitat del pacient és limitada o quan la sonda està tirant per fixació. La solució és el recanvi de la sonda jejunal conservant la gastrostomia.

Úlcera gàstrica

Factors que predisposen: Topalls intern i extern de la sonda de gastrostomia massa ajustats, decúbit gàstric contralateral.

Mesura preventiva: Ajust adequat de la sonda.

Mesura terapèutica: tractament amb inhibidors de la bomba de protons.

En ocasions pot produir-se una úlcera gàstrica o duodenal per trobar-se la sonda de gastrostomia massa ajustada. El tractament consisteix en l'administració d'inhibidors de la bomba de protons i en afluixar i mobilitzar la sonda.

6.5.7 Maneig dels EA relacionats amb el tractament farmacològic

La gravetat és variable i pot anar des de símptomes lleus a símptomes greus. Poden millorar en reduir la dosi de tractament i en administrar un tractament simptomàtic, si escau, depenent del símptoma (p. ex.: antipsicòtics en cas de confusió).

- **Polineuropatia perifèrica.**

En casos més lleus i crònics, cal el seu estudi i valorar la necessitat d'aturar la infusió o reduir la dosi. En el cas de clínica aguda o subaguda moderada-greu s'ingressa el pacient pel seu estudi etiològic, i se suspengué el tractament de forma transitòria. Es tractaren amb suplements vitamínics del dèficit de vitamina B12 o altres vitamines del grup B, així com rehabilitació i tractament simptomàtic del dolor.

- **Discinèsies**

En cas d'empitjorament de les discinèsies, és important identificar el seu horari i la possible relació amb les dosis. Moltes vegades és necessari reduir la dosi continua (o extra i / o matutina si apareixen després de l'administració de les mateixes). En el cas de desenvolupar discinèsies greus després d'apagar la bomba a la nit (bifàsiques), pot ser beneficiós en aquests casos l'administració d'una dosi extra poc abans d'apagar la bomba. També hem assajat el tractament durant 24 hores, permanent a la nit.

- **Trastorns neuropsiquiàtrics**

Segons la gravetat reduïm la dosi del tractament i administrem tractament simptomàtic com antipsicòtics en cas de confusió.

- **Pèrdua de pes**

És important comprovar l'estat nutricional del pacient (anàlisi, perfil hepàtic, nivells de vitamina B12 i folat, proteïnes) i tractar amb suplements si cal i remetre al nutricionista per a control ponderal i prescripció dels suplements oportuns.

6.5.8 Motius de retirada del tractament amb GILC

Els 37 pacients estudiats van seguir el tractament amb GILC una mitjana de 40,86 ± 31,26 mesos, amb un rang de 116 mesos i d'1 mes. Com s'ha esmentat anteriorment, 2 han arribat al control dels 9 anys (108 mesos), 11 al dels 5 anys (60 mesos) i 23 al del primer any.

Si bé durant el seu seguiment han sofert aturades transitòries del tractament, com a conseqüència de les complicacions anteriorment ressenyades, un 67,6% el manté. A 12 pacients, 32,4% se'ls ha retirat definitivament.

La primera raó d'aquesta retirada ha estat per la pròpia defunció del malalt, en 5 casos, un 13,5%. L'èxitus no ha estat relacionat directament amb el tractament, sinó amb la múltiple comorbiditat d'aquest pacients amb MP avançada, vells i amb altres malalties (sobreinfeccions respiratòries, limfoma, coronariopatia, traumatisme i dispnea multifactorial). Tres pacients, un 8,1%, han aturat la infusió de GILC per progressió de la pròpia MP sobretot amb agreujament de la demència i menor fluctuació, i amb pitjor maneig i control del tractament i en aquest sentit menor efecte de la infusió amb GILC. Els EA relacionats amb el dispositiu i la GEP han estat motiu de retirada en tres casos, un 8,1%. Dos pacients l'han suspès per intolerància al sistema d'administració del tractament. Un d'ells per negació a la gastrostomia malgrat una fase de test positiva. L'altre per intolerància al dispositiu, i un tercer pacient per infecció greu de l'estoma. Els EA relacionats amb el fàrmac han estat motiu de retirada en un pacient, un 2,7%. Es tracta d'un pacient que va presentar un agreujament de les discinèsies, sobretot de tipus bifàsic.

Un cop aturat el tractament amb GILC els pacients generalment no són rescatats amb cap altre tractament complex. Només els dos casos suspesos per intolerància al sistema d'administració, un ha estat intervingut quirúrgicament, amb ECP, i l'altre està va passar a tractament en bomba d'apomorfina. Per altra banda analitzats els tractaments previs la infusió de GILC en canvi sí ha rescatat tres pacients desestimats de l'ECP i nou pacients desestimats de bomba d'apomorfina.

6.6 Resultats del subestudi de la Qualitat Vida i la Càrrega del Cuidador

6.6.1 Descripció de la població estudiada

En aquest subestudi es van incloure 9 pacients (8 homes i 1 dona) amb MP avançada, tractats amb GILC, corresponents als casos 1, 2, 10, 12, 13, 15, 16, 20 i 22 de la sèrie general, amb una edat mitjana 69,6 anys (amb un rang de 57 a 78), i una durada mitjana de la malaltia de 14,4 anys (amb rang de 8 a 23).

6.6.2 Resultats dels paràmetres avaluats

Els resultats del qüestionari PDQ39 milloren de manera estadísticament significativa després del tractament amb GILC als 3 (p=0,021), 6 (p=0.021) i 12 (p=0,018) mesos en una mitjana de 21 punts de descens.
Els resultats del qüestionari EQ5D milloren de manera estadísticament significativa després del tractament amb GILC a la setmana (p=0,041), 3 (p=0,026) i 12 (p=0.042) mesos en una mitjana de gairebé 2 punts de descens.
Els resultats de l'escala EQVAS milloren de manera estadísticament significativa després del tractament amb GILC a la setmana (p=0,017) i als 3 mesos (p=0,027) incrementant la seva mitjana en 17 i 14 punts respectivament.
Els resultats de les mitjanes ± desviació estàndard i de les medianes i el rang interquartil i dels qüestionaris i escales dels pacients s'exposen a taules següents 19 i 20 respectivament.

Taula 19. Mitjana ± desviació i mediana (rang interquartil) dels resultats dels tests de qualitat de vida PDQ39, EQ5D, EQVAS.

Test	PRE	1 SETMANA	P	3 MESOS	P	6 MESOS	P	1 ANY	P
PDQ39	56,9±11,4 59(50-67)	41,9±21,5 46(22-62)	0,097	**35,7±18,6** **33(23-49)**	**0,021**	**35,5±19,1** **34(20-55)**	**0,021**	**35,5±18,8** **34(21-55)**	**0,018**
EQ5D	9,3±1,7 10(8-10)	**7,9±2,6** **7(5-10)**	**0,041**	**7,5±2,1** **7,5(6-9)**	**0,026**	8,2±2,5 8,5(6-10)	0,14	**7,5±1,9** **7,5(6-9)**	**0,042**
EQVAS	54,9±11,7 56(51-60)	**71,7±6,9** **70(70-80)**	**0,017**	**68,7±7,7** **70(60-74)**	**0,027**	64,3±13,6 68(55-72)	0,249	66,2±9,9 68(58-72)	0,068

Taula 20. Resultats dels tests de Qualitat de Vida PDQ39, EQ5D, EQVAS dels pacients, previs, a la setmana, als tres i sis mesos i a l'any del tractament amb GILC.

cas	PDQ39 PRE	PDQ39 1S	PDQ39 3M	PDQ39 6M	PDQ39 1A	EQ5D PRE	EQ5D 1S	EQ5D 3M	EQ5D 6M	EQ5D 1A	EQVAS PRE	EQVAS 1S	EQVAS 3M	EQVAS 6M	EQVAS 1A	CGI
10	36	8	5	5	5	8	5	5	5	5	55	72	70	70	70	1
12	71	47	34	33	36	8	7	6	9	7	51	70	60	40	51	2
15	51	46				7	5				60	70				1
13	49	37	33	28	29	10	7	7	6	6	56	80	72	80	80	1
16	59	70	66	61	59	10	9	8	8	8	60	70	70	66	66	2
20	51	63	44	45	45	12	12	11	9	9	32	60	60	70	60	1
22	60	61	51	58	59	10	10	8	12	10	70	80	80	60	70	3
1	63	15	20	18	18											1
2	72	30	33	36	33											1

Els resultats del qüestionari de sobrecàrrega del / la cuidador / a de Zarit - Zarit Burden Index (ZBI)- milloren de manera estadísticament significativa després del tractament amb GILC als 3 mesos en una mitjana 8,7 punts de descens (p=0,042). Els resultats de les mitjanes ± desviació estàndard i de les medianes i el rang interquartil i dels qüestionaris dels cuidadors o assistents dels pacients s'exposen a taules següents 21 i 22 respectivament.

Taula 21. Mitjana ± desviació i mediana (rang interquartil) dels resultats dels tests de Càrrega de Cuidador Zarit.

	PRE	1 SETMANA	P	3 MESOS	P	6 MESOS	P	1 ANY	P
ZBI	30,9±17,7 30(18-42)	26,0±17,8 22(11-33)	0,173	**22,2±10,8** **24(14-31)**	**0,042**	27,5±16,2 26(14-43)	0,074	27,7±15,5 29(13-42)	0,058

Taula 22. Resultats dels tests de Càrrega del Cuidador Zarit a la setmana, als tres i sis mesos i a l'any del tractament amb GILC.

cas	ZBI PRE	ZBI 1S	ZBI 3M	ZBI 6M	ZBI 1A
10	4	11	4	6	5
12	30	14	18	19	25
15	18	11			
13	24	22	19	17	16
16	58	61	29	49	46
20	40	33	33	33	33
22	42	30	30	41	41

Discussió

7 Discussió

En aquest estudi hem recollit dades prospectives sobre els efectes a llarg termini (amb un seguiment mitjà de 40 mesos i un rang de 1 a 116 mesos) del tractament amb GILC en pacients atesos en la Unitat de Trastorns del Moviment del Servei de Neurologia de l'Hospital Universitari Vall d'Hebron.

- *Punts forts i limitacions de l'estudi*

Punts forts

Es tracta de l'estudi prospectiu de més llarg seguiment realitzat. Només superat en duració per l'estudi de Nyholm i col·laboradors de 2008 (Nyholm, Lewander et al. 2008) de 10 anys, però que era un estudi retrospectiu. En ser un estudi d'un molt llarg seguiment els seus resultats en eficàcia i seguretat són especialment remarcables. L'estudi aporta un major coneixement d'aquesta teràpia en tots els seus aspectes, tant motors com no motors de la malaltia, és l'únic que empra paràmetres objectius del son; així com les seves complicacions, i ajuda a optimitzar el tractament dels pacients que ja es beneficien de la mateixa o que ho vagin a fer en un futur.

El tractament amb infusió duodenal de GILC és un tractament dirigit a un tipus de pacients de MP que està en un estat avançat de la malaltia amb fluctuacions motores greus i hiper / discinèsies i en el qual les combinacions de medicaments disponibles per a la MP no han proporcionat resultats satisfactoris. En anar dirigit a un nombre limitat de pacients fa que el GILC (Duodopa®) sigui considerat un fàrmac orfe. Per aquest motiu, tot i ser un tractament aprovat que porta més de 15 anys al mercat europeu i 9 a Espanya, compta amb pocs estudis de llarga duració que abastin un gran nombre de pacients, i el coneixement de molts aspectes del tractament és encara insuficient. Aquest estudi aporta dades del tractament amb GILC en condicions de la pràctica clínica habitual, fet que és de gran aplicabilitat.

Limitacions

La petita mida mostral d'alguns subestudis analitzats fa que tinguem una baixa potència estadística en les comparacions i que s'hagi d'anar amb cautela a l'hora d'interpretar les diferents troballes obtingudes.

El nostre estudi confirma l'eficàcia coneguda del tractament amb GILC en fluctuacions motores i no motores en la MP, en la pràctica clínica habitual (Nyholm, Nilsson Remahl et al. 2005; Eggert, Schrader et al. 2008; Sánchez-Castañeda, Campdelacreu et al. 2010; Antonini, Odin et al. 2013; Pickut, van der Linden et al. 2014; Cáceres-Redondo, Carrillo et al. 2014; Grandas, Santos et al. 2014; Olanow, Kieburtz et al. 2014; Buongiorno, Antonelli et al. 2015; Fernandez, Standaert et al. 2015).

- *Eficàcia en fluctuacions:*

Temps Off

La generalitat dels nostres pacients aprecien una reducció significativa de la durada dels fenòmens *Off*. Els nostres resultats són consistents doncs, amb la literatura publicada, i deixa pocs dubtes sobre els efectes beneficiosos del GILC en pacients que experimenten aquesta complicació, amb estats *Off* de llarga duració en el dia. Els assajos recents, un controlat amb placebo (Olanow, Kieburtz et al. 2014) i un obert basalment controlat (Fernandez, Standaert et al. 2015) han constatat una reducció en el temps *Off* d'aproximadament 4 hores / dia des de l'inici de l'estudi (12 setmanes de seguiment en el cas de Olanow et al (Olanow, Kieburtz et al. 2014) i 12 mesos Fernández et al (Fernandez, Standaert et al. 2015). La diferència amb el grup control tractat amb levodopa per via oral no va aconseguir significació estadística en l'estudi controlat amb placebo, tot i que la reducció mitjana, atribuïble a un efecte placebo, de temps *Off* en aquest grup va ser de <2 h / dia (Olanow, Kieburtz et al. 2014). Si bé és un resultat molt clar, cal reconèixer, això no obstant, que el període de seguiment d'aquest assaig va ser més aviat curt. De tota manera, l'extensió oberta d'aquest estudi va mostrar que els pacients que continuaven amb GILC seguien experimentant una disminució sostinguda en el temps *Off* durant 52 setmanes, mentre que els pacients que iniciaven el tractament van mostrar novament un reducció significativa (Slevin, Fernandez et al. 2015). D'altra banda, en l'estudi de Fernández et al. (Fernandez, Standaert et al. 2015), el més extens publicat, que van seguir fins 354 pacients durant 12 mesos (272 dels quals van completar l'estudi), el tractament aconseguí una disminució del temps *Off* de mitjana diària de 4,4 h amb una milloria del 65,6% ($p<0,001$), millores que persistiren des de la setmana 4 fins a la finalització de l'estudi.

En el nostre estudi els pacients experimenten una disminució de 4,8 - 4,9 hores *Off*, lleument superior als assaigs controlats, probablement per que la pràctica clínica habitual permet una major agilitat i versatilitat en el tractament implementant-ne els resultats. Confirmem així mateix que el benefici del tractament es pot perllongar a molt llarg termini, fins a 9 anys al menys, en la nostra experiència.

- *Eficàcia en discinèsies:*

Duració i gravetat de discinèsies

Pel que fa als beneficis en la millora de la discinèsia, els assaigs clínics reporten increments de temps en *On* sense discinèsia problemàtica similars a la reducció del temps en *Off* (Slevin, Fernandez et al. 2015; Olanow, Kieburtz et al. 2014; Fernandez, Standaert et al. 2015; Fernandez, Vanagunas et al. 2013). Diversos estudis retrospectius i prospectius amb períodes de seguiment de fins a 2 anys han demostrat resultats consistents, amb reduccions significatives en el temps en *On* sense discinèsia incapacitant (Grandas, Santos et al. 2014; Antonini, Odin et al. 2013; Fasano, Riccardi et al. 2012, Santos-Garcia, Macias et al. 2010, Antonini, Isaias et al. 2007). Devos et al. (Devos i French DUODOPA Study Group 2009) van informar en el seu estudi retrospectiu que les fluctuacions motores i les discinèsies van millorar en 96% (n = 72/75) i 94,7% (n = 71/75) dels pacients, respectivament. Alguns pacients però no troben millora en aquest aspecte amb GILC, i s'ha reportat empitjorament clínic en 2 de 6 pacients d'una sèrie de casos curta (Raudino, Caravaglia et al. 2009).

Molts estudis que exploren els efectes a llarg termini del tractament GILC, han informat d'una millora global de les discinèsies (Zibetti, Merola et al. 2014;(Pickut, van der Linden et al. 2014; Cáceres-Redondo, Carrillo et al. 2014;

Olanow, Kieburtz et al. 2014), però d'altres no ho confirmen (Buongiorno, Antonelli et al. 2015).

La nostra experiència a través d'aquest estudi és que si bé obtenim una milloria estadísticament significativa en el percentatge del dia amb discinèsies no obtenim però resultats significatius pel que fa a la gravetat d'aquesta complicació. Hem constatat que per una banda el tractament amb GILC aconsegueix reduir la gravetat de les discinèsies en diversos pacients, probablement a expenses de disminuir la discapacitat per discinèsies de pic de dosi, però, per altra banda, altres pacients experimenten per contra un agreujament de la discapacitat ocasionada per aquest fenomen, sobretot per l'agreujament de discinèsies bifàsiques, de gravetat tal que ha estat motiu d'establir el tractament en infusió 24 hores en dos casos i de retirar el tractament en un dels casos. Dades doncs, que indiquen que el tractament amb GILC pot en part ser beneficiós per als pacients que tenen discinèsies, però per l'altra part pot causar l'aparició de moviments hipercinètics també molt greus.

- *Eficàcia en altres aspectes motors:*

UPDRS, H&Y, S&E

Diversos estudis informen d'una milloria general en comparació amb els tractaments convencionals previs al tractament amb GILC en altres paràmetres d'eficàcia com la UPDRS (Slevin, Fernandez et al. 2015; Olanow, Kieburtz et al. 2014; Pålhagen, Dizdar et al. 2012; Puente, De Fabregues et al 2010). Aquesta millora interessa a les activitats de la vida diària (UPDRS part II) (Fernandez, Standaert et al. 2015; Antonini, Yegin et al. 2015; Cáceres-Redondo, Carrillo et al. 2014; Fernandez, Vanagunas et al. 2013; Puente, De Fabregues et al. 2010; Antonini, Isaias et al. 2007), als símptomes motors (UPDRS part III) (Olanow, Kieburtz et al. 2014; Antonini, Yegin et al. 2015; Puente, De Fabregues et al. 2010; Reddy, Martínez-Martín et al. 2012; Karlsborg, Korbo et al. 2010) i sobretot a les complicacions motores (UPDRS part IV) (Slevin Fernandez et al. 2015; Olanow, Kieburtz et al. 2014; Sensi, Preda et al. 2014; Antonini, Odin et al. 2013; Fasano, Ricciardi et al. 2012; Puente, De Fabregues et al. 2010; Pålhagen, Dizdar et al. 2012; Cáceres-Redondo, Carrillo et al. 2014; Reddy, Martínez-Martin et al. 2012; Karlsborg, Korbo et al. 2010; Zibetti, Merola et al.

2013; Zibetti, Merola et al. 2014). No obstant això, cal ressenyar que, mentre que les millores en les subescales de les activitats de la vida diària i de les complicacions motores són una conclusió general, diversos estudis reporten no trobar cap millora en la subescala de símptomes motors (Sensi, Preda et al. 2014; Fasano, Ricciardi et al. 2012; Antonini, Isaias et al. 2007; Cáceres-Redondo, Carrillo et al. 2014), i fins i tot pot empitjorar en el llarg termini (fins a 2 anys de seguiment) (Zibetti, Merola et al. 2013).

El disseny del nostre estudi és prospectiu i comparatiu amb la pròpia situació inicial dels pacients tractats i no amb una cohort paral·lela de pacients similars. Per aquest motiu, l'anàlisi dels canvis respecte a la situació motora dels pacients es va fer en la població tractada a mitjà termini, per tal d'evitar l'efecte equívoc que produriria la pròpia evolució de la malaltia en la situació motora i demès variables avaluades en els pacients.

La nostra experiència és d'una milloria significativa de la part IV de l'UPDRS, de complicacions en general, fluctuacions i discinèsies. Els resultats a mitjà termini respecte a les activitats de vida diària (UPDRS part II) no són significatius i els símptomes motors (UPDRS part III) milloren sobretot en l'estat *Off*. Com a conclusió el tractament amb GILC millora la fluctuació motora però les activitats diàries en *On* i en *Off* i la qualitat motora valorada amb l'UPDRS de l'estat *On* són similars a les basals; ara bé l'estat *Off* és significativament menys greu.

En progressar la malaltia l'estat motor pot empitjorar. Un dels casos observats de retirada del tractament, malgrat seguir sent eficaç per les fluctuacions, fou de fet pel deterior motor en estat *On* al cap de 4 anys de seguiment, poc distingible ja de l'estat *Off*, per exemple. És remarcable però, que hi hagi molts casos que es mantinguin estables. El tractament amb GILC també millorà l'estadi motor de Hoehn i Yahr sobretot a expenses d'una milloria de l'estat *Off*.

Els nostres pacients tractats amb GILC milloren de forma significativa en independència motriu i capacitat de desenvolupar tasques quotidianes mesurades amb l'escala de Schwab & England.

- *Eficàcia en símptomes no motors:*

Activitat mental, conducta i humor

D'altra banda, i d'acord amb estudis anteriors (Eggert, Schrader et al. 2008;

Honig, Antonini et al. 2009) també observem una millora dels símptomes no motors. Trobem una milloria significativa en aquells referents a la funció cognitiva i conductual avaluades amb la part I de la UPDRS. Assenyalem que no varem usar la *Non motor symptoms assessment scale for Parkinson's disease* (NMSS) de l'*International Parkinson's Disease Non-Motor Group* per que el nostre estudi prospectiu, s'inicià abans de la publicació, validació i divulgació de la mateixa. No aportem dades, doncs, mesurades en aquesta escala. Com sí fan Dubow et al. que obtenen una millora del 38,3% en NMSS després d'una mitjana de 18 ± 106 dies de tractament (Dubow, Chatamra et al. 2014), mentre Fasano i cols. troben una millora significativa en el 14% de la NMSS i que també va millorar l'estat psiquiàtric mesurat per UPDRS part I el 22% després d'un seguiment de 24 ± 14,4 mesos (Fasano, Ricciardi et al. 2012).

Símptomes neuropsiquiàtrics

En la nostra experiència, els trastorns no motors de tipus neuropsiquiàtrics, que són freqüents en aquesta població, han persistit amb el tractament, tot i que generalment no s'han agreujat. Un cas de deliri i confusió sí s'agreujà, però per l'altra banda un altre cas d'una pacient amb fluctuacions greus, i alhora depressió major i deliri paranoide greu que requeria internament al servei de psiquiatria va estabilitzar-se i millorar amb el tractament. Les conductes impulsives i compulsives, presents en vuit pacients, es van controlar millor amb el tractament, i no es van desarrollar en cap pacient de nou. Experiència similar a la que recentment també han observat l'equip de MJ. Catalán (Catalán, de Pablo-Fernández et al. 2013) en un estudi prospectiu de 6 mesos i Todorova i col·laboradors (Todorova, Samuel et al. 2015) en un estudi comparatiu de 3 anys de seguiment.

La psicosi i al·lucinacions i els trastorns de control d'impulsos sovint associats al tractament amb agonistes de dopamina s'ha reportat que milloren o, si més no, no empitjoren amb el tractament (Eggert, Schrader et al. 2013; Catalán, de Pablo-Fernández et al. 2013). En la mesura que aquests símptomes siguin conseqüència de fàrmacs antiparkinsonians, la interrupció de la medicació prèvia en iniciar GILC pot ser beneficiosa en aquest aspecte.

Si bé semblen necessaris estudis més grans i usant tests més objectius per descriure els efectes a llarg termini de la teràpia amb GILC en els trastorns neuropsiquiàtrics, la infusió de GILC pot ser considerada com una estratègia segura de tractament complex de la MP avançada en pacients amb aquesta simptomatologia. Les al·lucinacions, els trastorns psicòtics i els deliris poden no ser un factor d'exclusió, si bé cal un control més exhaustiu d'aquests pacients. Les conductes impulsives i compulsives poden millorar amb el tractament.

Estat mental

Apreciem que l'examen de l'estat mental (MMSE) amb el tractament ha revelat, en el millor dels casos, no empitjorar durant el seguiment, com en altres estudis (Pickut, van der Linden et al. 2014; Fasano, Ricciardi et al. 2012). Ara bé que el GILC no millora el curs clínic del deteriorament cognitiu i que la demència empitjora, ha estat ja reportat en el llarg termini (Sensi, Preda et al. 2014; Cáceres-Redondo, Carrillo et al. 2014), com també s'esdevé en el nostre estudi, en que l'evolució a la demència d'alguns pacients sovint complica el correcte manteniment del tractament i suposa una greu comorbiditat i un alt risc d'èxitus.

Funcions neuropsicològiques

Annic A i col·laboradors van avaluar les funcions neuropsicològiques, en set pacients amb MP avançada, amb demència en tots ells i trastorns psiquiàtrics en alguns d'ells, just abans d'iniciar el tractament i sis mesos després. El tractament els va proporcionar millores significatives en les fluctuacions motores, discinèsia i signes axials greus, sense agreujament neuropsiquiàtric i conclo̍ïen que el tractament amb GILC pot ser considerat en pacients amb MP molt avançada, que havien estat exclosos d'altres alternatives terapèutiques pels trastorns cognitius i per psicosi dopaminèrgica (Annic, Devos et al. 2009).
L'equip de M. Calopa (Sánchez-Castañeda et al 2010) descriu, el 2009, dos pacients amb MP i deteriorament cognitiu que van experimentar una marcada i sostinguda millora cognitiva i psiquiàtrica després d'iniciar el tractament amb GILC.
El grup de Sant Pau (García-Sánchez, Pascual-Sedano et al 2010), va presentar els resultats d'un estudi neuropsicològic, amb una bateria de tests que comprenia escales específiques de valoració del deterior cognitiu i de les

funcions frontals, l'escala de Deterior de Mattis, Mini mental, tasques de fluència verbal fonètica i semàntica, abans i als tres, sis i dotze mesos del tractament amb GILC de set pacients en que la teràpia no empitjorava el rendiment cognitiu dels pacients. També ha comunicat recentment F. Valldeoriola (Valldeoriola F 2015) que els pacients tractats amb GILC milloren algunes funcions neuropsicològiques en comparació als pacients que reben tractament amb ECP o amb la teràpia farmacològica convencional.
En el nostre estudi neuropsicològic si bé no obtenim evidència de milloria ni d'empitjorament estadísticament significatiu en els tests neuropsicològics amb el tractament, la majoria de les puntuacions es mantenen i, en alguns tests, tendeixen a millorar. Les puntuacions cognitives obtingudes abans de la infusió de GILC es mantenen i fins milloren algunes funcions com la memòria verbal a curt i a llarg termini, les funcions atencionals, el control motor voluntari i la fluència verbal fonètica després d'aquesta intervenció. Pel que fa a conducta no s'aprecien diferències entre les avaluacions. Concloent doncs, que no hi ha indicis que els pacients sotmesos al tractament amb GILC empitjorin cognitivament, i fins i tot mostren una tendència a millorar en algunes de les puntuacions. La potència del nostre estudi es baixa per la mida de la mostra, calen estudis més grans i usant tests específics per descriure els efectes a llarg termini de la teràpia amb GILC en la cognició i conducta i confirmar o no els nostres resultats. La infusió de GILC pot ser considerada com una estratègia de tractament complex de la MP avançada que no deteriora i pot oferir millores significatives en funcions neuropsicològiques.

Trastorns del son

Diversos estudis prospectius han reportat millores significatives en els trastorns del son (Eggert, Schrader et al. 2008; Honig, Antonini et al. 2009; Fasano, Ricciardi et al. 2012; Reddy, Martínez-Martín et al 2012; Buongiorno M, Antonelli et al. 2015; Zibetti, Rizzone et al. 2013), en paràmetres subjectius. En aquest sentit, els resultats suggereixen que GILC pot millorar símptomes de la MP durant la nit, la fragmentació del son i el dolor distònic. Pacients sel·leccionats amb trastorns del son, acinèsia matinal amb distonia en *Off* han estat tractats amb èxit amb infusió continuada nit i dia, de 24 hores (Eggert, Schrader et al. 2008). No obstant això, les reduccions en NMSS en aquest aspecte no sempre han estat significatives (Sensi, Preda et al. 2014). Un recent informe de l'estudi E-DUO a Espanya, analitzant retrospectivament 185 pacients tractats entre el 2006 i el 2011, ha revelat resultats favorables de la teràpia amb GILC en diversos símptomes no motors de la MP entre ells els trastorns del son (insomni, somnolència diürna / fatiga, distonia) millorant en > 50% de pacients (Grandas, Santos et al. 2014).

El nostre estudi de la qualitat del son d'aquests pacients, tot i que en una mostra reduïda, corrobora que els pacients candidats presenten de base una mala qualitat de son, així com una depressió lleu i ansietat; i constatem que la infusió amb GILC no agreuja però tampoc modifica la qualitat de son d'aquests pacients de forma significativa. No es modifiquen els paràmetres objectius de la PSG nocturna ni els paràmetres subjectius de qualitat de son, depressió, fatiga i ansietat, si bé millora discretament la somnolència, en l'escala d'Epworth, en aquells pacients que en tenen en rang patològic.

Dos pacients dels cinc estudiats presentaven inicialment una mala qualitat de son subjectiva greu. Després del tractament, si bé no es modifiquen els paràmetres objectius, només un dels pacients segueix presentant una mala qualitat del son greu. És aventurable que de disposar d'una mostra més àmplia aquesta tendència es faci significativa, i els pacients malgrat no presentar millories en la qualitat de son objectiva, sí que en presentin en mesures subjectives.

- *Seguretat:*

El nostre perfil de seguretat ha estat consistent amb la referida en estudis anteriors (Nilsson, Nyholm et al. 2001; Cáceres-Redondo, Carrillo et al. 2014; Zibetti, Merola et al. 2014; Fernandez, Standaert et al. 2015) i similar al perfil de seguretat del tractament oral. Hem recollit els EA observats classificats segons el seu origen. Classificació que vam comunicar a la LIX Reunión Anual de la Sociedad Española de Neurología a Barcelona, el 2007 (de Fàbregues, Puente et al. 2007) i a la 12th International Congress of Parkinson's Disease and Movement Disorders, a Chicago el 2008 (de Fàbregues, Puente et al. 2008), i que s'organitza en: EA relacionats amb el procediment GEP i la gastrostomia: EA relacionats amb el dispositiu i el sistema d'administració; i EA relacionats amb el propi fàrmac.

Els nostres problemes més freqüents han estat relacionats amb el dispositiu d'infusió i en la majoria dels casos van ser d'intensitat lleu i prevenibles amb un recanvi de GEP i sondatges anual i biennal. A diferència d'altres centres amb població d'àrea geogràfica i hàbits alimentaris similars a la nostra, no vam apreciar cap betzoar (Buongiorno, Antonelli et al. 2015), però sí altres complicacions greus, com l'arrencament de la GEP ocorregut en 4 pacients, i l'enterrament de la gastrostomia (*Buried Bumper Syndrome*) (Klein, Heare et al. 1990) en 3 pacients, totes aquestes complicacions han trobat solució i s'han previngut possibles complicacions més greus amb recanvis de sondatge anuals o biennals. Tot i això, un dels casos d'enterrament de sondatge amb infecció va ser motiu de retirada del tractament.

Respecte als problemes esdevinguts relacionats amb el procediment i el manteniment de la gastrostomia també han estat habituals i en general lleus, (granuloma, infecció de l'estoma, eritema, etc.) (Nyholm, Lewander et al. 2008). No hem experimentat cap hemorràgia, ni cap perforació esofàgica, gàstrica o intestinal relatats com a complicacions infreqüents, però greus, que necessiten de laparotomia i resolució quirúrgica. Tampoc no hem experimentat cap fascitis necrotitzant, complicació rara però amb gran morbiditat, ni cap fístula colocutánea, complicació infreqüent deguda a la interposició del còlon entre la paret abdominal i l'estómac (Saltzberg, Anand et al. 1987). *Sí* que ha estat motiu de suspendre el tractament, com hem esmentat, una infecció de l'estoma greu i enterrament del sondatge, en un pacient amb higiene deficient i amb demència.

Pel que fa als EA relacionats amb el tractament destaquem la polineuropatia perifèrica que ja s'ha descrit en pacients en tractament a llarg termini amb dosis altes de levodopa oral (Santos-Garcia, de la Fuente-Fernandez et al 2012), i que pot presentar-se ja sigui com a síndrome de Guillain-Barré (Antonini, Isaias et al. 2007; Onofrj, Bonanni et al. 2009) o com polineuropatia axonal en el context del dèficit de vitamina B12 o altres vitamines del grup B (Manca, Cossu et al. 2009, Urban, Wellach et al. 2010; Valldeoriola i Cámara 2010; Meppelink, Nyman et al. 2011; Santos-García, Macías et al. 2011; Santos-García, de la Fuente-Fernández et al. 2012). S'ha vist en un 4% de pacients tractats. La majoria de casos de polineuropaties són formes cròniques, axonals i lleus. Les formes agudes representen un 13,6% de les mateixes, poden ser greus i s'associen a augment de mortalitat (14% en 6 mesos). La nostra experiència ha evidenciat nombrosos casos de polineuropatia de fibra fina (fins el 21%), si bé la meitat ja eren preexistents a l'inici del tractament; diversos casos de polineuropatia subaguda axonal (10,85%) i un cas de polineuropatia aguda axonal sensitiva motora greu (2,7%). Quasi tots amb evolució a l'estabilitat o milloria llevat del cas de polineuropatia aguda que s'estabilitzà però amb seqüela neurològica. La causa segueix sent poc clara; en la nostra experiència s'associa a dèficit de vitamina B6, dèficit de vitamina B12, augment d'homocisteïna, augment d'àcid metil malònic i disminució de folat. La majoria dels pacients millora amb suplements de vitamina B12 (Sensi, Preda et al. 2014; Antonini, Yegin et al. 2015). Una altra complicació rellevant ha estat la pèrdua de pes. Per a prevenir-la és important comprovar l'estat nutricional del pacient (Santos-García, Macías et al. 2011), tractar amb suplements i remetre al nutricionista per a control ponderal i prescripció dels suplements que escaigui. D'entre els efectes indesitjables trobats l'empitjorament de les discinèsies ha estat particularment greu. Com a fet rellevant hem observat que alguns pacients desenvolupen discinèsies greus després d'apagar la bomba a la nit (bifàsiques). Pot ser beneficiós en aquests casos l'administració d'una dosi extra poc abans d'apagar la bomba o mantenir la infusió 24 hores, però en un cas ha estat motiu de suspendre el tractament. No hem tingut cap cas d'agreujament de depressió ni d'intent o consumació de suïcidi com malauradament ha descrit D Santos-García (Santos-García, Macías et al. 2009). Ni, malgrat el dèficit vitamínic, aparegut en nombrosos pacients amb polineuropatia associada en alguns d'ells, no hem tingut cap cas d'estat epilèptic convulsiu relacionat amb un dèficit de vitamina B6 (Skodda i Müller 2013).

Molts d'aquests EA, sobretot els relacionats amb el sistema d'infusió, que són molt freqüents, podrien disminuir amb millores tècniques com van suggerir l'equip de Nyman i col·laboradors (Nyman, Lundgern et al. 2009; Meppelink, Nyman et al. 2011) i que recentment ha proposat l'equip suec de van Laar i col·laboradors (van Laar, Nyholm et al. 2015) consistent en adoptar un sistema de gastrostomia amb un port de titani en T ancorat en teixits tous (T-port).

Malgrat les múltiples complicacions observades, el seu maneig, que és convenient protocol·litzar, permet resoldre-les de manera que la principal causa de retirada del tractament en la nostra experiència ha estat el propi èxitus del pacient, per causes no relacionades amb el tractament, o la progressió de la malaltia, com ara la demència.

- *Eficàcia en qualitat de vida i estat de salut:*

Tot i la complexitat del tractament i els nombrosos EA esdevinguts, l'eficàcia del tractament decanta els pacients a presentar una significativa millora clínica global i una significativa millora de la seva qualitat de vida i del seu estat de salut. El nostre estudi de qualitat de vida d'un any de tractament amb GILC, obté una millora significativa d'un 26% de la qualitat de vida avaluada amb PDQ39. Així doncs, tot i que la potència estadística és baixa a causa de la baixa grandària de la mostra, no hi ha indicis que els pacients sotmesos a aquest tractament malgrat les seves limitacions i complicacions empitjorin en la seva qualitat de vida. Obtenim resultats similars als observats en estudis amb períodes de seguiment de fins a 2 anys (Slevin, Fernandez et al. 2015; Fernandez, Standaert et al. 2015; Antonini, Odin et al. 2013; Santos-García, Sanjurjo et al. 2012; Fasano, Ricciardi et al. 2012; Isacson, Bingefors et al. 2008; Antonini, Mancini et al. 2008). La majoria d'aquests estudis han basat la seva avaluació de la qualitat de vida amb el PDQ-39 amb una millora general significativa tant en general com en àmbits particulars, en períodes que van de 6 a 24 mesos. Ressenyem però que un parell de estudis no van poder observar diferències significatives (Isacson, Bingefors et al. 2008; Pålhagen, Dizdar et al 2012).

- *Eficàcia en càrrega del cuidador:*

Les malalties neurodegeneratives, com la d'objecte d'estudi, ocasionen una càrrega social considerable. General, pel seu alt cos econòmic (Lundqvist, Beiske et al. 2014), i, en particular a les persones involucrades en la cura dels pacients. L'estrès psicològic associat a la cura i assistència d'aquests pacients cal tenir-lo en compte donat que el paper del cuidador principal, normalment un membre de la família, és crucial en aquest context abans no es faci necessari la seva sortida del domicili habitual i el seu ingrés en un centre assistit. Alguns estudis esmenten explícitament la manca de disponibilitat d'un cuidador com a criteri d'exclusió en els pacients amb demència o deterior cognitiu lleu (Sensi, Preda et al. 2014; Fasano, Ricciardi et al. 2012; Honig, Antonini et al. 2009) mentre que la incapacitat del cuidador per a manejar la bomba ha donat lloc a l'exclusió en altres estudis, independentment de l'estat cognitiu del pacient i la gravetat de la malaltia (Honig, Antonini et al. 2009).

Els nostres pacients tractats amb GILC milloren de forma significativa en independència motriu i capacitat de desenvolupar tasques quotidianes mesurades amb l'escala de Schwab & England. En el nostre estudi la càrrega del cuidador, avaluada amb l'Entrevista Zarit de càrrega del cuidador (Zarit Burden Interview índex), es redueix en un 10%, sobretot a mitjà terme, no tant a llarg termini. Tot i que la potència estadística és també baixa, no hi ha indicis que els pacients sotmesos a aquest tractament, malgrat les seves limitacions i complicacions, agreugin la seva càrrega assistencial.

Això suggeriria menys càrrega per als cuidadors. Diverses publicacions recents han inclòs una avaluació dels beneficis de GILC a nivell del cuidador pel que fa al seu estrés, tensió emocional, i la seva qualitat de vida. No obstant això, els resultats fins ara indiquen una tendència a la millora més que un benefici concloent de la càrrega del cuidador amb el GILC. Olanow et al. troben en l'assaig controlat aleatori una reducció no significativa de la càrrega, mesurada amb l'Entrevista Zarit de càrrega, en cuidadors de pacients amb GILC en comparació amb els que van rebre tractament oral (Olanow, Kieburtz et al. 2014). Aquest resultat s'ha observat també en l'estudi d'extensió obert (Slevin, Fernandez et al. 2015) on els cuidadors dels que es van quedar amb GILC van presentar resultats similars i els que va començar GILC van experimentar una lleugera millora durant un màxim de 52 setmanes de seguiment. De la mateixa manera, alguns estudis prospectius reporten millores no significatives en l'estrès del cuidador, qualitat de vida o la càrrega després de períodes de seguiment de fins a 24 mesos (Sensi, Preda et al 2014; Fasano, Ricciardri et al 2012; Cáceres-Redondo, Carrillo et al. 2014). No obstant això, aquests estudis són força petits també i podrien no tenir prou potència per a aquesta anàlisi.

- *Infusió de GILC com teràpia complexa per la MP:*

El tractament amb GILC és un tractament segur, tot i les complicacions que sovint precisen d'atenció hospitalària, que proporciona clars beneficis clínics i milloria de la qualitat de vida del pacient, i, si bé és un tractament costós, alhora també redueix la càrrega assistencial del cuidador.
El tractament amb GILC, doncs, pot ser considerat com una estratègia de tractament complex dirigida a la MP en estat avançat amb complicacions del tipus fluctuacions motores en que les combinacions de medicaments disponibles no han proporcionat resultats satisfactoris.
Malgrat alguns estudis comparatius, no hi ha criteris definits per a seleccionar un pacient amb MP avançada com a candidat a una de les tres alternatives de tractament complex disponibles en l'actualitat, a excepció dels criteris d'exclusió. La decisió doncs depèn de molts factors que inclouen les característiques del pacient, el suport familiar i les seves preferències (Volkman, Albanese et al. 2015). Les característiques bàsiques que defineixen el candidat òptim per al tractament amb GILC es poden aplicar als millors candidats per a les altres alternatives de tractament (ECP i la infusió contínua de apomorfina); això és pacients amb ≥ 25% de temps *Off* i una bona qualitat de temps d'*On* que presenten lleus o moderades discinèsies, refractaris al tractament convencional, i amb lleu o sense deteriorament cognitiu.
Amb la nostra experiència i d'acord amb la literatura científica, aquesta teràpia per la MP avançada té pocs criteris d'exclusió. Probablement menys que les altres dues teràpies complexes (ECP i bomba d'apomorfina). Òbviament, qualsevol condició que contraindiqui la cirurgia o gastrostomia és un criteri d'exclusió, com també ho seria la intolerància a la levodopa / carbidopa.
En general, l'edat avançada no és tampoc un motiu d'exclusió (a diferència de l'ECP per exemple). Hem tractat amb èxit un pacient de 80 anys, un altre de 79 i dos de 78 anys. Ara bé el tractament amb GILC ofereix un perfil d'eficàcia i seguretat més positiu i rellevant en els pacients més joves, que en els més vells, amb major comorbiditat. En la nostra experiència, de fet, el pacient que més temps s'ha mantingut exitosament en tractament el va iniciar als 57 anys.
Entre els símptomes cognitius, només la demència greu (MMSE <24) es pot considerar en alguns casos una contraindicació. No obstant això, els pacients

amb demència moderada o lleu han estat tractats, encara que amb la col·laboració d'un cuidador en diversos estudis. En el nostre cas hem tractat amb èxit, potser amb una indicació més pal·liativa doncs requeria també gastrostomia alimentària, un pacient amb demència manifesta i tres pacients més amb un MMSE de 24.

Si bé molts estudis publicats han exclòs els pacients amb trastorns psiquiàtrics greus, alguns pacients amb psicosi (en particular l'induïda per medicaments) (Eggert, Schrader et al 2008; Sanchez-Castañeda, Campdelacreu et al. 2010) i al·lucinacions (Devos i French DUODOPA Study Group) han estat tractats amb èxit i han experimentat milloria. Aquesta també ha estat la nostra experiència, concloent que aquest no seria un criteri d'exclusió estricte.

En la nostra experiència hem constatat que pacients amb conductes compulsives i impulsives, desestimats per altres teràpies complexes, han estat tractats amb èxit amb GILC. De 8 pacients amb trastorn de control d'impulsos preexistent, amb el tractament amb GILC milloraren marcadament fins a la pràctica resolució 2, 4 milloraren del seu trastorn i 2 romangueren sense canvis. No vam evidenciar cap nou cas durant el llarg seguiment de la nostra sèrie pacients. Conclusió que també recentment comparteix Todorova i col·laboradors, com informen en un estudi comparatiu, publicat enguany (Todorova, Samuel et al. 2015), de menys duració, tres anys de seguiment, entre 41 pacients tractats amb bomba d'apomorfina i 19 pacients tractats amb infusió de GILC. En aquest estudi el grup de bomba d'apomorfina, 4 pacients tenien trastorns de control d'impulsos preexistent, dels quals 1 pacient (amb afartament compulsiu) el resolgué completament amb el tractament, però en la resta es mantingué, i a més aparegueren 7 casos nous, dels qual 1 (2,4%) requerí la retirada del tractament. Per contra en el grup de tractament amb GILC els 8 pacients amb trastorn de control d'impulsos actiu inicial van mostrar una atenuació del seu trastorn del comportament després d'iniciar el tractament. Als 3 anys, 2 d'aquests pacients seguien tenint trastorns, i tampoc van evidenciar el desenvolupament de cap nou cas amb el tractament GILC.

Amb l'experiència d'aquest estudi de llarga duració apreciem que el tractament amb GILC rescata més pacients desestimats d'altres teràpies complexes (3 que no van seguir ECP, i 9 no van seguir en bomba d'apomorfina) que no pas en perd al seu favor (1 ha estat intervingut amb ECP i 1 ha passat a bomba d'apomorfina), i sembla a més que malgrat les complicacions, fidelitza més els pacients, doncs poden superar folgadament els cinc anys de seguiment (11 pacients), fet que potser no és tan clar en la bomba d'apomorfina, per exemple.

La implementació d'un tractament d'infusió de GILC en un centre sanitari necessita una corba d'aprenentatge, tant per a la correcta indicació i establiment del tractament com, sobretot, per l'exitós maneig dels seus EA. Cal tenir una formació o capacitació bàsica per part dels professionals que hi intervenen. De la nostra experiència de 9 anys amb el tractament concloem que per a poder-lo realitzar de forma correcta és necessari comptar amb un equip multidisciplinar que inclogui, almenys, els següents:

- Neuròleg especialista en trastorns del moviment, amb infermera especialitzada en atenció a malalts amb MP, que ofereixin atenció continua.
- Gastroenteròleg endoscopista, amb infermera especialitzada en endoscòpies i pràctica de GEP, que ofereixin atenció continua.
- Suport nutricional, amb infermera especialitzada en maneig de gastrostomies i col·locació de sondes.
- Farmacòleg per conservació i dispensació de la medicació.

Es recomanable l'ús de guies i protocols per a assegurar el correcte tractament. Per a l'èxit del tractament és fonamental una bona sel·lecció del pacient candidat i una bona comprensió del tractament tant pel pacient com pel seu cuidador. Donar una informació adequada al pacient i als seus cuidadors és imprescindible per a obtenir bons resultats al llarg de tot el procés, perquè la seva complexitat exigeix molta col·laboració. No s'han de donar expectatives irreals, i cal deixar clar des del principi que, tot i que es tracta d'un tractament que pot millorar la seva qualitat de vida, no està exempt de possibles complicacions. També cal comentar amb el cuidador el paper fonamental que exercirà i la càrrega que li suposarà la cura del pacient, perquè comprengui les implicacions reals de tot el procés. Alhora que també és clau per a fidelitzar el tractament oferir la confiança en un equip sanitari amb sòlids coneixements en el maneig del tractament i una fàcil accessibilitat del pacient per a solucionar els EA que puguin esdevenir-se.

Conclusions

8 Conclusions

De forma consistent amb les set hipòtesis formulades els nostres resultats confirmen que :

- El tractament amb levodopa en forma farmacèutica GILC administrada via intestinal a través d'una gastrojejunostomia és un tractament eficaç pel control de les fluctuacions motores, i per la milloria o no agreujament d'altres aspectes motors i no motors de la MP, ben tolerat i segur, i de forma sostinguda, en la pràctica clínica habitual.

1. El tractament amb infusió de GILC en la pràctica clínica habitual millora les fluctuacions motores amb una reducció diària de 4,87 - 4,91 hores d'estat *Off*, i de forma sostinguda i perllongada de fins a nou anys.

2. El tractament amb infusió de GILC en la pràctica clínica habitual no modifica de manera significativa les discinèsies. Si bé redueix el temps en discinèsies, en un grup de pacients els redueix la seva gravetat, però en d'altres pot agreujar-la.

   El tractament amb infusió de GILC en la pràctica clínica habitual millora, a mig termini, altres aspectes motors de la MP com són l'estadi motor de H&Y i la independència en les activitats de vida diària i en les capacitats d'activitats motrius de la vida diària. Modifica poc els símptomes motors avaluats amb la part III de la UPDRS, si bé en redueix la gravetat en l'estat *Off*.

   El tractament amb infusió de GILC en la pràctica clínica habitual millora, a mig termini, aspectes no motors de la MP. En millora la funció cognitiva, la conducta i l'ànim (valorats amb l'UPDRS part I), no deteriora l'estat mental (valorat amb el MMSE) i no agreuja trastorns neuropsiquiàtrics i millora trastorns del control d'impulsos.
   La infusió de GILC pot ser considerada com una estratègia de tractament

complex de la MP avançada que pot corregir complicacions no motores com les conductes impulsives i compulsives.

3. Els pacients amb MP avançada sotmesos al tractament amb infusió de GILC no empitjoren cognitivament, i mostren una tendència a millorar en atenció, fluència semàntica i control motor voluntari.
Si bé semblen necessaris estudis més grans i usant tests específics per descriure els efectes a llarg termini de la teràpia amb GILC en la cognició i conducta, la infusió de GILC pot ser considerada com una estratègia de tractament complex de la MP avançada que no deteriora i pot oferir millores significatives en funcions neuropsicològiques.

4. Els pacients amb MP candidats a aquest tractament, presenten de base una mala qualitat del son, una depressió lleu i ansietat. El tractament amb infusió de GILC no deteriora, però tampoc modifica, els paràmetres objectius de la PSG nocturna ni els paràmetres subjectius de qualitat del son, depressió, fatiga i ansietat, i millora discretament la somnolència en aquells pacients que en tenen en rang patològic.

5. El tractament amb infusió de GILC en la pràctica clínica habitual té EA molt sovint relacionats amb el dispositiu, i també amb el procediment de la GEP i el manteniment de la gastrostomia, així com farmacològics similars als descrits per la levodopa. Normalment són lleus o moderats però en pocs casos greus (entre aquets darrers: la dermatitis i infecció de l'estoma, l'enterrament de la gastrostomia o de la sonda, l'arrencament de la mateixa, la polineuropatia, el *freezing* en *On*, les discinèsies bifàsiques i la pèrdua de pes) cap letal.

Aquests EA requereixen la consulta hospitalària i l'atenció i el seguiment del pacient en una unitat especialitzada multidisciplinària pel seu correcte maneig i la seva prevenció. Normalment el seu maneig és a la resolució, podent requerir la interrupció transitòria del tractament, i en algun cas (8,1%) la seva retirada.

6. Els pacients amb MP tractats amb infusió de GILC, malgrat les seves limitacions i complicacions, presenten una milloria clínica global i de la seva qualitat de vida i estat de salut.

   El tractament amb GILC si bé és un tractament costós, és alhora un tractament segur que proporciona beneficis clínics i milloria de la qualitat de vida del pacient, i també redueix la càrrega assistencial del cuidador.

7. El tractament amb infusió de GILC és una opció terapèutica eficaç sostingudament per a la MP amb fluctuacions motores no controlades amb el tractament convencional, complexa, o de segona línia. Tenint en compte el seu alt cost, la possibilitat d'EA greus i la seva complexitat, cal identificar el pacient candidat a aquest tractament enlloc de les altres opcions (ECP o bomba d'apomorfina), i és recomanable una atenció multidisciplinar especialitzada i protocol·litzada i comptar amb la col·laboració del malalt i del seu cuidador o assistent.

Bibliografia

9 Bibliografia

Aarsland D, Andersen K, Larsen JP, Lolk A, Nielsen H, Kragh-Sørensen P. Risk of dementia in Parkinson's disease: a community-based, prospective study. Neurology. 2001;56:730-736.

Agid Y, Ruberg M, Javoy-Agid F, Hirsch E, Raisman-Vozari R, Vyas S, Faucheux B, Michel P, Kastner A, Blanchard V, et al. Are dopaminergic neurons selectively vulnerable to Parkinson's disease? Adv Neurol. 1993;60:148-164.

Agid Y, Ahlskog E, Albanese A, Calne D, Chase T, De Yebenes J, Factor S, Fahn S, Gershanik O, Goetz C, Koller W, Kurth M, Lang A, Lees A, Lewitt P, Marsden D, Melamed E, Michel PP, Mizuno Y, Obeso J, Oertel W, Olanow W, Poewe W, Pollak P, Tolosa E, et al. Levodopa in the treatment of Parkinson's disease: a consensus meeting. Mov Disord. 1999;14:911-913.

Agid Y. Subconscious man: the basal ganglia as a target for intervention in emotional disorders. Ann Neurol. 2013;74:920-922.

Alexander GE, DeLong MR, Strick PL. Parallel organization of functionally segregated circuits linking basal ganglia and cortex. Annu Rev Neurosci. 1986;9:357-381.

American Psychiatric Association. Diagnostic and statistical manual of mental disorders, 4th ed. Washington: American Psychological Association; 2000.

Anagnostopoulos GK, Kostopoulos P, Arvanitidis DM. Buried bumper syndrome with a fatal outcome, presenting early as gastrointestinal bleeding after percutaneous endoscopic gastrostomy placement. J Postgrad Med 2003;49(4):325-327.

Annic A, Devos D, Seguy D, Dujardin K, Destée A, Defebvre L. Continuous dopaminergic stimulation by Duodopa in advanced Parkinson's disease: Efficacy and safety]. Rev Neurol (Paris) (francès) 2009;165:718-727.

Antonini A. Continuous dopaminergic stimulation-from theory to clinical practice. Parkinsonism Relat Disord. 2007;13 Suppl:S24-8.

Antonini A, Isaias IU, Canesi M, Zibetti M, Mancini F, Manfredi L, Dal Fante M, Lopiano L, Pezzoli G. Duodenal levodopa infusion for advanced Parkinson's disease: 12-month treatment outcome. Mov Disord. 2007;22:1145-1149.

Antonini A, Mancini F, Canesi M, Zangaglia R, Isaias IU, Manfredi L, Paccheti C, Zibetti M, Natuzzi F, Lopiano L, Nappi G, Pezozoli G. Assessment of the effectiveness of duodenal levodopa infusion on quality of life and motor features in patients with advanced Parkinson's disease. Neurodegener. Dis. 2008;5:244-246

Antonini A, Mancini F, Canesi M, Zangaglia R, Isaias IU, Manfredi L, Pacchetti C, Zibetti M, Natuzzi F, Lopiano L, Nappi G, Pezzoli G. Duodenal levodopa infusion improves quality of life in advanced Parkinson's disease. Neurodegener Dis. 2008;5:244-246.

Antonini A, Tolosa E. Apomorphine and levodopa infusion therapies for advanced Parkinson's disease: selection criteria and patient management. Expert Rev Neurother 2009;9:859-867.

Antonini A, Odin P, Opiano L, Tomantschger V, Pacchetti C, Pickut B, Gasser UE, Calandrella D, Mancini F, Zibetti M, Minafra B, Bertaina I, De Deyn P, Cras C, Wolf E, Spielberger S, Poewe W. Effect and safety of duodenal levodopa infusion in advanced Parkinson's disease: a retrospective multicenter outcome assessment in patient routine care. J Neural Transm. 2013;120:1553-1558.

Antonini A, Yegin A, Preda C, Bergmann L, Poewe W; GLORIA study investigators and coordinators. Global long-term study on motor and non-motor symptoms and safety of levodopa-carbidopa intestinal gel in routine care of advanced Parkinson's disease patients; 12-month interim outcomes. Parkinsonism Relat Disord. 2015;21:231-5.

Arboix A, Gironell A, de Fabregues O, Font MA, Izquierdo J, Krupinski J, Martínez S, Fabregat N. Historia de la neurologia catalana. CPM Asociados SL. Barcelona, 2011.

Arle JE, Alterman RL. Surgical options in Parkinson's Disease. Med Clin North Am 1999; 83: 483-98.

Arsuaga JL. Conferència LXVI Reunión Anual Sociedad Española de Neurología València, 2014.

Australian Therapeutic Goods Administration. Orphan drugs; 2010

Badia X, Roset M, Montserrat S, Herdman M, Segura A. La versión española del EuroQol: descripción y aplicaciones. Med Clin (Barc) 1999; 112 (Supl 1): 79-86.

Balç P. Dietari del pnt monastir de S Geronim de Valldehebron.1605. Manuscrit: Ms A-46. Arxiu Històric de la Ciutat.

Ball MC, Sagar HJ. Levodopa in pregnancy. Mov Disord 1995;10:115.

Barbeau A, Sourkes TL, Murphy GF. Les catecholamines dans la maladie de Parkinson (en francès). A: de Ajuriaguerra J, ed. Symposium Sur les Monoamines et Systeme Nerveux Central. Geneve: Georg & Cie; 1962:247-262.

Barbeau A. [Treatment of Parkinson's disease by L-DOPA]. (en francès) Union Med Can. 1969;98:183-186.

Barone P, Antonini A, Colosimo C, Marconi R, Morgante L, Avarello TP, Bottacchi E, Cannas A, Ceravolo G, Ceravolo R, Cicarelli G, Gaglio RM, Giglia RM, Iemolo F, Manfredi M, Meco G, Nicoletti A, Pederzoli M, Petrone A, Pisani A, Pontieri FE, Quatrale R, Ramat S, Scala R, Volpe G, Zappulla S, Bentivoglio AR, Stocchi F, Trianni G, Dotto PD; PRIAMO study group. The PRIAMO study: A multicenter assessment of nonmotor symptoms and their impact on quality of life in Parkinson's disease. Mov Disord. 2009;24:1641-1649.

Barraquer i Roviralta G. Las casas de religiosos en Cataluña durante el primer tercio del siglo XIX, capítulo duodécimo: jerónimos. artículo primero: San Jerónimo de vall de hebron. Barcelona, 1906: pàg. 245-261.

Barraquer i Roviralta G. Los religiosos en Cataluña durante la pirmera mitad del siglo XIX. Barcelona, 1917. Volum IV, pàg:127-147.

Beck AT, Ward CH, Mendelson M, Mock J, Erbaugh J. An inventory for measuring depression. Arch Gen Psychiatry 1961; 4:561-571.

Beck AT. Beck depression Inventory. San Antonio, TX, Psychological Corporation, 1978.

Beck AT, Steer RA, Brown GK. Manual for Beck Depression Inventory-II. San Antonio, TX:Psychological Corp; 1996.

Benton AL, Hamsher KS. Multilingual aphasia examinations. Iowa City: AJA Associates; 1989.

Berg D, Postuma RB, Adler CH, Bloem BR, Chan P, Dubois B, Gasser T, Goetz CG, Halliday G, Joseph L, Lang AE, Liepelt-Scarfone I, Litvan I, Marek K, Obeso J, Oertel W, Olanow CW, Poewe W, Stern M, Deuschl G. MDS research criteria for prodromal Parkinson's disease. Mov Disord. 2015;30:1600-1611.

Bergareche A, De La Puente E, López de Munain A, Sarasqueta C, de Arce A, Poza JJ, Martí-Massó JF. Prevalence of Parkinson's disease and other types of Parkinsonism. A door-to-door survey in Bidasoa, Spain. J Neurol. 2004;251(3):340-5.

Bernard Claude. Introduction a la médecine expérimetale. J.B. Baillière et Fils. Libraires de l'Academie Imperiale de Medecine. Paris 1865.

Bianco G, Vuolo G, Ulivelli M, Bartalini S, Chieca R, Rossi A, Rossi S. A clinically silent, but severe, duodenal complication of duodopa infusion. J Neurol Neurosurg Psychiatry. 2012;83:668-670.

Birkmayer W, Hornykiewicz O. Der L-3,4-Dioxyphenylalanin (DOPA)-Effekt bei der Parkinson-Akinese. [The effect of L-3,4-dihydroxyphenylalanine (5 DOPA) on akinesia in parkinsonism.] (en alemany) Wien Klin Wochenschr 1961;73:787-788.

Bracco F, Battaglia A, Chouza C, Dupont E, Gershanik O, Marti Masso JF, Montastruc JL; PKDS009 Study Group. The long-acting dopamine receptor agonist cabergoline in early Parkinson's disease: final results of a 5-year, double-blind, levodopa-controlled study. CNS Drugs. 2004;18:733-746.

Braak H, Del Tredici K. Invited Article: Nervous system pathology in sporadic Parkinson disease. Neurology 2008; 70:1916.

Bredberg E, Nilsson D, Johansson K, Aquilonius SM, Johnels B, Nyström C, Paalzow L. Intraduodenal infusion of a water-based levodopa dispersion for optimisation of the therapeutic effect in severe Parkinson's disease. Eur J Clin Pharmacol. 1993;45:117-122

Bredenberg S, Nyholm D, Aquilonius SM, Nyström C. An automatic dose dispenser for microtablets--a new concept for individual dosage of drugs in tablet form. Int J Pharm. 2003;261:137-146.

Bronnick K, Ehrt U, Emre M, De Deyn PP, Wesnes K, Tekin S, Aarsland D. Attentional deficits affect activities of daily living in dementia-associated with Parkinson's disease. J Neurol Neurosurg Psychiatry. 2006;77:1136-1142.

Brown RG, Marsden CD. Cognitive function in Parkinson's disease: from description to theory. Trends Neurosci. 1990;13:21-29.

Brown RG, Dittner A, Findley L, Wessely SC. The Parkinson fatigue scale. Parkinsonism Relat Disord 2005;11(1):49e55.

Buongiorno M, Antonelli F, Cámara A, Puente V, de Fabregues-Nebot O, Hernandez-Vara J, Calopa M, Pascual-Sedano B, Campolongo A, Valldeoriola F, Tolosa E, Kulisevsky J, Martí MJ. Long-term response to continuous duodenal infusion of levodopa/carbidopa gel in patients with advanced Parkinson disease: The Barcelona registry. Parkinsonism Relat Disord. 2015;21:871-876.

Busner J, Targum SD. The clinic global impression scale applying a research tool in clinical practice. Psychiatry (Edgmont) 2007; 4: 28-37.

Busk K, Nyholm D. Long-term 24-h levodopa/carbidopa gel infusion in Parkinson's disease. Parkinsonism Relat Disord. 2012;18:1000-1001.

Buysse DJ, Reynolds III ChF, Monk TH, Berman SR, Kupfer DJ. The Pittsburgh Sleep Quality Index: A New Instrument for Psychiatric Practice and Research. Psychiatry Research 1989;28:193-213.

Cáceres-Redondo MT, Carrillo F, Lama MJ, Huertas-Fernández I, Vargas-González L, Carballo M, Mir P. Long-term levodopa/carbidopa intestinal gel in advanced Parkinson's disease. J Neurol. 2014;261:561-569.

Calabresi P, Giacomini P, Centonze D, Bernardi G. Levodopa-induced dyskinesia: a pathological form of striatal synaptic plasticity? Ann Neurol 2000;47(4 Suppl 1):S60-68

Calandrella D, Romito LM, Elia AE, Del Sorbo F, Bagella CF, Falsitta M, Albanese A. Causes of withdrawal of duodenal levodopa infusion in advanced Parkinson disease. Neurology. 2015;84:1669-1672.

Calne DB, Snow BJ, Lee C. Criteria for diagnosing Parkinson's Disease. Ann Neurol 1992;32:S125-127.

Calne DB, Teychenne PF, Leigh PN, Bamji AN, Greenacre JK. Treatment of parkinsonism with bromocriptine. Lancet. 1974;2:1355-1356.

Carlsson A, Lindqvist M, Magnusson T. 3,4-Dihydroxyphenylalanine and 5-hydroxytryptophan as reserpine antagonists. Nature. 1957;180(4596):1200.

Carlsson A, Lindqvist M, Magnusson T, Waldeck B. On the presence of 3-hydroxytyramine in brain. Science. 1958;127(3296):471.

Catalán MJ, de Pablo-Fernández E, Villanueva C, Fernández-Diez S, Lapeña-Montero T, García-Ramos R, López-Valdés E. Levodopa infusion improves impulsivity and dopamine dysregulation syndrome in Parkinson's disease. Mov Disord. 2013;28:2007-2010.

Cedarbaum JM, Silvestri M, Kutt H. Sustained enteral administration of levodopa increases and interrupted infusion decreases levodopa dose requirements. Neurology. 1990;40:995-997.

Cervantes-Arriaga A, Rodríguez-Violante M, Villar-Velarde A, Corona T. Cálculo de unidades de equivalencia de levodopa en enfermedad de Parkinson. Arch Neurocien (Mex) 2009;14:116-119.

Charcot JM, Vulpian A. De la paralysie agitante. Gazette Hebdomadaine de Médicine et de Chirurgie. 1861;8:765-767, :816–820, i 1861;9: 54–59.

Chase TN, Juncos J, Serrati C, Fabbrini G, Bruno G. Fluctuation in response to chronic levodopa therapy: pathogenetic and therapeutic considerations. Adv Neurol. 1987;45:477-480.

Chase TN, Engber TM, Mouradian MM. Palliative and prophylactic benefits of continuously administered dopaminomimetics in Parkinson's disease. Neurology. 1994;44(Suppl 6):S15-18.

Chase TN. Levodopa therapy: consequences of the nonphysiologic replacement of dopamine. Neurology. 1998;50(Suppl 5):S17-25.

Chaudhuri KR, Martinez-Martin P, Brown RG, Sethi K, Stocchi F, Odin P, et al. The metric properties of a novel non-motor symptoms scale for Parkinson's disease: Results from an international pilot study. Mov Disord. 2007;22:1901-1911.

Christensen, A.-L. A practical application of the Luria methodology. Journal of Clinical Neuropsychology, 1979;1: 241- 247.

Cilia R, Siri C, Canesi M, Zecchinelli AL, De Gaspari D, Natuzzi F, Tesei S, Meucci N, Mariani CB, Sacilotto G, Zini M, Ruffmann C, Pezzoli G. Dopamine dysregulation syndrome in Parkinson's disease: from clinical and neuropsychological characterisation to management and long-term outcome. J Neurol Neurosurg Psychiatry. 2014;85:311-318.

Colosimo C, Merello M, Hughes AJ, Sieradzan K, Lees AJ. Motor response to acute dopaminergic challenge with apomorphine and levodopa in Parkinson's disease: implications for the pathogenesis of the on-off phenomenon. J Neurol Neurosurg Psychiatry 1996;60:634-637.

Comella CL. Sleep disturbances and excessive daytime sleepiness in Parkinson disease: an overview. J Neural Transm Suppl. 2006;(70):349-355.

Comissió Farmacoterapèutica de l'Hospital Vall d'Hebron. Acta-resum num: 54. Data: 08-06-2006.

Comissió Farmacoterapèutica de l'Hospital Vall d'Hebron. Acta-resum num: 64. Data: 12-04-2007.

Comissió Farmacoterapèutica de l'Hospital Vall d'Hebron. Acta-resum num: 66. Data: 14-06-2007.

Comité de Evaluación de Medicamentos. Agencia española de medicamentos y productos sanitarios. infrome favorable de duodopa. 19-04-2005. http://www.aemps.gob.es/informa/notasInformativas/medicamentosUsoHumano/comiteEvaluacion/2005/docs/codem_abril-2005.pdf

Cotzias GC, Van Woert MH, Schiffer LM. Aromatic amino acids and modification of parkinsonism. N Engl J Med. 1967;276:374-379.

Cotzias GC, Papavasiliou PS, Gellene R. Modification of parkinsonism: chronic treatment with L-dopa. N Engl J Med 1969;280:337-345.

Cummings JL, Mega M, Gray K, Rosenberg-Thompson S, Carusi DA, Gornbein J. The Neuropsychiatric Inventory: comprehensive assessment of psychopathology in dementia. Neurology 1994;44:2308-2314.

Daniel SE, Lees AJ. Parkinson's Disease Society Brain Bank, London: overview and research. J Neural Transm Suppl 1993;39:165–172.

De Fabregues O, Puente V, Oliveras C, Ribera G, Delgado T, Garcia C, Pont C, Vivanco R, Falcó J. Brullet E, Seoane A. Manejo de las urgencias y acontecimientos no deseados ocurridos en el curso de 1 año de tratamiento con infusión de levodopa intraduodenal. Neurología 2007; 22 (9): 599.

De Fabregues O, Puente V, Moreno C, Garcia C, Espinosa J, Vivanco R, Valldeoriola F, Ribera G, Giraly E, Tolosa E, Marti MJ. Management of complications of long-term duodenal levodopa infusion therapy. Mov Disord 2008; 23 (Suppl1):S314-315

de Fabregues O. Director, investigador principal del projecte de recerca Estudi Clínic epidemiològic multicèntric: “Registro de datos clínicos de pacientes con enfermedad de Parkinson tratados con infusión continua intraduodenal de levodopa (Duodopa ®)”. Servei de Neurologia de l'Hospital General i Universitari de la Vall d'Hebron. Num PR(AG)129/2008. Aprovat pel CEIC de l'Hospital Clínic de Barcelona i de l'Hospital Universitari Vall d'Hebron el 28/11/2008.

de Fabregues O. Director, investigador principal del projecte de recerca Estudi Clínic: “Efectes cognitius i conductuals de la teràpia amb infusió contínua de levodopa en pacients afectes de malaltia de Parkinson avançada amb complicacions motores”.

Servei de Neurologia de l'Hospital General i Universitari de la Vall d'Hebron. Num: PR(AG)128/2008. Aprovat pel CEIC de l'Hospital Universitari Vall d'Hebron el 28/11/2008.

De Fabregues O, Hernandez-Vara J, Armengol JR, Dot J, Abu-Suboh M, Puiggros C, Badia M, Castillejo N, Milà A, Val RM, Gomez-Domingo MR. Protocol Hospital Vall d'Hebron: Duodopa. Tractament de la malaltia de Parkinson avançada amb bomba d'infusió intraduodenal de levodopa. Servei de neurologia. 12/2012.

Degkwitz R, Frowein R, Kulenkampff C, Mohs U. [On the effects of L-dopa in man and their modification by reserpine, chlorpromazine, iproniazid and vitamin B6]. (en alemany) Klin Wochenschr. 1960;38:120-123.

Dehay B, Bourdenx M, Gorry P, Przedborski S, Vila M, Hunot S, Singleton A, Olanow CW, Merchant KM, Bezard E, Petsko GA, Meissner WG. Targeting α-synuclein for treatment of Parkinson's disease: mechanistic and therapeutic considerations. Lancet Neurol. 2015;14(8):855-66.

de la Fuente-Fernández R, Lu JQ, Sossi V, Jivan S, Schulzer M, Holden JE, Lee CS, Ruth TJ, Calne DB, Stoessl AJ. Biochemical variations in the synaptic level of dopamine precede motor fluctuations in Parkinson's disease: PET evidence of increased dopamine turnover. Ann Neurol. 2001;49:298-303.

de Lau LM, Breteler MM. Epidemiology of Parkinson's disease. Lancet Neurol 2006; 5:525.

Deleu D, Ebinger G, Michotte Y. Clinical and pharmacokinetic comparison of oral and duodenal delivery of levodopa/carbidopa in patients with Parkinson's disease with a fluctuating response to levodopa. Eur J Clin Pharmacol. 1991;41:453-458.

de Rijk MC, Tzourio C, Breteler MMB, et al. Prevalence of parkinsonism and Parkinson's Disease in Europe: The EUROPARKINSON collaborative study. J Neurol Neurosurg Psychiatry 1997; 62: 10-5.

Devos D; French DUODOPA Study Group. Patient profile, indications, efficacy and safety of duodenal levodopa infusion in advanced Parkinson's disease. Mov Disord. 2009;24:993-1000.

Diaz Marti C. Pergamins referents a la fundació de Sant Jeroni de la vall d'Hebron. Acta Historica et Archaeologica Mediaevalia. Barcelona, 2008; 29:9-56

Diaz Martí C. Aspectes sanitaris rellevants en la primera crònica de Sant Jeroni de la Murtra (segles XV i XVI). Carrer dels Arbres, Badalona, 2006:17.

Dubow J, Chatamra K, Eaton S, Hall C, Benesh. Interim Results of a Phase 3b Study Assessing the Safety and Efficacy of Levodopa-Carbidopa Intestinal Gel on Non-motor Symptoms in Patients with Advanced Parkinson's Disease. Comunicat al International Congress on Non-Motor Dysfunctions in Parkinson's Disease and Related Disorders • Nice, France • December 4-7, 2014.

Eggert K, Schrader C, Hahn M, Stamelou M, Rüssmann A, Dengler R, Oertel W, Odin P. Continuous jejunal levodopa infusion in patients with advanced parkinson disease: practical aspects and outcome of motor and non-motor complications. Clin Neuropharmacol. 2008;31:151-166.

Ehringer H, Hornykiewicz O. Verteilung von Noradrenalin und Dopamin (3-Hydroxytryamin) im Gehirn des Menschen und ihr Verhalten bei Erkrankungen des extrapyramidalen Systems. Klin Wochenschr 1960;38:1238-1239

Elia AE, Dollenz C, Soliveri P, Albanese A. Motor features and response to oral levodopa in patients with Parkinson's disease under continuous dopaminergic infusion or deep brain stimulation. Eur J Neurol. 2012;19:76-83.

Epstein M, Johnson D, Hawes R, Schmulewitz N, Vanagunas A, Widnell KL, et al., Gastrointestinal safety of the levodopa-carbidopa intestinal gel delivery system in treating advanced Parkinson's patients, Mov. Disord. 2013; 8:S144.

Errea JM, Ara JR, Aibar C, de Pedro-Cuesta J. Prevalence of Parkinson's disease in lower Aragon, Spain. Mov Disord. 1999;14(4):596-604.

European Medicines Agency. Public summary of opinion on orphan designation (updated 15 March 2011); 2011.

EuroQoL Group. EuroQoL – a new facility for the measurement of health-related quality of life. Health Policy 1990;16:199-208. www.euroqol.org.

Fabbrini G, Mouradian MM, Juncos JL, Schlegel J, Mohr E, Chase TN. Motor fluctuations in Parkinson's disease: central pathophysiological mechanisms, Part I. Ann Neurol. 1988;24:366-371.

Fahn S, Elton RL, Members of the UPDRS Development Committee. Unified Parkinson's disease Rating Scale. A: Fahn S, Elton R, Members of the updrs Development Committee. In: Fahn S, Marsden CD, Calne DB, Goldstein M, eds. Recent Developments in Parkinson's Disease, Vol 2. Florham Park, NJ. Macmillan Health Care Information 1987, 153-163, 293-304.

Fahn S, Oakes D, Shoulson I, Kieburtz K, Rudolph A, Lang A, Olanow CW, Tanner C, Marek K; Parkinson Study Group. Levodopa and the progression of Parkinson's disease. N Engl J Med. 2004;351:2498-508.

Fahn S, Poewe W. Levodopa: 50 years of a revolutionary drug for Parkinson disease. Mov Disord. 2015;30:1-3.

Fahn S. The medical treatment of Parkinson disease from James Parkinson to George Cotzias. Mov Disord. 2015;30:4-18.

Fanjul-Arbós S, Lopez Valdes E, de Toledo-Heras M, Rodríguez-García E. Perforaciones intestinales y muerte: complicación del uso de la bomba de duodopa. En: LXIII Reunión de la Sociedad Española de Neurología. 2011.

Fasano A, Ricciardi L, Lena F, Bentivoglio AR, Modugno N. Intrajejunal levodopa infusion in advanced Parkinson's disease: long-term effects on motor and non-motor symptoms and impact on patient's and caregiver's quality of life. Eur Rev Med Pharmacol Sci. 2012;16:79-89.

Fernandez HH, Standaert DG, Hauser RA, Lang AE, Fung VS, Klostermann F, Lew MF, Odin P, Steiger M, Yakupov EZ, Chouinard S, Suchowersky O, Dubow J, Hall CM, Chatamra K, Robieson WZ, Benesh JA, Espay AJ. Levodopa-carbidopa intestinal gel in advanced Parkinson's disease: final 12-month, open-label results. Mov Disord. 2015;30:500-509.

Fernandez HH, Vanagunas A, Odin P, Espay AJ, Hauser RA, Standaert DG, Chatamra K, Benesh J, Pritchett Y, Hass SL, Lenz RA. Levodopa-carbidopa intestinal gel in advanced Parkinson's disease open-label study: Interim results. Parkinsonism Relat Disord 2013;19:339-345.

Ficha técnica de Duodopa®.

- Levodopa-Carbidopa Intestinal Gel 20 mg/ml - 5 mg/ml. Investigator's Brochure, Solvay Pharmaceuticals, Edition No. IB-187.01, Version 07 June 2006.
- Ficha técnica de Duodopa®. ABBOTT PRODUCTS GmbH 2010.
  Duodopa® Abbott Products, Inc. Levodopa-Carbidopa Intestinal Gel 20 mg/mL – 5 mg/mL Investigator's Brochure Edition No. IB-187.07, 14 July 2011.).
- AbbVie, Duodopa Intestinal Gel: Summary of Product Characteristics, 2013. https://www.medicines.org.uk/emc/medicine/20786.

Folstein MF, Folstein SE, McHugh PR. Mini-Mental state. A practical method for grading the cognitive state of patients for the clinician. Journal of Psychiatric Research 1975;12:189–198.

Foltynie T, Magee C, James C, Webster GJ, Lees AJ, Limousin P. Impact of Duodopa on Quality of Life in Advanced Parkinson's Disease: A UK Case Series. Parkinsons Dis. 2013; 2013:362908.

Food and Drug Administration. List of orphan product designations for January 2000. Food and Drug Administration; 2000.

Frankel JP, Kempster PA, Bovingdon M, Webster R, Lees AJ, Stern GM. The effects of oral protein on the absorption of intraduodenal levodopa and motor performance. J Neurol Neurosurg Psychiatry. 1989;52:1063-1067.

Freed CR, Greene PE, Breeze RE, Tsai WY, DuMouchel W, Kao R, Dillon S, Winfield H, Culver S, Trojanowski JQ, Eidelberg D, Fahn S. Transplantation of embryonic dopamine neurons for severe Parkinson's disease. N Engl J Med. 2001;344:710-719.

Gaig C, Ezquerra M, Marti MJ, Muñoz E, Valldeoriola F, Tolosa E. LRRK2 mutations in Spanish patients with Parkinson disease: frequency, clinical features, and incomplete penetrance. Arch Neurol. 2006;63:377-382.

Gagne JJ, Power MC. Anti-inflammatory drugs and risk of Parkinson disease: a meta-analysis. Neurology 2010;74:995.

García-Ramos R, López Valdés E, Ballesteros L, Jesús S, Mir P. The social impact of Parkinson's disease in Spain: Report by the Spanish Foundation for the Brain. Neurologia. 2013 Jun 28. pii: S0213-4853(13)00111-4.

García Ruiz-Espiga PJ, Martinez Castrillo JC, Grupo de Estudio de Trastornos del Movimiento. Guía oficial de práctica clínica en la enfermedad de Parkinson. Sociedad Española de Neurología. Barcelona, Prous Science. 2010.

García-Sánchez C, Pascual-Sedano B, Martínez-Horta S, Pagonabarraga Mora J, Gironell A, Campolongo A, Estévez-González A, Kulisevsky J. Preservación de la función cognitiva mediante Duodopa® en la enfermedad de Parkinson avanzada. LXII Reunión Anual de la Sociedad Española de Neurología, Barcelona 16-20 de novembre de 2010. Poster. Abstract publicat a Neurología 2010; 25():256.

Gauderer MW, Ponsky JL, Izant RJ Jr. Gastrostomy without laparotomy: a percutaneous endoscopic technique. J Pediatr Surg 1980;15:872-875.

Gauderer MW. Percutaneous endoscopic gastrostomy-20 years later: a historical perspective. J Pediatr Surg 2001;36:217–219.

Gelb DJ, Oliver E, Gilman S. Diagnostic Criteria for Parkinson Disease. Arch Neurol 1999; 56: 33-39.

Gershanik OS. Improving L-dopa therapy: the development of enzyme inhibitors. Mov Disord. 2015;30:103-113.

Gibb WR, Lees AJ. The relevance of the Lewy body to the pathogenesis of idiopathic Parkinson's disease. J Neurol Neurosurg Psychiatry 1988;51:745-52.

Giladi N, Caraco Y, Gurevich T, Djaldetti R, Cohen Y, Yacobi-Zeevi O, Oren S. Pharmacokinetic profile of ND0612L (levodopa/carbidopa for subcutaneous infusion) in patients with moderate to severe Parkinson's disease Comunicat al 19th International Congress of Parkinson's Disease and Movement Disorders, 14-18 de juny de 2015. Abs 226

Gironell A, De Fabregues O. Guia oficial de diagnòstic i tractament de la malaltia de Parkinson de la Societat Catalana de Neurologia. Societat Catalana de Neurologia.

Barcelona. 05:245-302, Cèl·lula. 2011 :245-302.

Global Parkinson's Disease Survey Steering Committee. Factors impacting on quality of life in Parkinson's disease: results from an international survey. Mov Disord. 2002;17:60-67.

Goedert M, Spillantini MG, Del Tredici K, Braak H. 100 years of Lewy pathology. Nat Rev Neurol 2013; 9:13.

Goetz CG, Poewe W, Rascol O, Sampaio C. Evidence-based medical review update: pharmacological and surgical treatments of Parkinson's disease: 2001 to 2004. Mov Disord. 2005;20:523-39.

Golden CJ. Stroop test de colores y palabras. Madrid, TEA Ediciones 1994.

Golden CJ. Stroop color and word test. Chicago, IL: Stoelting co., 1978.

Gomes Jr CAR, Lustosa SAS, Matos D, Andriolo RB, Waisberg DR, Waisberg J. Percutaneous endoscopic gastrostomy versus nasogastric tube feeding for adults with swallowing disturbances. Cochrane Database of Systematic Reviews 2010, Issue 11. Art. No.: CD008096.

Goodglass H, Gleason JB, Bernholtz NA, Hyde MR. Some linguistic structures in the speech of a Broca's aphasic. Cortex. 1972;8:191-212.

Goodglass H, Kaplan E. The Assessment of Aphasia and Related Disorders, Volume 2. University of Michigan. Philadelphia. Lea and Febiger, 1983.

Goodglass H, Kaplan E, Barresi B. The Assessment of Aphasia and Related Disorders. Baltimore. Lippincott Williams & Wilkins, 2001

Gotham AM, Brown RG, Marsden CD. 'Frontal' cognitive function in patients with Parkinson's disease 'on' and 'off' levodopa. Brain. 1988;111 :299-321.

Grandas F, Santos D, Valldeoriola F, Parra J. E-DUO Study: Use of Levodopa-Carbidopa Intestinal Gel (LCIG) in Spanish Parkinson's Disease patients. 18th International Congress of Parkinson's Disease and Movement Disorders June 8–12,

2014, Stockholm, Sweden. Abstract. Mov Disord 2014; 29 (Suppl.1):S601.

Green R, Kinsella LJ. Current concepts in the diagnosis of cobalamin deficiency. Neurology 1995;45(8):1435-1440.

Growdon JH, Kieburtz K, McDermott MP, Panisset M, Friedman JH. Levodopa improves motor function without impairing cognition in mild non-demented Parkinson's disease patients. Parkinson Study Group. Neurology. 1998;50:1327-1331.

Hamilton, M. The assessment of anxiety states by rating. Brit J Med Psychol. 1959; 32:50-55.

Hamilton MC. Diagnosis and rating of anxiety. Br J Psychiatry. 1969; 3: 76-79.

Hardie RJ, Malcolm SL, Lees AJ, Stern GM, Allen JG. The pharmacokinetics of intravenous and oral levodopa in patients with Parkinson's disease who exhibit on-off fluctuations. Br J Clin Pharmacol. 1986;22:429-436.

Hauser RA, Auinger P, Oakes D. Levodopa response in early Parkinson's disease. Mov Disord. 2009;24:2328-36.

Hauser RA, Friedlander J, Zesiewicz TA, Adler CH, Seeberger LC, O'Brien CF, et al. A home diary to assess functional status in patients with Parkinson's disease with motor fluctuations and dyskinesia. Clin Neuropharmacol. 2000;23(2):75-81,

Hely MA, Reid WG, Adena MA, Halliday GM, Morris JG. The Sydney multicenter study of Parkinson's disease: the inevitability of dementia at 20 years. Mov Disord. 2008;23(6):837-44.

Hillen ME, Sage JI. Nonmotor fluctuations in patients with Parkinson's disease. Neurology. 1996;47:1180-1183.

Hoehn MM, Yahr MD. Parkinsonism: onset, progression and mortality. Neurology 1967;17:427.

Holloway RG, Shoulson I, Fahn S, Kieburtz K, Lang A, Marek K, McDermott M, Seibyl J, Weiner W, Musch B, Kamp C, Welsh M, Shinaman A, Pahwa R, Barclay L, Hubble J,

LeWitt P, Miyasaki J, Suchowersky O, Stacy M, Russell DS, Ford B, Hammerstad J, Riley D, Standaert D, Wooten F, Factor S, Jankovic J, Atassi F, Kurlan R, Panisset M, Rajput A, Rodnitzky R, Shults C, Petsinger G, Waters C, Pfeiffer R, Biglan K, Borchert L, Montgomery A, Sutherland L, Weeks C, DeAngelis M, Sime E, Wood S, Pantella C, Harrigan M, Fussell B, Dillon S, Alexander-Brown B, Rainey P, Tennis M, Rost-Ruffner E, Brown D, Evans S, Berry D, Hall J, Shirley T, Dobson J, Fontaine D, Pfeiffer B, Brocht A, Bennett S, Daigneault S, Hodgeman K, O'Connell C, Ross T, Richard K, Watts A; Parkinson Study Group. Pramipexole vs levodopa as initial treatment for Parkinson disease: a 4-year randomized controlled trial. Arch Neurol. 2004;61:1044-1053.

Honig H, Antonini A, Martinez-Martin P, Forgacs I, Faye GC, Fox T, Fox K, Mancini F, Canesi M, Odin P, Chaudhuri KR. Intrajejunal levodopa infusion in Parkinson's disease: a pilot multicenter study of effects on nonmotor symptoms and quality of life. Mov Disord. 2009;24:1468-1474

Hornykiewicz OD. Physiologic, biochemical, and pathological backgrounds of levodopa and possibilites for the future. Neurology. 1970;20 (Suppl):1-5.

Hornykiewicz O. A brief history of levodopa. J Neurol. 2010;257(Suppl 2):S249-52.

Hughes AJ, Daniel SE, Kilford L, Lees AJ. Accuracy of clinical diagnosis of idiopathic Parkinson's disease: a clinico-pathological study of 100 cases. J Neurol Neurosurg Psychiatry. 1992;55:181-184.

Hughes AJ, Daniel SE, Blankson S, Lees AJ. A clinicopathologic study of 100 cases of Parkinson's disease. Arch Neurol 1993;50:140–148.

Hughes AJ, Daniel SE, Ben-Shlomo Y, Lees AJ. The accuracy of diagnosis of parkinsonian syndromes in a specialist movement disorder service. Brain 2002; 125:861.

Iranzo A, Tolosa E, Gelpi E, Molinuevo JL, Valldeoriola F, Serradell M, Sanchez-Valle R, Vilaseca I, Lomeña F, Vilas D, Lladó A, Gaig C, Santamaria J. Neurodegenerative disease status and post-mortem pathology in idiopathic rapid-eye-movement sleep behaviour disorder: an observational cohort study. Lancet Neurol. 2013;12:443-453.

Isacson D, Bingefors K, Kristiansen IS, Nyholm D. Fluctuating functions related to quality of life in advanced Parkinson disease: effects of duodenal levodopa infusion. Acta Neurol Scand. 2008;118:379-386.

Ishihara L, Brayne C. What is the evidence for a premorbid parkinsonian personality: a systematic review. Mov Disord. 2006;21:1066-10072.

Jankovic J. An update on the treatment of Parkinson's disease. Mt Sinai J Med 2006;73:682-689.

Jenkinson C, Fitzpatrick R, Peto V, Greenhall R, Hyman N. The Parkinson's Disease Questionnaire (PDQ-39): development and validation of a Parkinson's disease summary index score. Age Ageing 1997;26(5):353-357.

Jitkritsadakul O, Jagota P, Petchrutchatachart S, Sansopha L, Rerknimitr R, Bhidayasiri R. Recurrent pancreatitis as a rare complication of duodenal levodopa infusiontreatment. Mov Disord. 2013;28:1308-1310.

Johns MW. A new method for measuring daytime sleepiness: the Epworth Sleepiness Scale. Sleep 1991; 14: 540-545.

Juarez JC, Girona L. Servei de Farmàcia. Centre d'Informació de Medicaments. Informe a la Comissió Farmacoterapèutica Hospital Vall d'Hebron: Levodopa / Carbidiopa gel intestinal. 08/06/2006. Código 05/06.

Jugel C, Ehlen F, Taskin B, Marzinzik F, Müller T, Klostermann F. Neuropathy in Parkinson's disease patients with intestinal levodopa infusion versus oral drugs. PLoS One. 2013;8(6):e66639.

Juncos J, Serrati C, Fabbrini G, Chase TN. Fluctuating levodopa concentrations and Parkinson's disease. Lancet. 1985;2(8452):440.

Kaplan E.F., Goodglass H., Weintraub S. The Boston Naming Test: Experimental edition, 1978. Boston: Kaplan & Goodglass. 2nd ed., Philadelphia: Lea and Febiger, 1983.

Karlsborg M, Korbo L, Regeur L, Glad A. Duodopa pump treatment in patients with advanced Parkinson's disease. Dan Med Bull. 2010;57:A4155.

Katzenschlager R, Head J, Schrag A, Ben-Shlomo Y, Evans A, Lees AJ. Fourteen-year final report of the randomized PDRGUK trial comparing three initial treatments in PD. Neurology 2008;71:474-480.

Kempster PA, Williams DR, Selikhova M, Holton J, Revesz T, Lees AJ. Patterns of levodopa response in Parkinson's disease: a clinico-pathological study. Brain. 2007;130:2123-2128.

Kempster PA, Frankel JP, Bovingdon M, Webster R, Lees AJ, Stern GM. Levodopa peripheral pharmacokinetics and duration of motor response in Parkinson's disease. J Neurol Neurosurg Psychiatry 1989;52:718-723.

Kestenbaum M, Fahn S. Safety of IPX066 , an extended release carbidopa-levodopa formulation, for the treatment of Parkinson's disease. Expert Opin Drug Saf. 2015;14(5):761-767.

Kieburtz K, Antonini A, OlanowCW, Fernandez HH, Espay AJ, Standaert DG, Hass S. Randomized, phase 3, double-blind, double-dummy study of levodopa-carbidopa intestinal gel in patients with advanced Parkinson's disease: Functional and quality-of life outcomes. Comunicat a 16th International Congress of Parkinson's Disease and Movement Disorders; June 17-21. 2012. [abstract].Mov Disord 2012; 27(Suppl 1):385.

Kieburtz K, Wunderle KB. Parkinson's disease: evidence for environmental risk factors. Mov Disord 2013; 28:8.

Klein S, Heare BR, Soloway RD. The "buried bumper syndrome": a complicatrion of percutaneous endoscopic gastrostomy. Am J Gastroenterol 1990;85(4):448-451.

Klostermann F, Jugel C, Marzinzik F. Jejunal levodopa infusion in long-term DBS patients with Parkinson's disease. Mov Disord. 2011;26:2298-2299.

Klostermann F, Jugel C, Marzinzik F. Benefit from jejunal levodopa in a patient with apomorphine pump. J Neurol. 2011;258:311-312.

Klostermann F, Jugel C, Bömelburg M, Marzinzik F, Ebersbach G, Müller T. Severe gastrointestinal complications in patients with levodopa/carbidopa intestinal gel infusion. Mov Disord. 2012;27:1704-1705.

Klostermann F, Jugel C, Müller T, Marzinzik F. Malnutritional neuropathy under intestinal levodopa infusion. J Neural Transm. 2012;119:369-372.

Koller WC, Hutton JT, Tolosa E, Capilldeo R. Immediate-release and controlled-release carbidopa/levodopa in PD: a 5-year randomized multicenter study. Carbidopa/Levodopa Study Group. Neurology. 1999;53:1012-1019.

Kordower JH, Chu Y, Hauser RA, Freeman TB, Olanow CW. Lewy body-like pathology in long-term embryonic nigral transplants in Parkinson's disease. Nat Med. 2008;14:504-506.

Krones E, Zollner G, Petritsch W. Knotting of percutaneous endoscopic jejunostomy feeding tubes in two patients with Parkinson's disease and continuous Duodopa® treatment. Z Gastroenterol. 2012;50(2):213-216.

Kulisevsky J, Garcia-Sanchez C, Berthier ML, Barbanoj M, Pascual-Sedano B, Gironell A, et al. Chronic effects of dopaminergic replacement on cognitive function in Parkinson's disease: a two-year follow-up study of previously untreated patients. Mov Disord. 2000;15:613-626.

Kulisevsky J, Luquin MR, Arbelo JM, Burguera JA, Carrillo F, Castro A, Chacón J, García-Ruiz PJ, Lezcano E, Mir P, Martinez-Castrillo JC, Martínez-Torres I, Puente V, Sesar A, Valldeoriola-Serra F, Yañez R. Advanced Parkinson's disease: clinical characteristics and treatment. Part II. (en castellà). Neurologia. 2013 ;28:558-583

Kurlan R, Rubin AJ, Miller C, Rivera-Calimlim L, Clarke A,Shoulson I. Duodenal delivery of levodopa for on-off fluctuations in parkinsonism: preliminary observations. Ann Neurol 1986;20: 262-265.

Kurlan R, Nutt JG, Woodward WR, Rothfield K, Lichter D, Miller C, Carter JH, Shoulson I. Duodenal and gastric delivery of levodopa in parkinsonism. Ann Neurol. 1988;23:589-595.

Kurth MC, Tetrud JW, Tanner CM, Irwin I, Stebbins GT, Goetz CG, Langston JW.

Double-blind, placebo-controlled, crossover study of duodenal infusion of levodopa/carbidopa in Parkinson's disease patients with 'on-off' fluctuations. Neurology. 1993;43:1698-1703.

Larsen JP, Tandberg E. Sleep disorders in patients with Parkinson's disease: epidemiology and management. CNS Drugs. 2001; 15:267-275.

Lee KE, Choi YJ, Oh BR, Chun IK, Gwak HS. Formulation and in vitro/in vivo evaluation of levodopa transdermal delivery systems. Int J Pharm. 2013 Nov 18;456:432-436.

Leeman AL, O'Neill CJ, Nicholson PW, Deshmukh AA, Denham MJ, Royston JP, et al. Parkinson's disease in the elderly: response to and optimal spacing of night time dosing with levodopa. Br J Clin Pharmacol. 1987;24:637-643.

Lehnerer SM, Fietzek UM, Messner M, Ceballos-Baumann AO. Subacute peripheral neuropathy under duodopa therapy without cobalamin deficiency and despite supplementation. J Neural Transm. 2014;121:1269-1272.

Lee JY, Jeon BS. Maladaptive reward-learning and impulse control disorders in patients with Parkinson's disease: a clinical overview and pathophysiology update. J Mov Disord. 2014;7:67-76.

Lees AJ, Katzenschlager R, Head J, Ben-Shlomo Y. Ten-year follow-up of three different initial treatments in de-novo PD: a randomized trial. Neurology. 2001;57(9):1687-94.

Lees AJ, Hardy J, Revesz T. Parkinson's disease. Lancet. 2009;373:2055-2066.

Levin BE, Llabre MM, Weiner WJ. Parkinson's disease and depression: psychometric properties of the Beck Depression Inventory. J Neurol Neurosurg Psychiatry. 1988 ;51:1401-1404.

Levy G, Schupf N, Tang MX, Cote LJ, Louis ED, Mejia H, Stern Y, Marder K. Combined effect of age and severity on the risk of dementia in Parkinson's disease. Ann Neurol. 2002;51:722-729.

Lew MF, Slevin JT, Krüger R, Martínez Castrillo JC, Chatamra K, Dubow JS, Robieson

WZ, Benesh JA, Fung VS. Initiation and dose optimization for levodopa-carbidopa intestinal gel: Insights from phase 3 clinical trials.
Parkinsonism Relat Disord. 2015;21:742-748.

LeWitt PA. Levodopa therapeutics: new treatment strategies. Neurology. 1993;43(Suppl 6):S31-7.

Lewitt PA, Ellenbogen A, Chen D, Lal R, McGuire K, Zomorodi K, Luo W, Huff FJ. Actively transported levodopa prodrug XP21279: a study in patients with Parkinson disease who experience motor fluctuations.Clin Neuropharmacol. 2012 ;35:103-110.

Lezak MD. Neuropsychological assessment, 3rd ed. New York: Oxford University Press, 1995.

Litvan I, Aarsland D, Adler CH, Goldman JG, Kulisevsky J, Mollenhauer B, Rodriguez-Oroz MC, Tröster AI, Weintraub D. MDS Task Force on mild cognitive impairment in Parkinson's disease: critical review of PD-MCI. Mov Disord. 2011;26:1814-1824.

Lobo A, Ezquerra J, Gómez Burgada F, Sala JM, Seva Díaz A. [Cognocitive mini-test (a simple practical test to detect intellectual changes in medical patients)] (en castellà). Actas Luso Esp Neurol Psiquiatr Cienc Afines. 1979;7:189-202.

Louis ED, Marder K, Cote L, Tang M, Mayeux R. Mortality from Parkinson disease. Arch Neurol. 1997;54:260-264.

Lowin J, Bergman A, Chaudhuri KR, Findley LJ, Roeder C, Schifflers M, Wood E, Morris S. A cost-effectiveness analysis of levodopa/carbidopa intestinal gel compared to standard care in late stage Parkinson's disease in the UK. J Med Econ. 2011;14:584-893.

Lundqvist C, Nystedt T, Reiertsen O, Grotli R, Beiske AG. [Continuous treatment with levodopa of Parkinson disease] (noruec). Tidsskr Nor Laegeforen. 2005;125:2638-2640.

Lundqvist C, Beiske AG, Reiertsen O, Kristiansen IS. Real life cost and quality of life associated with continuous intraduodenal levodopa infusion compared with oral treatment in Parkinson patients. J Neurol. 2014;261:2438-2445.

Luria, A.R. Human Brain and Psychological Processes. New York: Harper and Row; 1966.

Luria, A. R. The Working Brain: an introduction to Neuropsychology. New York: Penguin Press; 1973.

Macías Fernández JA, Royuela Rico A. La versión española del Índice de Calidad de Sueño de Pittsburgh. Informaciones Psiquiátricas 1996;146:465-472.

Macleod AD, Taylor KS, Counsell CE. Mortality in Parkinson's disease: a systematic review and meta-analysis. Mov Disord 2014; 29:1615.

Manca D, Cossu G, Murgia D, Molari A, Ferrigno P, Marcia E, et al. Reversible encephalopathy and axonal neuropathy in Parkinson's disease during duodopa therapy. Mov Disord. 2009;24:2293-2294.

Manyam BV. Paralysis agitans and levodopa in "Ayurveda": ancient Indian medical treatise. Mov Disord 1990; 5:47

Marsden CD, Parkes JD. "On-off" effects in patients with Parkinson's disease on chronic levodopa therapy. Lancet 1976;1(7954):292-296.

Martín M, Salvadó I, Nadal S, Miji, LC, Rico JM., Lanz P, Taussing ML. Adaptación para nuestro medio de la Escala de Sobrecarga del Cuidador de Zarit (Caregiver Burden Interview) Rev Gerontol 1996; 6:338-346.

Martinez-Martin P, Gil-Nagel A, Gracia LM, Gomez JB, Martinez-Sarries J, Bermejo F. Unified Parkinson's Disease Rating Scale characteristics and structure. The Cooperative Multicentric Group. Mov Disord. 1994;9:76-83.

Martinez-Martin P, Reddy P, Katzenschlager R, Antonini A, Todorova A, Odin P, Henriksen T, Martin A, Calandrella D, Rizos A, Bryndum N, Glad A, Dafsari HS, Timmermann L, Ebersbach G, Kramberger MG, Samuel M, Wenzel K, Tomantschger V, Storch A, Reichmann H, Pirtosek Z, Trost M, Svenningsson P, Palhagen S, Volkmann J, Chaudhuri KR. EuroInf: a multicenter comparative observational study of apomorphine and levodopa infusion in Parkinson's disease. Mov Disord. 2015;30:510-516.

Martínez-Pérez JA, Ortiz-García R, González-Zerega A, López-Gosling I, Guzmán A, Dragomir E. [Epidemiology of parkinsonism in the Guadalajara Health Area]. Semergen. 2014;40:305-312

McColl CD, Reardon KA, Shiff M, Kempster PA. Motor response to levodopa and the evolution of motor fluctuations in the first decade of treatment of Parkinson's disease. Mov Disord. 2002;17:1227-1234.

McGeer PL, Zeldowicz LR. Administration of dihydroxyphenylalanine to parkinsonian patients. Canad Med Assn J 1964;90:463-466.

Meiler B., Andrich J., Müller T. Efficacy evaluation of rapid direct replacement of oral antiparkinsonism treatment with duodenal levodopa infusion. Mov Disord. 2008; 23:145-146.

Meppelink AM, Nyman R, van Laar T, Drent M, Prins T, Leenders KL. Transcutaneous port for continuous duodenal levodopa/carbidopa administration in Parkinson's disease. Mov Disord. 2011;26:331-334.

Merchant CA, Cohen G, Mytilineous C, et al. Human transplacental transmission of carbidopallevodopa. Neurology 1994;44: A247-A248.

Merello M, Nouzeilles MI, Arce GP, Leiguarda R. Accuracy of acute levodopa challenge for clinical prediction of sustained long-term levodopa response as a major criterion for idiopathic Parkinson's disease diagnosis. Mov Disord. 2002;17:795-798.

Merola A, Zibetti M, Angrisano S, Rizzi L, Lanotte M, Lopiano L. Comparison of subthalamic nucleus deep brain stimulation and Duodopa in the treatment of advanced Parkinson's disease. Mov Disord. 2011;26:664-670.

Molloy SA, Rowan EN, O'Brien JT, McKeith IG, Wesnes K, Burn DJ. Effect of levodopa on cognitive function in Parkinson's disease with and without dementia and dementia with Lewy bodies. J Neurol Neurosurg Psychiatry. 2006;77:1323-1328.

Mitrushina M, Boone KB, D"Elia LF. Handbook of Normative Data for Neuropsychological Assessment. New york, Oxford University Press, 1999.

Motto C, Tamma F, Candelise L. Deep brain stimulation of subthalamic nucleus for Parkinson's disease. Cochrane Database of Systematic Reviews 2003, Issue 2.

Mouradian MM, Juncos JL, Fabbrini G, Schlegel J, Bartko JJ, Chase TN. Motor fluctuations in Parkinson's disease: central pathophysiological mechanisms, Part II. Ann Neurol. 1988;24:372-378.

Mouradian MM, Heuser IJ, Baronti F, Fabbrini G, Juncos JL, Chase TN. Pathogenesis of dyskinesias in Parkinson's disease. Ann Neurol. 1989;25:523-526.

Mouradian MM, Heuser IJ, Baronti F, Chase TN. Modification of central dopaminergic mechanisms by continuous levodopa therapy for advanced Parkinson's disease. Ann Neurol. 1990;27:18-23.

Movement Disorder Society Task Force on Rating Scales for Parkinson's disease. The Unified Parkinson's Disease Rating Scale (UPDRS): status and recommendations. Mov Disord 2003; 18: 738-750.

Muenter MD, Tyce GM. L-dopa therapy of Parkinson's disease: plasma L-dopa concentration, therapeutic response, and side effects. Mayo Clin Proc 1971;46:231-239.

Nalls MA, Pankratz N, Lill CM, Do CB, Hernandez DG, Saad M, DeStefano AL, Kara E, Bras J, Sharma M, Schulte C, Keller MF, Arepalli S, Letson C, Edsall C, Stefansson H, Liu X, Pliner H, Lee JH, Cheng R; International Parkinson's Disease Genomics Consortium (IPDGC); Parkinson's Study Group (PSG) Parkinson's Research: The Organized GENetics Initiative (PROGENI); 23andMe; GenePD; NeuroGenetics Research Consortium (NGRC); Hussman Institute of Human Genomics (HIHG); Ashkenazi Jewish Dataset Investigator; Cohorts for Health and Aging Research in Genetic Epidemiology (CHARGE); North American Brain Expression Consortium (NABEC); United Kingdom Brain Expression Consortium (UKBEC); Greek Parkinson's Disease Consortium; Alzheimer Genetic Analysis Group, Ikram MA, Ioannidis JP, Hadjigeorgiou GM, Bis JC, Martinez M, Perlmutter JS, Goate A, Marder K, Fiske B, Sutherland M, Xiromerisiou G, Myers RH, Clark LN, Stefansson K, Hardy JA, Heutink P, Chen H, Wood NW, Houlden H, Payami H, Brice A, Scott WK, Gasser T, Bertram L, Eriksson N, Foroud T, Singleton AB. Large-scale meta-analysis of genome-wide association data identifies six new risk loci for Parkinson's disease. Nat Genet.

2014;46:989-993.

Negreanu LM, Popescu BO, Babiuc RD, Ene A, Andronescu D, Băjenaru OA. Cutting the Gordian knot: the blockage of the jejunal tube, a rare complication of Duodopa infusion treatment. J Med Life. 2010;3:191-192.

Ngwuluka N, Pillay V, Du Toit LC, Ndesendo V, Choonara Y, Modi G, Naidoo D. Levodopa delivery systems: advancements in delivery of the gold standard. Expert Opin Drug Deliv. 2010;7:203-224.

Nilsson D, Hansson LE, Johansson K, Nyström C, Paalzow L, Aquilonius SM. Long-term intraduodenal infusion of a water based levodopa-carbidopa dispersion in very advanced Parkinson's disease. Acta Neurol Scand. 1998;97:175-183.

Nilsson D, Nyholm D, Aquilonius SM. Duodenal levodopa infusion in Parkinson's disease-long-term experience. Acta Neurol Scand 2001;104:343-348.).

Nomoto M, Kaseda S, Iwata S, Osame M, Fukuda T. Levodopa in pregnancy. Mov Disord. 1997;12:261.

Novak M, Guest C. Application of a multidimensional caregiver burden inventory. Gerontologist 1989;29(6):798-803.

Noyce AJ, Bestwick JP, Silveira-Moriyama L, Hawkes CH, Giovannoni G, Lees AJ, Schrag A. Meta-analysis of early nonmotor features and risk factors for Parkinson disease. Ann Neurol. 2012;72:893-901.

Nutt JG, Woodward WR, Hammerstad JP, Carter JH, Anderson JL. The "on-off" phenomenon in Parkinson's disease. Relation to levodopa absorption and transport. N Engl J Med. 1984;310:483-488.

Nutt JG. Levodopa-induced dyskinesia: review, observations, and speculations. Neurology 1990; 40: 340-345.

Nutt JG, Carter JH, Lea ES, Woodward WR. Motor fluctuations during continuous levodopa infusions in patients with Parkinson's disease. Mov Disord. 1997;12:285-292.

Nutt JG, Chung KA, Holford NH. Dyskinesia and the antiparkinsonian response always temporally coincide: a retrospective study. Neurology 2010;74:1191-1197.

Nyholm D, Lennernäs H, Gomes-Trolin C, Aquilonius S-M. Levodopa pharmacokinetics and motor performance during activities of daily living in patients with Parkinson's disease on individual drug combinations. Clin Neuropharmacol, 2002; 25 :89-96.

Nyholm D, Askmark H, Gomes-Trolin C, Knutson T, Lennernäs H, Nyström C, Aquilonius SM. Optimizing levodopa pharmacokinetics: intestinal infusion versus oral sustained-release tablets. Clin Neuropharmacol. 2003;26:156-163.

Nyholm D, Aquilonius SM. Levodopa infusion therapy in Parkinson disease: state of the art in 2004. Clin Neuropharmacol. 2004;27:245-56.

Nyholm D, Nilsson Remahl AI, Dizdar N, Constantinescu R, Holmberg B, Jansson R, Aquilonius SM, Askmark H. Duodenal levodopa infusion monotherapy vs oral polypharmacy in advanced Parkinson disease. Neurology. 2005;64:216-223.

Nyholm D, Jansson R, Willows T, Remahl IN. Long-term 24-hour duodenal infusion of levodopa: outcome and dose requirements. Neurology. 2005;65:1506-1507.

Nyholm D. Enteral levodopa/carbidopa gel infusion for the treatment of motor fluctuations and dyskinesias in advanced Parkinson's disease. Expert Rev Neurother. 2006;6:1403-1411

Nyholm D, Lewander T, Johansson A, LeWitt P, Lundqvist C, Aquilonius SM Longterm assessment of safety in patients treated with Duodopa. Clin Neuropharmacol 2008; 31: 63-73.

Nyholm D, Constantinescu R, Holmberg B, Dizdar N, Askmark H. Comparison of apomorphine and levodopa infusions in four patients with Parkinson's disease with symptom fluctuations. Acta Neurol Scand. 2009;119:345-348.

Nyholm D, Johansson A, Lennernäs H, Askmark H. Levodopa infusion combined with entacapone or tolcapone in Parkinson disease: a pilot trial. Eur J Neurol. 2012;19:820-826.

Nyholm D, Klangemo K, Johansson A. Levodopa/carbidopa intestinal gel infusion long-term therapy in advanced Parkinson's disease. Eur J Neurol. 2012;19:1079-1085.

Nyholm D, Johansson A, Aquilonius SM, Hellquist E, Lennernäs H, Askmark H. Complexity of motor response to different doses of duodenal levodopa infusionin Parkinson disease. Clin Neuropharmacol. 2012;35:6-14.

Nyholm D, Odin P, Johansson A, Chatamra K, Locke C, Dutta S, Othman AA. Pharmacokinetics of levodopa, carbidopa, and 3-O-methyldopa following 16-hour jejunal infusion of levodopa-carbidopa intestinal gel in advanced Parkinson's disease patients. AAPS J. 2013;15 :316-23.

Nyholm D, Ehrnebo M, Lewander T, Trolin CG, Bäckström T, Panagiotidis G, Spira J, Nyström C, Aquilonius SM. Frequent administration of levodopa/carbidopa microtablets vs levodopa/carbidopa/entacapone in healthy volunteers. Acta Neurol Scand. 2013;127:124-132.

Nyman R, Lundgren D, Nyholm D. Soft tissue-anchored transcutaneous port attached to an intestinal tube for long-term gastroduodenal infusion of levodopa/carbidopa in Parkinson disease. J Vasc Interv Radiol. 2009;20:500-505.

Obeso JA, Grandas F, Herrero MT, Horowski R. The role of pulsatile versus continuous dopamine receptor stimulation for functional recovery in Parkinson's disease. Eur J Neurosci. 1994 ;6:889-897.

Obeso JA, Rodríguez-Oroz MC, Rodríguez M, Lanciego JL, Artieda J, Gonzalo N, Olanow CW. Pathophysiology of the basal ganglia in Parkinson's disease. Trends Neurosci. 2000;23(10 Suppl):S8-19.

Obeso JA, Rodriguez-Oroz MC, Chana P, Lera G, Rodriguez M, Olanow CW. The evolution and origin of motor complications in Parkinson's disease. Neurology 2000;55(Suppl 4):S13-20.

Odin P, Wolters E, Antonini A.Continuous dopaminergic stimulation achieved by duodenal levodopa infusion. Neurol Sci. 2008;29 Suppl 5:S387-8.

Odin P, Ray Chaudhuri K, Slevin JT, Volkmann J, Dietrichs E, MartinezMartin P,

Krauss JK, Henriksen T, Katzenschlager R , Antonini A, Rascol O, Poewe W; National Steering Committees. Collective physician perspectives on nonoral medication approaches for the management of clinically relevant unresolved issues in Parkinson's disease: Consensus from an international survey and discussion program. Parkinsonism Relat Disord. 2015;21:1133-1144.

Oertel WH, Wolters E, Sampaio C, Gimenez-Roldan S, Bergamasco B, Dujardin M, Grosset DG, Arnold G, Leenders KL, Hundemer HP, Lledó A, Wood A, Frewer P, Schwarz J. Pergolide versus levodopa monotherapy in early Parkinson's disease patients: The PELMOPET study. Mov Disord. 2006;21(3):343-53.

Okereke CS. Role of integrative pharmacokinetic and pharmacodynamic optimization strategy in the management of Parkinson"s disease patients experiencing motor fluctuations with levodopa. J Pharm Pharm Sci. 2002;5:146-161.

Olanow CW, Goetz CG, Kordower JH, Stoessl AJ, Sossi V, Brin MF, Shannon KM, Nauert GM, Perl DP, Godbold J, Freeman TB. A double-blind controlled trial of bilateral fetal nigral transplantation in Parkinson's disease. Ann Neurol. 2003;54:403-414.

Olanow CW, Agid Y, Mizuno Y, Albanese A, Bonuccelli U, Damier P, De Yebenes J, Gershanik O, Guttman M, Grandas F, Hallett M, Hornykiewicz O, Jenner P, Katzenschlager R, Langston WJ, LeWitt P, Melamed E, Mena MA, Michel PP, Mytilineou C, Obeso JA, Poewe W, Quinn N, Raisman-Vozari R, Rajput AH, Rascol O, Sampaio C, Stocchi F. Levodopa in the treatment of Parkinson's disease: current controversies. Mov Disord. 2004 ;19:997-1005.

Olanow CW, Stern MB, Sethi K. The scientific and clinical basis for the treatment of Parkinson disease (2009). Neurology. 2009;72(21 Suppl 4):S1-136.

Olanow CW, Rascol O, Hauser R, Feigin PD, Jankovic J, Lang A, Langston W, Melamed E, Poewe W, Stocchi F, Tolosa E; ADAGIO Study Investigators. A double-blind, delayed-start trial of rasagiline in Parkinson's disease. N Engl J Med. 2009; 361:1268-1278.

Olanow CW, Antonini A, Kieburtz K, Fernandez HH,Espay AJ, Standaert DG, Vanagunas AD. Randomized,double-blind, double-dummy study of continuous infusion of levodopa-carbidopa intestinal gel in patients with advanced Parkinson's disease: Efficacy and safety. En: 16th International Congress of Parkinson's Disease and Movement Disorders; June 17-21. 2012. [abstract]. Mov Disord 2012;27(Suppl 1):411.

Olanow CW, Kieburtz K, Odin P, Espay AJ, Standaert DG, Fernandez HH, Vanagunas A, Othman AA, Widnell KL, Robieson WZ, Pritchett Y, Chatamra K, Benesh J, Lenz RA, Antonini A; LCIG Horizon Study Group. Continuous intrajejunal infusion of levodopa-carbidopa intestinal gel for patients with advanced Parkinson's disease: a randomised, controlled, double-blind, double-dummy study. Lancet Neurol. 2014;13:141-149.

Olivé i Guilera F. Sant Jeroni de la Vall d'Hebron, Barcelona: Parròquia de Sant Jeroni de Montbau (1995).

Onofrj M, Bonanni L, Cossu G, Manca D, Stocchi F, Thomas A. Emergencies in Parkinsonism: akinetic crisis, life-threatening dyskinesias, and polyneuropathy during L-Dopa gel treatment. Parkinsonism Relat Disord 2009;15 Suppl 3:S233-236.

Ordenstein L. Sur la paralsie agitante et la scl˘erose en plaques généralisées (en francès). Paris: Delahaye; 1868.

Othman AA, Dutta S. Population pharmacokinetics of levodopa in subjects with advanced Parkinson's disease:levodopa-carbidopa intestinal gel infusion vs. oral tablets. Br J Clin Pharmacol. 2014;78:94-105.

Pålhagen SE, Dizdar N, Hauge T, Holmberg B, Jansson R, Linder J, Nyholm D, Sydow O, Wainwright M, Widner H, Johansson A. Interim analysis of long-term intraduodenal levodopa infusion in advanced Parkinson disease. Acta Neurol Scand. 2012;126:e29-33.

Pakkenberg B, Møller A, Gundersen HJ, Mouritzen Dam A, Pakkenberg H. The absolute number of nerve cells in substantia nigra in normal subjects and in patients with Parkinson's disease estimated with an unbiased stereological method. J Neurol Neurosurg Psychiatry. 1991;54:30-33.

Parkinson James. An Essay on the Shaking Palsy. London Printed by Whittingham and Rowland for Sherwood, Neely and Jones. Londres 1817.

Parkinson Study Group. Effects of tocopherol and deprenyl on the progression of disability in early Parkinson's disease. N Engl J Med 1993; 328:176.

Parkinson Study Group. Pramipexole vs levodopa as initial treatment for Parkinson disease: A randomized controlled trial. Parkinson Study Group. JAMA. 2000;284:1931-1938.

Parkinson Study Group. A controlled, randomized, delayed-start study of rasagiline in early Parkinson disease. Arch Neurol 2004; 61:561.

Parkinson Study Group CALM Cohort Investigators. Long-term effect of initiating pramipexole vs levodopa in early Parkinson disease. Arch Neurol. 2009;66:563-570.

Pedersen SW, Clausen J, Gregerslund MM. Practical Guidance on How to Handle Levodopa/Carbidopa Intestinal Gel Therapy of Advanced PD in a Movement Disorder Clinic. Open Neurol J. 2012;6:37-50.

Perier C, Vila M. Mechanisms and prevention of cell death. In: Parkinson's disaease & Movement disorders, 6th Edition (Jankovic and Tolosa, Editors), Chapter 4:17-27. 2015.

Peto V, Jenkinson C, Fitzpatrick R, Greenhall R. The development and validation of a short measure of functioning and well being for individuals with Parkinson's disease. Qual Life Res. 1995;4(3):241-8.

Pickut BA, van der Linden C, Dethy S, Van De Maele H, de Beyl DZ. Intestinal levodopa infusion: the Belgian experience. Neurol Sci. 2014;35:861-866.

Poletti M, Bonuccelli U. Personality traits in patients with Parkinson's disease: assessment and clinical implications. J Neurol. 2012;259:1029-1038.

Pont-Sunyer C, Hotter A, Gaig C, Seppi K, Compta Y, Katzenschlager R, Mas N, Hofeneder D, Brücke T, Bayés A, Wenzel K, Infante J, Zach H, Pirker W, Posada IJ, Álvarez R, Ispierto L, De Fàbregues O, Callén A, Palasí A, Aguilar M, Martí MJ, Valldeoriola F, Salamero M, Poewe W, Tolosa E. The onset of nonmotor symptoms in Parkinson's disease (the ONSET PD study). Mov Disord. 2015 ;30:229-237.

Postuma RB, Berg D, Stern M, Poewe W, Olanow CW, Oertel W, Obeso J, Marek K, Litvan I, Lang AE, Halliday G, Goetz CG, Gasser T, Dubois B, Chan P, Bloem BR, Adler CH, Deuschl G. MDS clinical diagnostic criteria for Parkinson's disease. Mov Disord. 2015;30:1591-1601.

Pringsheim T, Jette N, Frolkis A, Steeves TD. The prevalence of Parkinson's disease: a systematic review and meta-analysis. Mov Disord 2014; 29:1583.

Protocol Vall Hebron C.8.3 Col·locació i retirada de la sonda nasogàstrica (SNG). http://www.vhebron.net/es/web/intranet-vall-d-hebron/guies-protocols-i-altres

Protocol Vall Hebron C.8.6. Manteniment de la sonda nasogàstrica. http://www.vhebron.net/es/web/intranet-vall-d-hebron/guies-protocols-i-altres

Protocol Vall Hebron C.8.5. Manteniment de la sonda de jejunostomia. http://www.vhebron.net/es/web/intranet-vall-d-hebron/guies-protocols-i-altres

Protocol Vall Hebron B.4.3. Educació sanitària a la persona ostomitzada . http://www.vhebron.net/es/web/intranet-vall-d-hebron/guies-protocols-i-altres

Puente V, De Fabregues O, Oliveras C, Ribera G, Pont-Sunyer C, Vivanco R, Cucurella G, Giralt E, Delgado T, Garcia C, Seoane A, Campo R. Eighteen month study of continuous intraduodenal levodopa infusion in patients with advanced Parkinson's disease: impact on control of fluctuations and quality of life. Parkinsonism Relat Disord. 2010;16:218-221.

Pursiainen V, Pekkonen E. [Duodenal levodopa infusion for advanced Parkinson's disease in Finland 2006-2010] (finès). Duodecim. 2012;128:1707-1015.

Pursiainen V, Lyytinen J, Pekkonen E. Effect of duodenal levodopa infusion on blood pressure and sweating. Acta Neurol Scand. 2012;126:e20-4.

Ponsky JL, Gauderer MW. Percutaneous endoscopic gastrostomy: a nonoperative technique for feeding gastrostomy. Gastrointest Endosc 1981;27:9-11.

Quinn N, Marsden CD, Parkes JD. Complicated response fluctuations in Parkinson's disease: response to intravenous infusion of levodopa. Lancet. 1982;2:412-415.

Quinn N, Parkes JD, Mardsen CD. Control of on/off phenomenon by continuous intravenous infusion of levodopa. Neurology. 1984;34:1131-1136

Rabin R, de Charro F. EQ-5D: a measure of health status from the EuroQol Group. Annals of Medicine, 2001;33: 337–343.

Ramon Vila J. Tractat d'Armoria. Bilbioteca de Catalunya. Ms 2319. 1569-1638, foli 172.

Rascol O, Brooks DJ, Korczyn AD, De Deyn PP, Clarke CE, Lang AE. A five-year study of the incidence of dyskinesia in patients with early Parkinson's disease who were treated with ropinirole or levodopa. 056 Study Group. N Engl J Med. 2000 18;342:1484-1491.

Raudino F, Garavaglia P, Pianezzola C, Roboldazzi G, Leva S, Guidotti M, Bono G. Long-term experience with continuous duodenal levodopa-carbidopa infusion (Duodpa®): Report of six patients. Neurol Sci 2009;30:85-86.

Recasens A, Dehay B, Bové J, Carballo-Carbajal I, Dovero S, Pérez-Villalba A, Fernagut PO, Blesa J, Parent A, Perier C, Fariñas I, Obeso JA, Bezard E, Vila M. Lewy body extracts from Parkinson disease brains trigger α-synuclein pathology and neurodegeneration in mice and monkeys. Ann Neurol. 2014;75:351-362

Reddy P, Martinez-Martin P, Brown RG, Chaudhuri KR, Lin JP, Selway R, Forgacs I, Ashkan K, Samuel M. Perceptions of symptoms and expectations of advanced therapy for Parkinson's disease: preliminary report of a Patient-Reported Outcome tool for Advanced Parkinson's disease (PRO-APD). Health Qual Life Outcomes. 2014;12:11.

Reddy P, Martinez-Martin P, Rizos A, Martin A, Faye GC, Forgacs I, Odin P, Antonini A, Chaudhuri KR. Intrajejunal levodopa versus conventional therapy in Parkinson disease: motor and nonmotor effects. Clin Neuropharmacol. 2012;35:205-207.

Rey A. L'examen clinique en psychologie [Clinical tests in psychology]. Presses Universitaires de France, Paris 1964.

Royuela Rico A, Macías Fernández JA. Propiedades clinimétricas de la versión castellana del cuestionario de Pittsburgh. Vigilia-Sueño 1997;9(2): 81-94.

Saltzberg DM, Anand K, Juvan P, Joffe I. Colocutaneous fistula: an unusual complication of percutaneous endoscopic gastrostomy. J Parenter Enteral Nutr 1987;11(1):86-87

Samanta J, Hauser RA. Duodenal levodopa infusion for the treatment of Parkinson's disease. Expert Opin Pharmacother. 2007;8(5):657-64.

Sánchez-Castañeda C, Campdelacreu J, Miró J, Juncadella M, Jaumà S, Calopa M. Cognitive improvement after duodenal levodopa infusion in cognitively impaired Parkinson's disease patients. Prog Neuropsychopharmacol Biol Psychiatry. 2010;34:250-251.

Santos-García D, Macías M, Llaneza M, Aneiros A. Suicide following duodenal levodopa infusion for Parkinson's disease. Mov Disord. 2009;24:2029-2030.

Santos-García D, da Riba-Casaux M, Añón-Seijas MJ, Llaneza-González MA. [Duodenal levodopa infusion tube obstruction solved under real-time fluoroscopic X-ray imaging] (castellà). Rev Neurol. 2010;50:634-635.

Santos-García D, Macías M, Llaneza M, Fuster-Sanjurjo L, Echarri-Piudo A, Belmonte S, Blanco S. [Experience with continuous levodopa enteral infusion (Duodopa(®)) in patients with advanced Parkinson's disease in a secondary level hospital] (castellà). Neurologia. 2010;25:536-543.

Santos-García D, Macías M, Llaneza M, Grande M, de la Fuente-Fernández R. Serum vitamin B(12) and folate levels in Parkinson's disease patients treated with duodenal levodopa infusion. Mov Disord. 2011;26:558-559.

Santos-García D, Sanjurjo LF, Macías M, Llaneza M, Carpintero P, de la Fuente-Fernández R. Long-term exposure to duodenal levodopa/carbidopa infusion therapy improves quality of life in relation especially to mobility, activities of daily living, and emotional well-being. Acta Neurol Scand. 2012;125:187-191.

Santos-García D, Añón MJ, Fuster-Sanjurjo L, de la Fuente-Fernández R. Duodenal levodopa/carbidopa infusion therapy in patients with advanced Parkinson's disease leads to improvement in caregivers' stress and burden. Eur J Neurol. 2012;19:1261-1265.

Santos-García D, de la Fuente-Fernández R, Valldeoriola F, Palasí A, Carrillo F, Grande M, Mir P, De Fabregues O, Casanova J. Polyneuropathy while on duodenal levodopa infusion in Parkinson's disease patients: we must be alert. J Neurol. 2012;259:1668-1672.

Sage JI, Schuh L, Heikkila RE, Duvoisin RC. Continuous duodenal infusions of levodopa: plasma concentrations and motor fluctuations in Parkinson's disease. Clin Neuropharmacol. 1988;11:36-44.

Sage JI, Trooskin S, Sonsalla PK, Heikkila RE. Experience with continuous enteral levodopa infusions in the treatment of 9 patients with advanced Parkinson's disease. Neurology. 1989;39(Suppl 2):60-63.

Sage JI, Trooskin S, Sonsalla PK, Heikkila R, Duvoisin RC.Long-term duodenal infusion of levodopa for motor fluctuations inparkinsonism. Ann Neurol 1988;24:87–89.

Schrag A, Selai C, Jahanshahi M, Quinn NP. The EQ-5D – a generic quality of life measure – is a useful instrument to measure quality of life in patients with Parkinson's disease. J Neurol Neurosurg Psychiatry. 2000;69:67-73.

Schwab RS, England AC. Schwab and England scale. Projection technique for evaluating surgery in Parkinson's disease. pags: 152-157. A: Gillingham FJ, Donaldson IML, eds. Third Symposium on Parkinson's disease. Edinburgh: E and S Livingstone Ltd,1969.

Schmidt M. Rey auditory verbal learning test: A handbook. Western Psychological Services, Los Angeles, CA. 1996.

Scottish Medicines Consortium, (SMC), Co-careldopa intestinal gel, 20mg/5mg levodopa/carbidopa per ml for continuous intestinal infusion, (Duodopa) No. (316/06). http://www.scottishmedicines.org.uk/SMC_Advice, 2006.

Sensi M, Preda F, Trevisani L, Contini E, Gragnaniello D, Capone JG, Sette E, Golfre-Andreasi N, Tugnoli V, Tola MR, Quatrale R. Emerging issues on selection criteria of levodopa carbidopa infusion therapy: considerations on outcome of 28 consecutive patients. J Neural Transm. 2014;121:633-642.

Servei de Farmacologia Clínica. Hospitals Vall d'Hebron. Fundació Institut Català de Farmacologia. Centre col·laborador de l'OMS per a la Recerca i Formació en Farmacoepidemiologia. Informe a la Comissió Farmacoterapèutica IPICF 09/06. 08/06/06.

Shoulson I, Glaubiger GA, Chase TN. On-off response. Clinical and biochemical correlations during oral and intravenous levodopa administration in parkinsonian patients. Neurology 1975;25:1144-1148.

Shulman KI, Shedletsky R, Silver IL: The challenge of time: clock drawing and cognitive functioning in the elderly. Int J Geriatr Psychiatry 1986;1:135-140.

Siderowf AD, Werner RM. The EQ-5D – a generic quality of life measure – is a useful instrument to measure quality of life in patients with Parkinson's disease. J Neurol Neurosurg Psychiatry. 2001;70(6):817.

Själander-Brynne L1, Paalzow LK. Pharmacodynamic aspects of drug administration. Tolerance development. Adv Drug Deliv Rev. 1998;33:235-240.

Skodda S, Müller T. Refractory epileptic seizures due to vitamin B6 deficiency in a patient with Parkinson's disease under duodopa® therapy. J Neural Transm. 2013;120:315-318.

Slevin JT, Fernandez HH, Zadikoff C, Hall C, Eaton S, Dubow J, Chatamra K, Benesh J. Long-term safety and maintenance of efficacy of levodopa-carbidopa intestinal gel: an open-label extension of the double-blind pivotal study in advanced Parkinson's disease patients. J Parkinsons Dis 2015;5:165-174.

Spreen O, Strauss E. A compendium of Neuropsychological Tests. second edition. New york, Oxford Univeristy Press, 1998.

Stathis P, Tzias V, Argyris P, Barla G, Maltezou M.Gastric bezoar complication of Duodopa(®) therapy in Parkinson's disease, treated with Coca-Cola(®).Mov Disord. 2014;29:1087-1088.

Stern MB, Siderowf A. Parkinson's at risk syndrome: can Parkinson's disease be predicted? Mov Disord. 2010;25 (Suppl 1):S89-93.

Stocchi F, Ruggieri S, Brughitta G, Agnoli A. Problems in daily motor performances in Parkinson's disease: the continuous dopaminergic stimulation. J Neural Transm Suppl. 1986;22:209-218.

Stocchi F, Barbato L, Nordera G, Berardelli A, Ruggieri S. Sleep disorders in Parkinson's disease. J Neurol. 1998;245 (Suppl 1):S15-8.

Stocchi F, Vacca L, Ruggieri S, Olanow CW. Intermittent vs continuous levodopa administration in patients with advanced Parkinson disease: a clinical and pharmacokinetic study. Arch Neurol 2005; 62: 905-910.

Stroop JR. Studies of interference in serial verbal reactions. J Exp Psychol 1935; 18:643-662.

Suchowersky O, Reich S, Perlmutter J, Zesiewicz T, Gronseth G, Weiner WJ; Quality Standards Subcommittee of the American Academy of Neurology. Practice Parameter: diagnosis and prognosis of new onset Parkinson disease (an evidence-based review): report of the Quality Standards Subcommittee of the American Academy of Neurology. Neurology. 2006;66(7):968-975.

Sweet RD, McDowell FH. The "on-off" response to chronic L-DOPA treatment of Parkinsonism. Adv Neurol. 1974;5:331-338.

Sydow O. Parkinson's disease: recent development in therapies for advanced disease with a focus on deep brain stimulation (DBS) and duodenal levodopa infusion. FEBS J. 2008;275:1370-1376.

Syed N, Murphy J, Zimmerman T Jr, Mark MH, Sage JI. Ten years' experience with enteral levodopa infusions for motor fluctuations in Parkinson's disease. Mov Disord. 1998;13:336-338.

Tan A, Salgado M, Fahn S. Rapid eye movement sleep behavior disorder preceding Parkinson's disease with therapeutic response to levodopa. Mov Disord. 1996;11:214-216.

Tanner CM, Golman SM. Epidemiology of Parkinson's Disease. Neurol Clin 1996; 14:317-35.

Tanner CM, Ottman R, Goldman SM, Ellenberg J, Chan P, Mayeux R, Langston JW. Parkinson disease in twins: an etiologic study. JAMA. 1999;281:341-346.

Taylor AE, Saint-Cyr JA, Lang AE. Frontal lobe dysfunction in Parkinson's disease. The cortical focus of neostriatal outflow. Brain. 1986;109:845-883.

Tedroff J, Aquilonius SM, Hartvig P, Bredberg E, Bjurling P, Långström B. Cerebral uptake and utilization of therapeutic [beta-11C]-L-DOPA in Parkinson's disease measured by positron emission tomography. Relations to motor response. Acta Neurol Scand. 1992;85:95-102.

Timpka J, Fox T, Fox K, Honig H, Odin P, Martinez-Martin P, Antonini A, Ray Chaudhuri K. Improvement of dyskinesias with l-dopa infusion in advanced Parkinson's disease. Acta Neurol Scand 2015 Sep 11.

Todorova A, Samuel M, Brown RG, Chaudhuri KR. Infusion Therapies and Development of Impulse Control Disorders in Advanced Parkinson Disease: Clinical Experience After 3 Years' Follow-up. Clin Neuropharmacol. 2015;38:132-134.

Tolosa ES, Martin WE, Cohen HP. Value of plasma-dopa determinations in the management of Parkinson's disease. Lancet 1973;1:942.

Tolosa ES, Martin WE, Cohen HP, Jacobson RL. Patterns of clinical response and plasma dopa levels in Parkinson's disease. Neurology. 1975;25:177-183.

Tomlinson CL, Stowe R, Patel S, Rick C, Gray R, Clarke CE. Systematic review of levodopa dose equivalency reporting in Parkinson's disease. Mov Disord 2010;25:2649-53.

Twelves D, Perkins KS, Counsell C. Systematic review of incidence studies of Parkinson's disease. Mov Disord. 2003 Jan;18(1):19-31.

Uncini A, Eleopra R, Onofrj M. Polyneuropathy associated with duodenal infusion of levodopa in Parkinson's disease: features, pathogenesis and management. J Neurol Neurosurg Psychiatry. 2015;86:490-495.

Urban PP, Wellach I, Faiss S, Layer P, Rosenkranz T, Knop K, et al. Subacute axonal neuropathy in Parkinson's disease with cobalamin and vitamin B6 deficiency under duodopa therapy. Mov Disord 2010;25(11):1748-1752.

Valldeoriola F, Camara A. [Intraduodenal infusion of levodopa] (castellà). Rev Neurol. 2010;51:41-48.

Valldeoriola F, Puig-Junoy J, Puig-Peiró R; Workgroup of the SCOPE study. Cost analysis of the treatments for patients with advanced Parkinson's disease: SCOPE study. J Med Econ. 2013;16:191-201.

Valldeoriola F. Comparison of the effects on cognition and behaviour in patients with parkinson's disease treated with subthalamic stimulation or with continuous levodopa. XIX Reunió Anual de la Societat Catalana de Neurologia, Barcelona 13-15 de maig de 2015. Comunicació oral. Abstract publicat a Rev Neurol.

Van den Kerchove M, Jacquy J, Gonce M, De Deyn PP. Sustained-release levodopa in parkinsonian patients with nocturnal disabilities. Acta Neurol Belg. 1993;93(1):32-39.

Van Laar T. Levodopa-induced response fluctuations in patients with Parkinson's disease: strategies for management. CNS Drugs. 2003;17:475-489.

van Laar T, Nyholm D, Nyman R. Transcutaneous port for levodopa/carbidopa intestinal gel administration in Parkinson's disease. Acta Neurol Scand. 2015 Jul 24.

Vijverman AC, Fox SH. New treatments for the motor symptoms of Parkinson's disease. Expert Rev Clin Pharmacol. 2014;7:761-777.

Volkmann J, Albanese A, Antonini A, Chaudhuri KR, Clarke CE, de Bie RM, Deuschl G, Eggert K, Houeto JL, Kulisevsky J, Nyholm D, Odin P, Østergaard K, Poewe W, Pollak P, Rabey JM, Rascol O, Ruzicka E, Samuel M, Speelman H, Sydow O, Valldeoriola F, van der Linden C, Oertel W. Selecting deep brain stimulation or infusion therapies in advanced Parkinson's disease: an evidence-based review. J Neurol. 2013 ;260:2701-2714.

von Graevenitz KS, Shulman LM, Revell SP. Levodopa in pregnancy. Mov Disord. 1996;11:115-116.

Wailke S, Herzog J, Witt K, Deuschl G, Volkmann J. Effect of controlled-release levodopa on the microstructure of sleep in Parkinson's disease. Eur J Neurol. 2011;18:590-596.

Ward CD, Gibb WR. Research diagnostic criteria for Parkinson's disease. Adv Neurol. 1990;53:245-249.

Wenzelburger R, Zhang BR, Pohle S, Klebe S, Lorenz D, Herzog J, et al. Force overflow and levodopa-induced dyskinesias in Parkinson's disease. Brain 2002;125:871-879.

Wechsler D. Wechsler adult intelligence scale-Third edition. San Antonio: The Psychological Corporation. Adaptació espanyola, Departament de R+D, TEA Ediciones S.A. 1999 Madrid.

Wechsler D. Wechsler adult intelligence scale-Third edition. Manual for the Wechsler memory scale-revised. San Antonio: The Psychological Corporation; 1987.

Wechsler D. Manual for the Wechsler adult intelligence scale revised. New York: The Psychological Corporation; 1981.

Wilhelm SM, Ortega KA, Stellato TA. Guidelines for identification and management of outpatient percutaneous endoscopic gastrostomy tube placement. The American Journal of Surgery 2010;199:396-400.

Williams-Gray CH, Evans JR, Goris A, Foltynie T, Ban M, Robbins TW, Brayne C, Kolachana BS, Weinberger DR, Sawcer SJ, Barker RA. The distinct cognitive syndromes of Parkinson's disease: 5 year follow-up of the CamPaIGN cohort. Brain. 2009;132:2958-2969.

Wirdefeldt K, Gatz M, Pawitan Y, Pedersen NL. Risk and protective factors for Parkinson's disease: a study in Swedish twins. Ann Neurol 2005; 57:27.

Witt K, Daniels C, Reiff J, Krack P, Volkmann J, Pinsker MO, Krause M, Tronnier V, Kloss M, Schnitzler A, Wojtecki L, Bötzel K, Danek A, Hilker R, Sturm V, Kupsch A, Karner E, Deuschl G. Neuropsychological and psychiatric changes after deep brain stimulation for Parkinson's disease: a randomised, multicentre study. Lancet Neurol.

2008;7:605-614.

Whone AL, Watts RL, Stoessl AJ, Davis M, Reske S, Nahmias C, Lang AE, Rascol O, Ribeiro MJ, Remy P, Poewe WH, Hauser RA, Brooks DJ; REAL-PET Study Group. Slower progression of Parkinson's disease with ropinirole versus levodopa: The REAL-PET study. Ann Neurol 2003 ;54:93-101.

Wolters E, Lees AJ, Volkmann J, van Laar T, Hovestadt A. Managing Parkinson's disease with continuous dopaminergic stimulation. CNS Spectr. 2008;13(4 Suppl 7):1-14.

Woodward WR, Olanow CW, Beckner RM, Hauser RA, Gauger LL, Cedarbaum JM, Nutt JG. The effect of L-dopa infusions with and without phenylalanine challenges in parkinsonian patients: plasma and ventricular CSF L-dopa levels and clinical responses. Neurology. 1993;43:1704-1708.

Yahr MD, Duvoisin RC, Schear MJ, Barrett RE, Hoehn MM. Treatment of parkinsonism with levodopa. Arch Neurol. 1969;21:343-354.

Zarit, S.H., Reever, K.E. y Bach-Peterson, J. Relatives of the Impaired Elderly: Correlates of Feelings of Burden. The Gerontologist 1980; 20:649-655.

Zarit S, Orr N, Zarit J. The hidden victims of Alzheimer's disease: families under stress. New York: University Press; 1985.

Zibetti M, Merola A, Artusi CA, Rizzi L, Angrisano S, Reggio D, De Angelis C, Rizzone M, Lopiano L. Levodopa/carbidopa intestinal gel infusion in advanced Parkinson's disease: a 7-year experience. Eur J Neurol. 2014;21:312-318.

Zibetti M, Merola A, Ricchi V, Marchisio A, Artusi CA, Rizzi L, Montanaro E, Reggio D, De Angelis C, Rizzone M, Lopiano L. Long-term duodenal levodopa infusion in Parkinson's disease: a 3-year motor and cognitive follow-up study. J Neurol. 2013;260:105-114.

Zibetti M, Rizzone M, Merola A, Angrisano S, Rizzi L, Montanaro E, Cicolin A, Lopiano L. Sleep improvement with levodopa/carbidopa intestinal gel infusion in Parkinson disease. Acta Neurol Scand. 2013;127(5):28-32.

Annex

10 ANNEX

Annex I

Protocol Hospital Vall d'Hebron: Duodopa. Tractament de la malaltia de Parkinson avançada amb bomba d'infusió intraduodenal de levodopa. Servei de neurologia. 12/2012. De Fabregues O, Hernandez-Vara J, Armengol JR, Dot J, Abu-Suboh M, Puiggros C, Badia M, Castillejo N, Milà A, Val RM, Gomez-Domingo MR.

Annex II

Aprovació comitè ètic

Annex III

Aprovació comitè ètic

Annex IV

"Primer Premi de la Fundació de la Societat Catalana de Neurologia a la millor comunicació-poster" presentada durant la XII Reunió Anual de la Societat Catalana de Neurologia i el XII Curs d'Actualització en Neurologia: Maneig de les complicacions esdevingudes en el curs de 2 anys de tractament amb infusió de levodopa intraduodenal. Girona, 8 de març 2008.

Annex V

"Premio de la Sociedad Española de Neurologia - Novartis al mejor póster sobre trastornos del movimiento" presentat a la LXIII Reunión Anual de la Sociedad Española de Neurología, celebrada del 15 al 19 de novembre de 2011 al Palau de Congressos de Catalunya. Títol: mejoría del estado de salud y calidad de vida y reducción de la carga del cuidador en pacientes tratados con infusión continua de Levodopa intraduodenal. Madrid, 19 d'abril de 2012.

Annex VI

Publicació I

Annex VII

Publicació II

Annex VIII

Publicació III

Annex I

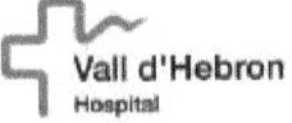

Títol del protocol:

Duodopa. Tractament de malaltia de Parkinson avançada amb bomba d'infusió intraduodenal de levodopa

Àrea/Servei/Unitat/Comissió
Servei de Neurologia

Data: 12/2012

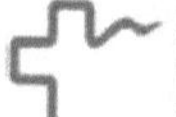

TÍTOL DOCUMENT	Guía práctica del tratamiento de la cefalea			DATA DOCUMENT	12/2012		
ESTÀNDARD	(a codificar per Direcció Processos i Qualitat)	CODI	(a codificar per Direcció Processos i Qualitat)	VERSIÓ	1.1	PÀGINES	2 de 11

INFORMACIÓ DEL DOCUMENT

AUTOR/S:

Cognom 1	Cognom 2	Nom	Categoria professional	Servei
De Fabregues	Nebot	Oriol	Facultatiu neuroleg Responsable Unitat trastorns del moviment	Neurología
Hernandez	Vara	Jorge	Facultatiu neuroleg Unitat trastorns del moviment	Neurología
Armengol	Miro	Josep Ramon	Facultatiu digestoleg Cap Servei Endoscòpia Digestiva	Endoscòpia Digestiva
Dot	Bach	Joan	Facultatiu digestoleg	Endoscopia Digestiva
Abu-Suboh	Abadia	Monder	Facultatiu digestoleg	Endoscopia Digestiva
Puiggros	Llop	Carolina	Facultatiu Unitat Suport nutrcional	Suport Nutricional
Mercè	Badia	Cantó	Infermera Unitat trastrons del moviment	Neurologia – Infermeria CEX
Neus	Castillejo	Badia	Supervisora Infermeria Hospitalització	Neurologia – infermeria hopsitalització
Angels	Mila	Enrique	Supervisora Infermeria Endoscòpia Digestiva	Endoscopia Digestiva
Rosa M	Val	Gomez	Infermera Endoscòpia Digestiva	Endoscopia Digestiva
M Rosa	Gomez	Domingo	Facultatiu Responsable Unitat dispensació ambulatòria	Farmàcia

BREU RESUM DEL CONTINGUT:

Protocol d'instauració de tractament amb bomba de perfusió intestinal de levodopa en malaltia de Parkinson avançada amb complicacions tipus fluctuacions motores

GESTIÓ DE LES MODIFICACIONS

Periodicitat prevista de revisió:

No es garanteix la validesa d'aquest document un cop imprès. La versió vigent està disponible en format electrònic al servidor. 2

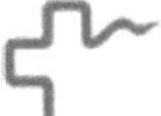

TÍTOL DOCUMENT	Guía práctica del tratamiento de la cefalea			DATA DOCUMENT		12/2012	
ESTÀNDARD	(a codificar per Direcció Processos i Qualitat)	CODI	(a codificar per Direcció Processos i Qualitat)	VERSIÓ	1.1	PÀGINES	4 de 11

1. JUSTIFICACIÓ

El tractament amb bomba d'infusió intraduodenal de gel de levodopa és un procediment terapèutic complex per a les fluctuacions motores de la malaltia de Parkinson avançada no controlables satisfactòriament amb el tractament antiparkinsonià convencional. Consisteix en administrar de forma contínua, amb una bomba de perfusió, un gel de levodopa i carbidopa directament al duodè del pacient, través d'una gastrostomia. La Duodopa és un fàrmac considerat orfe de dispensació hospitalària aprovada a l'estat espanyol el 2005. El tractament va ser aprovat per la Comissió Farmacoterapèutica de l'Hospital Universitari Vall d'Hebron el 08/06/2006. La unitat de trastorns del moviment del servei de neurologia de l'hospital de la Vall d'Hebron té experiència clínica en el tractament des del 2006. El 2009, amb el concurs i consens dels serveis de neurologia, endoscòpia digestiva, suport nutricional i infermeria es va establir un primer protocol d'ús intern. L'experiència acumulada des d'aleshores i la voluntat de minimitzar la variabilitat clínica inicial va motivar l'establiment d'un protocol d'actuació consensuat.

2. OBJECTIU

Protocolitzar els procediments i actuacions establerts a l'Hospital Vall d'Hebron per a minimitzar la variabilitat clínica, assegurar-ne l'eficàcia i millorar-ne l'eficiència, així com la seguretat i qualitat d'assistència als pacients.

3. ÀMBIT D'ACTUACIÓ

Grup de població a la que s'aplica el protocol: pacients afectes de malaltia de Parkinson avançada amb complicacions tipus fluctuacions motores no controlables amb tractament convencional, seleccionats per al tractament en consulta experta de trastorns del moviment.

4. ACTIVITATS

PROTOCOL D'ACTUACIÓ PER AL TRACTAMENT AMB BOMBA D'INFUSIÓ INTESTINAL DE DUODOPA PER A LA MALALTIA DE PARKINSON AVANÇADA

DIA 0:
-selecció candidat per a Test de Duodopa i Tractament definitiu amb bomba de duodopa, segons **criteris d'inclusió i exclusió** de la unitat de trastorns del moviment del servei de neurologia

A valorar en pacients en els que:

- el tractament convencional ja no és efectiu
- el tractament complex neuroquirúrgic no estigui indicat, hagi fracassat o sigui rebutjat pel pacient
- el tractament complex amb bomba d'apomorfina no estigui indicat, hagi fracassat o sigui rebutjat pel pacient

-sol·licitud ingrés hospitalari al servei de neurologia
-sol·licitud de duodopa a farmàcia hospitalària

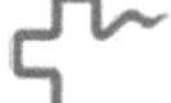

TÍTOL DOCUMENT	Guía práctica del tratamiento de la cefalea			DATA DOCUMENT		12/2012	
ESTÀNDARD	(a codificar per Direcció Processos i Qualitat)	CODI	(a codificar per Direcció Processos i Qualitat)	VERSIÓ	1.1	PÀGINES	5 de 11

-**preparació del tractament** antiparkinsonià previ a inici del tractament amb Duodopa. És conevenient d'administrar Duodopa inicialment en monoteràpia antiparkinsoniana.

INGRÉS HOSPITALARI
FASE I : TEST DE DUODOPA i AJUSTAMENT DE DOSI. Resposta clínica a duodopa

Es recomana utilitzar una sonda nasoduodenal transitòria per a comprovar si el pacient respon a aquest tractament complex i per a realitzar els ajustaments de les dosis abans d'iniciar la teràpia amb sonda permanent.

DIA 1:
-col.locació **sonda nasoduodoenal** per a test de duodopa (proporcionada per Abbott)

Seguint: **Procediment Hospital Vall d'Hebron num** C.8.3: **colocació i retirada de sonda nasogàstrica**; i **num** C. 8.6: **manteniment de la sonda nasogàstrica**

-**Motilium 1-2 comp / 8h**

DIA 2:
-Rx control migració sonda duodenal
-si correcta colocació de sonda **inici de perfusió de duodopa**
-si la sonda no ha migrat a duodé: **Eritromicina 250 mg/6h ev**, i nova Rx

DIA 2-3-4:
Un cop iniciada la perfusió de duodopa per sonsa nasoduodenal:
-**valoració** clínica de la **resposta a duodopa**
-**educació** del malalt i cuidador-assistent sobre procediment
-recerca i **establiment de dosis** matutina, continua i extra

Les dosis s'han d'ajustar fins a obtenir una resposta clínica òptima per a cada pacient, això és per una banda augmentar al màxim el temps ON funcional durant el dia i reduir al mínim el nombre d'episodis OFF i el temps en estat OFF, i per altra banda aconseguir l'estat ON de millor qualitat, minimitzant el temps ON amb discinèsies discapacitants. El tractament amb duodopa pot interrumpir-se en qualsevol moment i retornar al tractament antiparkinsonià previ.

Per a la perfusió de Duodopa, s'utilitza la **bomba** CADD-Legacy de Duodopa (CE 0473) (proporcionada per Abbott)

La **medicació** Duodopa serà proporcionada per Farmàcia ambulatòria i es guardarà en nevera de la planta.

Dosis
La dosi total diària de Duodopa es compon de tres dosis ajustades individualment: dosi matinal, dosis de manteniment/continua i dosis adicional/extra.
Dosis matinal.

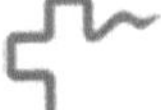

TÍTOL DOCUMENT	Guía práctica del tratamiento de la cefalea			DATA DOCUMENT		12/2012	
ESTÀNDARD	(a codificar per Direcció Processos i Qualitat)	CODI	(a codificar per Direcció Processos i Qualitat)	VERSIÓ	1.1	PÀGINES	5 de 11

-preparació del tractament antiparkinsonià previ a inici del tractament amb Duodopa. És conevenient d'administrar Duodopa inicialment en monoteràpia antiparkinsoniana.

INGRÉS HOSPITALARI
FASE I : TEST DE DUODOPA i AJUSTAMENT DE DOSI. Resposta clínica a duodopa

Es recomana utilitzar una sonda nasoduodenal transitòria per a comprovar si el pacient respon a aquest tractament complex i per a realitzar els ajustaments de les dosis abans d'iniciar la teràpia amb sonda permanent.

DIA 1:
-col.locació sonda nasoduodoenal per a test de duodopa (proporcionada per Abbott)

Seguint: **Procediment Hospital Vall d'Hebron num** C.8.3: **colocació i retirada de sonda nasogàstrica**; i **num** C. **8.6: manteniment de la sonda nasogàstrica**

-Motilium 1-2 comp / 8h

DIA 2:
-**Rx** control migració sonda duodenal
-si correcta colocació de sonda **inici de perfusió de duodopa**
-si la sonda no ha migrat a duodé: **Eritromicina 250 mg/6h** ev, i nova **Rx**

DIA 2-3-4:
Un cop iniciada la perfusió de duodopa per sonsa nasoduodenal:
-**valoració** clínica de la **resposta a duodopa**
-**educació** del malalt i cuidador-assistent sobre procediment
-recerca i **establiment de dosis** matutina, continua i extra

Les dosis s'han d'ajustar fins a obtenir una resposta clínica òptima per a cada pacient, això és per una banda augmentar al màxim el temps ON funcional durant el dia i reduir al mínim el nombre d'episodis OFF i el temps en estat OFF, i per altra banda aconseguir l'estat ON de millor qualitat, minimitzant el temps ON amb discinèsies discapacitants. El tractament amb duodopa pot interrumpir-se en qualsevol moment i retornar al tractament antiparkinsonià previ.

Per a la perfusió de Duodopa, s'utilitza la **bomba** CADD-Legacy de Duodopa (CE 0473) (proporcionada per Abbott)

La **medicació** Duodopa serà proporcionada per Farmàcia ambulatòria i es guardarà en nevera de la planta.

Dosis
La dosi total diària de Duodopa es compon de tres dosis ajustades individualment: dosi matinal, dosis de manteniment/continua i dosis adicional/extra.
<u>Dosis matinal.</u>

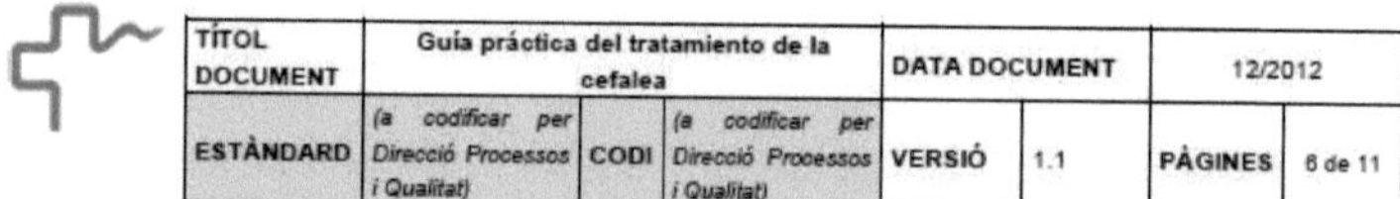

TÍTOL DOCUMENT	Guía práctica del tratamiento de la cefalea			DATA DOCUMENT		12/2012	
ESTÀNDARD	(a codificar per Direcció Processos i Qualitat)	CODI	(a codificar per Direcció Processos i Qualitat)	VERSIÓ	1.1	PÀGINES	6 de 11

La dosi matinal en bolus s'administra mitjançant la bomba per aconseguir ràpidament un nivell terapèutic (en 10-30 minuts). La dosi es basarà en la dosi de levodopa que el pacient prenia per via oral el matí més la quantitat de gel de duodopa necessària per a reomplir el volum de la sonda. La dosi matinal total sol ser de 5-10 ml, corresponents a 100-200 mg de levodopa. La dosi total matinal no ha de superar els 15 ml (300 mg de levodopa).

Dosi de manteniment.

La dosi de manteniment es ajustable a raó de 2 mg/hora (0,1 ml/hora). La dosi s'ha de calcular segons la dosi de levodopa que el pacient prenia per via oral. Si s'interromp l'administració de medicaments complementaris, la dosi de Duodopa s'haurà d'ajustar novament. La dosi de mantenimento s'ajusta individualment. Es recomanable de mantenir un intervalo d'1-10 ml/hora (20-200 mg levodopa/hora) i sol ser de 2-6 ml/hora (40-120 mg levodopa/hora). En casos excepcionals, pot ser necessària una dosi major.

Exemple:
Pacient amb administració diària de levodopa com a Duodopa: 1.640 mg/dia.
Dosi en bolus matinal: 140 mg = 7 ml (incloent el volum per a reomplir el llarg de la sonda intestinal).
Dosi de mantenimiento: 1.500 mg/dia.
1500 mg/dia: 20 mg/ml = 75 ml de Duodopa el dia.
L'administració es calcula en 16 hores: 75 ml/16 hores = 4,7 ml/hora.

Dosi adicional en bolus.

Cal administrar-la quan el pacient malgrat el tractament continu de manteniment, presenti una flucutació motora amb entrada en estat OFF hipocinètic durant el dia. La dosi adicional ha d'ajustar-se de forma individualitzada, i normalment és de 0,5 fins a 2 ml.
En rares ocasions, pot ser necesaria una dosi major.
Si la necessitat de dosis adicionals excedeix de 5 cops el dia, la dosi de manteniment s'ha d'augmentar.

Si el test de duodopa és positiu es fa un ajustament bàsic de les dosis, durant els dies 2 a 4 de l'ingrés. Un cop s'establert el tractament permanent i el pacient retorni a les seves activitats de vida habituals, es realitzaran ajustaments més fins de dosisi matinal, de manteniment i adicionales en bolus de forma ambulatòria durant les setmanes següents.

Normalment la perfusió de duodopa se suspèn per al descans nocturn. Si està médicament justificat, Duodopa podria administar-se durant la nit.

Monitorizació del tractament.

Un deterior sobtat en la eficàcia del tractament amb reaparició de fluctuacions motores recurrents ha de generar la sospita d'algun problema del sondatge, migració de la sonda dudoenal a l'estòmac o obstrucción. Caldrà la pràctica de d'un control amb Raigs X. i si escau recambiar o recolocar la sonda a dudodè amb endoscopía.

- si Test de duodopa +, i assoliment bàsic de dosis, es procedeix a la **indicació de Gastrostomia endoscòpica percutània** per a tractament definitiu en bomba de perfusió de dudopa.

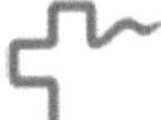

TÍTOL DOCUMENT	Guía práctica del tratamiento de la cefalea			DATA DOCUMENT		12/2012	
ESTÀNDARD	(a codificar per Direcció Processos i Qualitat)	CODI	(a codificar per Direcció Processos i Qualitat)	VERSIÓ	1.1	PÀGINES	7 de 11

FASE II: TRACTAMENT DEFINITIU AMB BOMBA DE DUODOPA
dia 5:

preparació del pacient per a gastrostomia:

abans de la prova:

• comprovar al.lèrgies, antecedents clínics d'interés i medicació que pren el pacient: pacients en tractament antiagregant (clopidogrel, aas) suspendre el tractament 7 dies abans de gastrosotomia. pacients en tractament amb derivats d'heparina profilàctica no cal administrar la dosi el dia abans el matí. pacients en tratament anticoagulant (sintrom) cal fer protocol especial i han d'estar sense sintrom 2 dies abans.

• revisar preoperatori recent (menys de 3 mesos) que inclou rx torax, proves coagulació i ecg.

- identificar correctament el pacient.
- el pacient haurà d'estar en dieta absoluta, en dejú desde les 24 h de la nit anterior. la medicació oral es pot administrar fins les 8 hores abans del día de la prova.
- dutxa la nit abans i el matí de la intervenció.
- neteja i desinfecció de la cavitat oral la nit abans i el matí de la tècnica:
  - raspallat minuciós de dents amb dentifrici estandar.
  - glopeig posterior amb solució antisèptica bucal (clorhexidina, oraldine, etc)
  - si no es possible, rentar la cavitat oral amb gasses empapades amb solució antisèptica bucal.
- el pacient o la família han de signar el consentiment informat.
- s'han de retirar les joies.
- s'han de retirar les pròtesis dentals.
- col.locar el pacient en decúbit supí.

• col.locar vía venosa perifèrica amb tècnica estèril segons protocol i/o comprovar que la que porta el pacient sigui permeable.

• inici de seroteràpia segons prescripció mèdica a les 7 hores del matí (pauta per defecte: s. fisiològic 500 cc + 20 meq clk / 12 h + s. glucosat 10% 500 cc/8h

• profilaxi antibiòtica segons prescripció mèdica iniciar abans de gastrostomia i administrar durant 24 h. pacients no al.lèrgics a la penicilina: amoxi-clavulàmic 1g/8h ev. pacients al.lèrgics a penicilina: ciprofloxacino 200 mg/12h + clindamicina 600 mg/8 h.

• afaitat de la zona abdominal (si escau) previ trasllat a endoscòpia

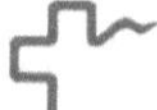

TÍTOL DOCUMENT	Guía práctica del tratamiento de la cefalea			DATA DOCUMENT		12/2012	
ESTÀNDARD	(a codificar per Direcció Processos i Qualitat)	CODI	(a codificar per Direcció Processos i Qualitat)	VERSIÓ	1.1	PÀGINES	8 de 11

col.locació sonda de gastrostomia:

definició:

inserció del sistema de peg (sigles en anglès de: gastrostomia endoscòpica percutànea). la peg és el procediment per a la introducció d' una sonda d' alimentació a l' estómac a través de la paret abdominal.

recursos humans:

- dos endoscopistes
- un anestesista
- una infermera

material necesari:

- gastroscopi
- caladents
- gasses grans
- quit peg estèril:
    - sonda gastrostomia peg (proporcionat per abbott)
    - talla estèril
    - asa
    - bisturí
    - agulla punció
    - tisores
    - kocher
    - gases estèrils
    - fil o llaç blau
- povidona yodada
- guants estèrils
- maquineta rasurar
- agulla hipodèrmica subcutànea
- xeringa 5ml
- ampolla mepivacaina 2%
- 2 apòsits tipus mepore (s'han de tallar)

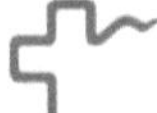

TÍTOL DOCUMENT	Guía práctica del tratamiento de la cefalea			DATA DOCUMENT		12/2012	
ESTÀNDARD	(a codificar per Direcció Processos i Qualitat)	CODI	(a codificar per Direcció Processos i Qualitat)	VERSIÓ	1.1	PÀGINES	9 de 11

- propofol i/o remifentanil per la sedació
- tub maig

durant la prova:

- monitoritzar el pacient amb tensiometre, pulsioximetre i electrodes cardíacs.
- col.locar ulleres nasals amb oxígen.
- preparar l´aspiració de secrecions.
- deixar el pacient en decúbit supí.
- rasurar si cal regió epigastri.
- desinfectar la pell regió epigàstrica amb povidona iodada.
- col.locar caladents just abans de la inducció anestèsica.
- col.laborar amb l´endoscopista en la introducció del gastroscopi.

després de la prova:

- controlar les constants vitals.
- controlar l´estat de consciencia després de la sedació fins que torni al basal.
- rentar si cal via perifèrica amb serum fisiològic.
- col.locar serumteràpia que portés.
- controlar el dolor quan recuperi la consciència i administrar analgèsics segons prescripció mèdica.
- administrar antibioticoteràpia per prescripció mèdica que calgui.
- el pacient restarà ingressat després de la prova.
- seguir protocol cures post col.locació de sonda de gastrostomia segons servei de dietètica i nutrició:
- deixar sonda de gastrostomia en caiguda lliure fins passades 8 hores.
- a partir de passades 8 hores de la gastrostomia inici de tractament amb duodopa seguint una pauta individualitzada. i administrar resta de la medicació diluida amb la mínima quantitat d´aigua i deixar posteriorment la sonda tapada dues hores.
- mantenir la sonda de gastrostomia a caiguda lliure durant la nit (per descompressió gàstrica i detectar hemorràgia).
- tolerància a l´administració d´aigua a partir de les 8 hores del matí següent de la tècnica, administrar 2 preses de 150 ml amb un interval de 3 hores entre elles.
- medicació habitual derivada de la prova:

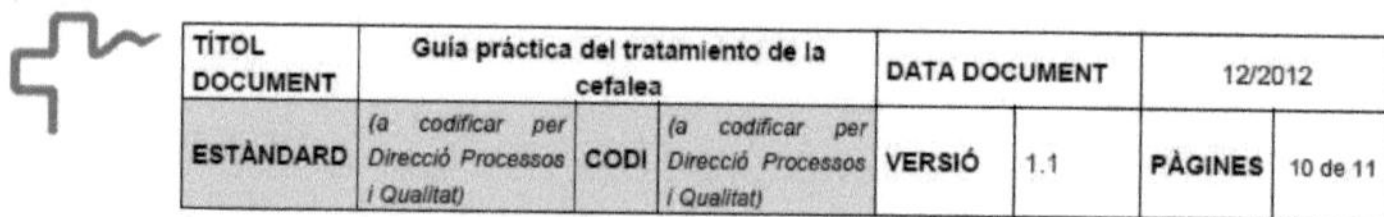

TÍTOL DOCUMENT	Guía práctica del tratamiento de la cefalea			DATA DOCUMENT		12/2012	
ESTÀNDARD	(a codificar per Direcció Processos i Qualitat)	CODI	(a codificar per Direcció Processos i Qualitat)	VERSIÓ	1.1	PÀGINES	10 de 11

- tractament antibiòtic preventiu: amoxi-clavulànic 875/125 (sobres) cada 8 hores durant 7 dies per gastrostomia.
- tractament antisecretor gàstric: esomeprazol 20mg/24h per sonda gastrostomia.
- analgesia: metamizol 1 amp/8 hores i rescats de paracetamol 1g./8 hores per sonda gastrostomia.

dia 6:

- control clinic post peg.
- si normalitat alta d'hospitalització per a control ambulatori

5. ALGORITME D'ACTUACIÓ

FASE I : TEST DE DUODOPA. Resposta clínica a duodopa

FASE II: TRACTAMENT DEFINITIU AMB BOMBA DE DUODOPA

6. INDICADORS

Test de resposta clínica a duodopa positiu/negatiu (Hospitalització Fase sonda nasoduodenal)
Compliment de protocol de Manteniment de Sonda nasogàstrica
Compliment de protocol de Col.locació de sonda de Gastrostomia
Tolerància i eficàcia del tractament amb duodopa definitiu
Controls i Seguiments ambulatoris

7. BIBLIOGRAFIA

1- Duodopa. Ficha técnica del producto. Febrero 2005
2- Sinemet. Ficha técnica del producto. AEMyPS. Febrero 2004. Consultado en: http://www.agemed.es/ (Junio 2006)
3- Levodopa-Carbidopa en gel para administración intestinal Tratamiento de la enfermedad de Parkinson en estado avanzado. Informe para la Comisión Farmacoterapéutica del Hospital Universitario Vall d'hebron 08/06/2006 Código 05/06
4- Duodopa® levodopa 20 mg/mL, carbidopa 5 mg/mL Enteral Gel. Clinical Assessment. Mutual Recognition Procedure. SE/H/415/01.
5- Levodopa-Carbidopa-Entacapona. Informe del CEVIME. Agosto de 2005. Consultado en: http://www.osanet.euskadi.net (Junio 2006)
6- Bredberg E, Nilsson D, Johansson K et al. Intraduodenal infusion of a water-based levodopa dispersion for optimisation of the therapeutic effect in severe Parkinson's disease. Eur J Clin Pharmacol. 1993;45(2):117-22.
7- Nilsson D, Hansson LE, Johansson K. Long-term intraduodenal infusion of a water based levodopa-carbidopa dispersion in very advanced Parkinson's disease. Acta Neurol Scand. 1998; 7(3):175-83.
8- Nilsson D et al. *Duodenal levodopa infusión in Parkinson's disease-long-term experience. Acta Neurol Scand 2001: 104: 343-48*

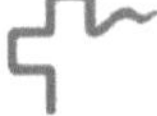

TÍTOL DOCUMENT	Guía práctica del tratamiento de la cefalea			DATA DOCUMENT		12/2012	
ESTÀNDARD	(a codificar per Direcció Processos i Qualitat)	CODI	(a codificar per Direcció Processos i Qualitat)	VERSIÓ	1.1	PÀGINES	11 de 11

9- Nyholm D, Askmark H, Gomes-Trolin C et al. Optimizing levodopa pharmacokinetics: intestinal infusion versus oral sustained-release tablets. Clin Neuropharmacol. 2003; 26(3):156-63.
10- Nyholm D, Nilsson Remahl AI, Dizdar N,Duodenal levodopa infusion monotherapy vs oral polypharmacy in advanced Parkinson disease. Neurology. 2005; 64(2):216-23.

8. DOCUMENTS RELACIONATS

GUIES, PROTOCOLS, RECOMANACIONS O ALTRES PROCEDIMENTS AMB ELS QUÈ ES RELACIONA

TÍTOL DOCUMENT	CODI

9. ANNEXOS

Servei de Farmàcia Centre d'Informació de Medicaments Informe CFT: Levodopa/Carbidopa gel intestinal 110

Levodopa-Carbidopa en gel para administración intestinal

Tratamiento de la enfermedad de Parkinson en estado avanzado.
Informe para la Comisión Farmacoterapéutica del Hospital Universitario Vall d'hebron
08/06/2006 Código 05/06

Annex II

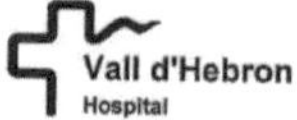

Pg. Vall d'Hebron, 119-129
08035 Barcelona
Tel. 93 489 41 87
Fax 93 489 41 02

Dr. Oriol de Fàbregues Nebot
Neurologia

Benvolgut amic,

Amb relació al vostre projecte "Efectes continguts i conductuals de la teràpia amb infusió continua intrajejunal de levodopa en pacientes afectes de malaltia de Parkinson avançada amb complicacions motores", el número de registre del qual és **PR(AG)128/2008,** em plau notificar-li que el Comitè Ètic reunit el dia 28 de novembre, l'ha aprovat.

Estic a la vostra disposició per a qualsevol consulta.

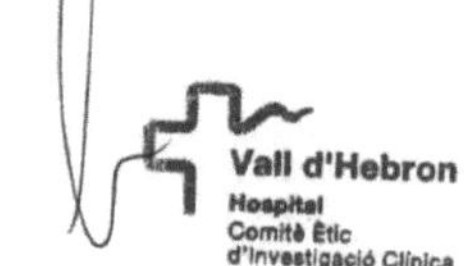

Dr. Ll. Armadans
Secretari

Barcelona, 3 de desembre de 2008

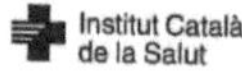

Hospital Universitari Vall d'Hebron
Universitat Autònoma de Barcelona

Annex III

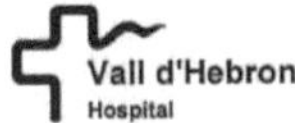

Pg. Vall d'Hebron, 119-129
08035 Barcelona
Tel. 93 489 41 87
Fax 93 489 41 02

Dr. Oriol de Fàbregues Nebot
Neurologia

Benvolgut amic,

Amb relació al vostre projecte "Registro de datos clínicos de pacientes con enfermedad de Parkinson tratados con infusión continua intraduodenal de levodopa (Duodopa ®)", el número de registre del qual és **PR(AG)129/2008,** em plau notificar-li que el Comitè Ètic reunit el dia 28 de novembre, l'ha aprovat.

Estic a la vostra disposició per a qualsevol consulta.

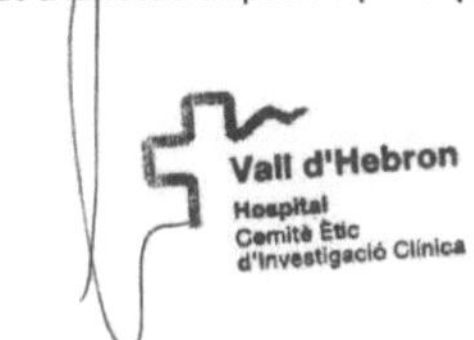

Dr. Ll. Armadans
Secretari

Barcelona, 3 de desembre de 2008

Annex IV

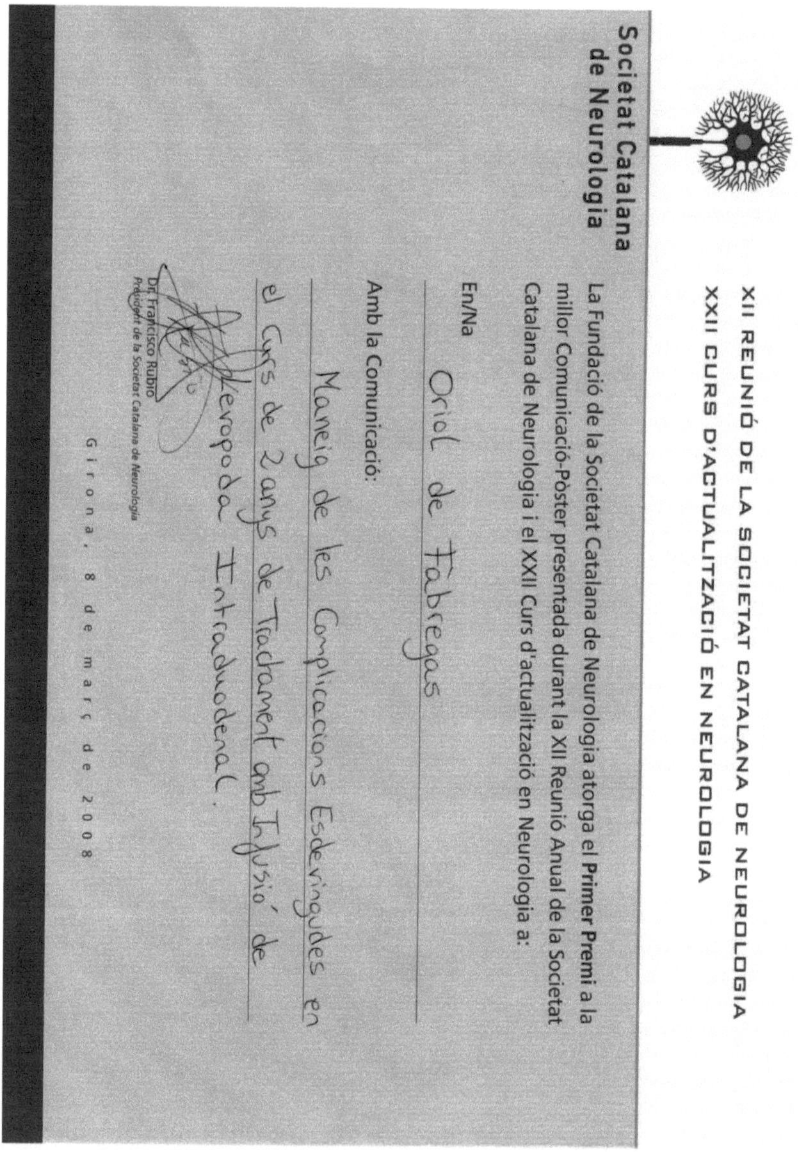

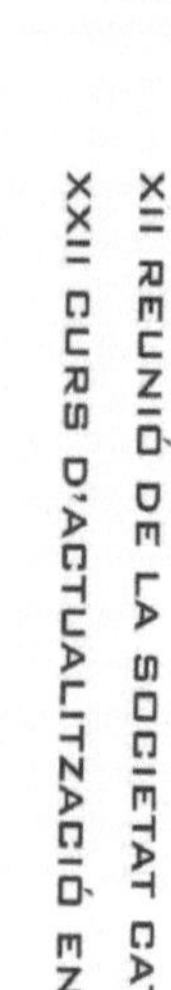

XII REUNIÓ DE LA SOCIETAT CATALANA DE NEUROLOGIA
XXII CURS D'ACTUALITZACIÓ EN NEUROLOGIA

Societat Catalana de Neurologia

La Fundació de la Societat Catalana de Neurologia atorga el **Primer Premi** a la millor Comunicació-Pòster presentada durant la XII Reunió Anual de la Societat Catalana de Neurologia i el XXII Curs d'actualització en Neurologia a:

En/Na Oriol de Fàbregas

Amb la Comunicació: Maneig de les Complicacions Esdevingudes en el Curs de 2 anys de Tractament amb Infusió de Levodopa Intraduodenal.

Dr. Francisco Rubio
President de la Societat Catalana de Neurologia

Girona, 8 de març de 2008

Annex V

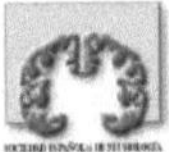

Dr. Oriol de Fàbregues Nebot

Barcelona, 11 de enero de 2012

Apreciado amigo:

Nos es grato comunicarte que el póster que presentaste en la Reunión Anual, "Mejoria del estado de salud y calidad de vida y reducción de la carga del cuidador en pacientes tratados con infusión continua de Levodopa intraduodenal", ha sido merecedora del Premio Novartis al mejor póster sobre Trastornos del Movimiento.

Desde la Junta Directiva de la SEN recibe nuestra más cordial enhorabuena.

Un saludo muy cordial,

Alfredo R. Antigüedad Zarranz

Dr. Alfredo Rodríguez-Antigüedad Zarranz
Presidente del Comité Científico de la
Sociedad Española de Neurología

Vía Laietana, 23, Entlo. A-D
08003 Barcelona
Tel. 933426233 Fax 934125654
e-mail: secre@sen.es web: www.sen.es

C/ Fuerteventura, 4 Planta Baja Of. 4
28703-San Sebastián de los Reyes. Madrid
Tel. 91 3148453 Fax 91 3148454
e-mail: relinst@sen.es web: www.sen.es

Annex VI

Parkinsonism and Related Disorders 16 (2010) 218–221

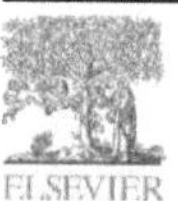

Contents lists available at ScienceDirect

Parkinsonism and Related Disorders

journal homepage: www.elsevier.com/locate/parkreldis

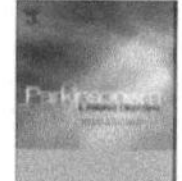

Short communication

Eighteen month study of continuous intraduodenal levodopa infusion in patients with advanced Parkinson's disease: Impact on control of fluctuations and quality of life☆

V. Puente [a,*], O. De Fabregues [b], C. Oliveras [a], G. Ribera [b], C. Pont-Sunyer [a], R. Vivanco [a], G. Cucurella [a], E. Giralt [a], T. Delgado [b], C. Garcia [b], A. Seoane [c], R. Campo [d]

[a] Neurology Department, Institut Municipal d'Investigacio Medica, Universitat Autonoma de Barcelona, Hospital del Mar, Barcelona, Spain
[b] Neurology Department, Hospital de Sabadell-C.S. Parc Taulli, Sabadell, Spain
[c] Gastroenterology Department, Institut Municipal d'Investigacio Medica, Universitat Autonoma de Barcelona, Hospital del Mar, Barcelona, Spain
[d] Gastroenterology Department, Hospital de Sabadell-C.S. Parc Taulli, Sabadell, Spain

ARTICLE INFO

Article history:
Received 15 October 2008
Received in revised form
17 May 2009
Accepted 29 July 2009

Keywords:
Parkinson's disease
Continuous intraduodenal levodopa infusion
Duodopa
Monotherapy
Fluctuations
Quality of life

ABSTRACT

Symptom control, daily "on" time, and quality of life (QoL) of nine patients with Advanced Parkinson's Disease was assessed following 18-months treatment with Continuous Intraduodenal Levodopa Infusion (CIDLI). Patients had severe motor fluctuations and dyskinesias and had previously received treatment with oral levodopa and dopamine agonists. There were significant improvements in patients' symptoms on the Unified Parkinson's Disease Rating Scale, and QoL (Parkinson's Disease QoL Questionnaire; Schwab & England Capacity for Daily Living Scale; $p < 0.05$). Mean ($\pm$SD) daily "on" time increased from 6.1 ± 1.9 to 12.0 ± 3.4 h ($p < 0.05$). Improved QoL in APD was associated with CIDLI-related improvements in symptom control and increase in daily "on" time.

1. Introduction

The main approach to the treatment of motor symptoms in Parkinson's Disease (PD) is replacement of dopamine. Direct replacement using levodopa continues to be seen as the most effective medication for the treatment of moderate to severe PD [1] and is used in the management of most patients with advancing disease. However, long-term levodopa use is associated with an increased incidence of motor fluctuations and dyskinesias. As the disease progresses, the response duration to levodopa is shortened and the therapeutic window is narrowed resulting in unpredictable fluctuations, with random "on–off" oscillations, which may become debilitating.

There is evidence for a direct relationship between changes in plasma levodopa concentrations and motor fluctuations and dyskinesias [2,3], with therapeutic response being highly dependent on intestinal absorption and gastric motility [4]. Continuous dopaminergic stimulation by continuous intraduodenal levodopa infusion (CIDLI) via nasoduodenal probe has demonstrated greater plasma stability than oral treatment [5] with a significant reduction in short-term motor fluctuations and dyskinesias [6]. The development of a gel formulation with high levodopa concentration [7] and the advancement of portable duodenal infusion systems using gastrostomy have further simplified the use of this treatment in clinical practice, which has now been approved for use as a monotherapy in Europe.

The objective of this study was to assess 18-months treatment with continuous intraduodenal levodopa infusion in patients with APD in terms of control of parkinsonian symptoms, length of daily "on" time and impact on patients' quality of life.

2. Methods

Nine patients (4 men, 5 women) with Advanced PD (APD) were assessed at the Hospital del Mar, Barcelona, and Hospital de Parc Taulli, Sabadell-C.S, Spain. Patient characteristic are detailed in Table 1. The mean age was 68 years and they had been

☆ The review of this paper was entirely handled by an Associate Editor, Jonathan Carr.

* Corresponding author. Tel.: +34 932 483 235; fax: +34 932 483 322.
E-mail address: 93199@imas.imim.es (V. Puente).

1353-8020/$ – see front matter © 2009 Published by Elsevier Ltd.
doi:10.1016/j.parkreldis.2009.07.015

Table 1
Main patient's characteristics, treatments and complications at baseline.

Patients	Gender	Age (years)	PD duration (years)	H–Y On	H–Y Off	UPDRS On	UPDRS Off	Levodopa dose	MMSE	Daily off time (h)	Other treatment	Apomorphine	Main complications
1	F	60	9	2	3.0	29	53	1125	29	6.50	Two DA	Not satisfactory	Fluctuations
2	F	71	14	3	4.9	35	65	1100	29	8.50	One DA, entacapone	Not satisfactory	Falls
3	M	57	23	3	5.0	35	132	2250	30	8.00	One DA, entacapone	Multiple doses	Severe off time
4	M	75	9	3	5.0	43	69	1100	24	10.00	Entacapone	Not tolerated	Hallucinations
5	F	68	20	3	5.0	55	77	1350	30	11.00	One DA, entacapone	Multiple doses	Falls
6	M	68	20	3	4.0	57	81	1980	29	12.00	Entacapone	Not tolerated	Hallucinations
7	M	67	23	3	3.0	63	80	1200	28	10.00	Entacapone, rasagiline	/	Compulsive gambling
8	F	66	19	3	3.0	41	68	1330	29	7.00	/	Not tolerated	Hallucinations, falls
9	F	76	16	3	5.0	58	91	925	23	12.00	One DA	Not satisfactory	Fluctuations
Mean	/	68	17	3	4.1	46.22	79.56	1373	27.89	9.44	/	/	/

Main patient's characteristics, treatments and complications at baseline. DA: dopamine agonist.

diagnosed with APD for an average of 17 years. The average score for Hoehn & Yahr staging scale for PD [8] were of moderate severity (stage III) during "on" time and severe (stage IV) during "off" time. Patients had been previously treated with oral levodopa combined with entacapone, rasagiline, and/or dopamine agonists (oral or subcutaneous apomorphine injections). All patients were experiencing severe motor fluctuations and dyskinesias during periods of "on" time, which were debilitating in daily life.

All parkinsonian medications were stopped at the start of study treatment. Study treatment comprised a water-based suspension containing micronised levodopa (20 mg/ml) and carbidopa (5 mg/ml) in methylcellulose (Duodopa, Solvay Pharmaceuticals). Levodopa was initially administered as a continuous duodenal infusion via a nasointestinal probe (tube) using a portable external pump in order to assess individual treatment response and required dose during a test period of 3–10 days (average 4 days).

A gastro-duodenal catheter was then introduced by Percutaneous endoscopic gastrostomy (PEG). Levodopa/carbidopa was supplied by a portable pump via a catheter to the small intestine, with dose delivery individually adjusted to minimise periods of "off" time and dyskinesia. Patients remained in hospital for 3–6 days after surgery and treatment initiation. During hospitalisation, CIDLI was delivered from 08:00 to 22:00. When patients were at home, infusion time was appropriate to patient way-of-life.

Patients were clinically evaluated at baseline (with conventional treatment), monthly routine clinic visits for six months, then every 3 months, and at the last routine clinic visit. Parkinsonian symptoms were assessed using the Unified Parkinson's Disease Rating Scale (UPDRS) [8] both in "off time" and "on time" before and during the study treatment period and at study treatment endpoint. The UPDRS-III motor examination was performed in the morning before treatment ("off time"), and between 60 and 120 min after he start of CIDLI, during morning "on time". Patients were evaluated by two neurologists specializing in movement disorders and experienced in using the UPDRS scale.

Cognitive function was assessed at baseline (with conventional treatment), using Mini-Mental State Examination test (MMSE).

The 39-item Parkinson's disease quality-of-life Questionnaire (PDQ-39) [9] assessed the health-related quality of life of individuals with PD, comprises 39 questions about eight specific areas of life. The Schwab & England Activities of Daily Living Scale (SEADLS) [10] assessed the patient's activities of daily living on a scale of 0–100, where scores of 0–40 indicated very to totally dependent and scores of 80 or more indicated mostly to completely independent. Patients also completed a diary of events from which daily time in the "on" and "off" states were assessed.

The study was approved by the ethical committee of the Hospital del Mar.

The patients gave their written acceptance to the study and use of its medical data by signing an informed consent.

Data were processed using SPSS 13.0 for Windows. Comparisons were made of means of continuous variables in paired data with a study population of nine subjects. Owing to the small sample size, the non-parametric Wilcoxon Test was used with a significance level of 0.05.

3. Results

The mean ± SD duration of CIDLI treatment was 429.4 ± 132.2 days (range 171–584 days). The mean ± SD daily levodopa dose at the end of the CIDLI treatment period was 1475.8 ± 210.0 mg/day (range 1106–1660), representing a small insignificant increase from baseline.

UPDRS scores indicated a significant overall improvement in PD symptoms for all patients at the end of the study period (Table 2). The mean ± SD UPDRS total score in the "on" state decreased from 46.2 ± 12.2 at baseline (i.e. following conventional therapy) to 28.7 ± 11.9 following CIDLI ($p < 0.05$). Positive effects were indicated on cognition, behaviour and mood; activities of daily living; and complications of therapy (Table 2). Reductions in UPDRS scores of 1.7, 7.0 and 4.7 represented a 40% or more improvement for UPDRS-I, -II ("on" state), and -IV, respectively ($p < 0.05$). Improvement in motor function (UPDRS-III) in the "on" state was not significant but a significant ($p < 0.05$) reduction of 10.23 points was seen in the "off" state.

Following CIDLI treatment, all patients experienced longer periods "on time" and reduction in "off time". Mean ± SD daily "on" time increased from 6.1 ± 1.9 h at baseline to 12.0 ± 3.4 h with CIDLI

Table 2
Unified Parkinson's Disease Rating Scale (UPDRS) total score, and score by sections at baseline and after 18 months of Continuous Intraduodenal Levodopa Infusion (CIDLI).
*p < 0.05.

Patient	UPDRS on basal	UPDRS on post	UPDRS I basal	UPDRS I post	UPDRS II on basal	UPDRS II on post	UPDRS II off basal	UPDRS II off post	UPDRS III on basal	UPDRS III on post	UPDRS III off basal	UPDRS III off post	UPDRS IV basal	UPDRS IV post
1	29	18	2	1	13	3	17	15	6	9	26	19	8	5
2	35	19	6	3	14	4	21	13	4	7	27	23	11	5
3	35	29	4	2	9	7	43	28	16	16	79	49	6	2
4	43	33	4	5	9	11	21	24	22	13	36	30	8	4
5	55	32	3	2	20	11	26	22	22	11	38	28	10	8
6	57	19	2	1	19	4	25	12	24	7	42	26	12	7
7	63	22	2	1	19	7	25	13	28	9	39	22	14	5
8	41	30	4	1	11	8	23	20	15	18	30	28	11	3
9	58	56	9	5	17	14	35	35	27	28	40	40	8	6
Mean ± SD	**46.2** (±12.2)	**28.7*** (±11.9)	**4** (±2.3)	**2.3*** (±1.7)	**14.6** (±4.4)	**7.7*** (±3.7)	**26.2** (±8)	**20.2** (±7.9)	**18** (±8.7)	**13** (±6.8)	**39.7** (±16)	**29.4*** (±9.5)	**10** (±2.5)	**5*** (±2)

Table 3
Daily on and off time, Schwab & England Activities of Daily Living Scale (SEADLS) and Parkinson's Disease quality-of-life Questionnaire (PDQ-39). Total score at baseline and after 18 months of Continuous Intraduodenal Levodopa Infusion (CIDLI). *$p < 0.05$.

Patient	On time basal	On time post	Off time basal	Off time post	S&E basal	S&E post	PDQ-39 basal	PDQ-39 post
1	9	13,5	6,5	0,5	50	95	54	28
2	6	16	8,5	1	40	80	68	44
3	8	12	8	4	50	80	63	15
4	5,5	10	10	5	40	50	85	73
5	4	8	11	6	50	60	83	63
6	5,25	15	12	1	30	95	76	36
7	7,5	14,5	10	1,5	60	95	72	30
8	7	13	7	1	40	80	67	43
9	3	6	12	8	30	50	91	79
Mean ± SD	6.1 (±1.9)	12* (±3.4)	9.4 (±2.1)	3.1* (±2.7)	43.3 (±10)	76.1* (±18.5)	73.2 (±11.7)	45.7* (±21.7)

($p < 0.05$), while "off" time was reduced from 9.4 ± 2.1 h to 3.1 ± 2.7 h ($p < 0.05$). (Table 3).

There was a significant overall improvement in quality of life for all patients treated with CIDLI. Mean ± SD PDQ-39 score was reduced from 73.2 ± 11.7 at baseline to 45.7 ± 21.7 at study endpoint ($p < 0.05$). Evaluating the capacity for daily living, SEADLS scores were improved for all patients; with mean ± SD SEADLS score increasing from 43.3 ± 10.0 at baseline to 76.1 ± 18.5 at study endpoint ($p < 0.05$) (Table 3). At endpoint, six patients were considered to have mostly or totally independent functioning while three patients were partially dependant.

During the 18-month study, technical complications with the infusion system were more common than medical complications with the drug therapy. Some pieces of external infusion tube were broken on 15 occasions and were changed without having to stop the infusion. A repeat high digestive endoscopy was required on eleven occasions, with a change of gastrointestinal tube in five cases and because of gastro-duodenal tube loss in six cases. The gastro-duodenal tube loss occurred in patients 2, 3 and 6. In all cases gastro-duodenal tube were expelled through the anus.

With regard to medical complications related therapy, there was one case of biphasic dyskinesias, two cases of persistent freezing and one case of persistent hallucinations in a patient who was previously known to experience these.

4. Discussion

This prospective 18-month study demonstrated an improvement in parkinsonian symptoms during CIDLI in patients with APD who had previously received conventional PD treatment. Time in the "on" state was significantly increased, with an associated significant decrease in time in the "off" state, while overall levodopa doses remained unchanged. Reduced symptomatology and increased "on" time were associated with an overall improvement in quality of life, as reflected by patients' greater independence in everyday activities. Although the design of this study was open-label, it was considered to be close to 'real world' clinical practice. While the number of patients was small, the extent of both overall and individual improvements suggests that the treatment response was a valid effect.

The magnitude of improvement (reduction in UPDRS total score of 17.6) in Parkinsonian symptoms over 18 months was similar to that found in a recent study, comparing daytime CIDLI as monotherapy with individually optimised conventional combination therapies over a period of 3 weeks (reduction in UPDRS total score of 18) [6]. These findings suggest that symptom reduction occurs relatively soon after treatment initiation and is maintained throughout the treatment period. Taking into account the scores of parts I, II and IV of UPDRS and the SEADLS scale, we can say that CIDLI was found to be of most benefit to patients' cognition, behaviour and mood, and to their ability to perform activities of daily living, while complications of therapy, including "on–off" time and dyskinesias, were limited.

Although it appears that CIDLI could improve outcomes related to motor symptoms in APD, results are not conclusive and further investigations are needed to clarify this. Similar to findings of two recent studies [6,11], there was no significant change compared with baseline in the UPDRS-III score evaluated in the "on" state. Conversely, unlike these other studies, the assessment of motor function in the "off" state showed a significant improvement from baseline after CIDLI treatment. This finding suggests that CIDLI may possibly augment the dopaminergic receptor response, with resulting improvement in motor functioning. Alternatively, it may be related to the relatively constant plasma levodopa concentration even during "off time". Moreover, it is characteristic of some APD patients for the response to medication to fluctuate in a matter of minutes. Patients can therefore present in various degrees of "on" and "off" at different times of the day. A more objective assessment may have been obtained by using UPDRS-III at the time of best possible "on" state and worst possible "off" state. Since assessments in this study were performed during routine patient visits, it was not possible to assess at the time of best "on" state and the worst "off" state. However, all assessments were performed under the same conditions, which provided a degree of continuity.

Another factor to consider when interpreting data collected in the "off" state was that the large reduction in daily "off" time after starting CIDLI made it more difficult to assess patients in this state. Better control of motor fluctuations was accompanied by doubling of "on" time to 12 h and associated reduction in "off" time to about 3 h. These significant improvements over 18-months treatment with CIDLI are consistent with those of other studies of shorter duration [6,11,12]. The increase in daily "on" time with good symptom control and associated decrease in "off" time achieved with CIDLI probably augmented the observed improvements in cognition and behaviour and in patients' ability to perform activities of daily living. This may also explain the small improvements observed in motor function in the "off" state.

Additionally, CIDLI was reported to significantly reduce complications of treating APD. Less time in the "off" state, use of levodopa as monotherapy, and the option to withdraw dopaminergic agonists that are frequently associated with side effects, probably contributed to this result. While complications arising from the treatment and from the chronic nature of the disease were reduced, CIDLI does present considerable technical complications relating to the system of infusion. Frequent system maintenance may therefore be required, such as changing the gastrointestinal tube.

Increasing the amount of time in the "on" state could have considerable impact on the quality of life and independence of patients. CIDLI treatment significantly improved the overall quality of life of patients with ADP, as evaluated by the PDQ-39, and as suggested by the findings of other studies implementing the same questionnaire [6,11]. Such studies report significant improvements in specific areas of quality of life from the PDQ-39 subscales, including mobility, activities of daily living, stigma and bodily discomfort [11], rather than in the overall quality of life as reported here. Improvement in quality of life was confirmed by findings using the SEADLS. This assessment of patient independence showed that six patients achieved mostly or totally independent functioning by the end of the study, three of whom had been very dependant on conventional therapy.

5. Conclusions

This study demonstrates that patients with APD treated with CIDLI benefit from an improvement in symptoms over 18 months, without an increase in levodopa dose. Most improvements were realised in cognition and behaviour, and in activities of daily living, while treatment complications were reduced. Results are not conclusive that CIDLI improves motor function. Daily "on" time was significantly increased and motor fluctuations that were not controlled with conventional treatment were improved. There was a significant improvement in overall quality of life in the medium term compared to conventional treatment, as reflected in patients' greater independence and ability to perform daily activities. However, CIDLI may present complications relating to the infusion system, which may require frequent revision.

Acknowledgements

The authors thank Solvay Pharmaceuticals technical supporting for grammatical correctness of the manuscript. The authors have not received any compensation or research grant monies from Solvay Pharmaceuticals for writing this manuscript. V Puente was compensated by Solvay Pharmaceutical as speaker along 2008.

References

[1] Agid Y, Ahlshog E, Albanese A, Calne D, Chase T, De Yêbenes J, et al. Levodopa in the treatment of Parkinson's disease: a consensus meeting. Mov Disord 1995;14:911–3.
[2] Marsden CD, Parkes JD, Quinn N. Fluctuations disability in Parkinson's disease-clinical aspects. In: Masden CD, Fahn S, editors. Movement disorders. London: Butterworth; 1982. p. 96–122.
[3] Tolosa E, Martin WE, Cohen HP, Jacobson RL. Patterns of clinical response and plasma dopa levels in Parkinson's disease. Neurology 1975;25:177–83.
[4] Kurlan R, Rothfield KP, Woodward WR, Nutt JG, Miller C, Lichter D, et al. Erratic gastric emptying may cause "random" fluctuations of parkinsonian mobility. Neurology 1988;38:419–21.
[5] Nyholm D, Askmark H, Gomes-Trolin C, Knutson T, Lennernäs H, Nyström C, et al. Optimizing levodopa pharmacokinetics: intestinal infusion versus oral sustained-release tablets. Clin Neuropharmacol 2003;26:156–63.
[6] Nyholm D, Nilsson Remahl, Dizdar N, Constantinescu R, Holmberg B, Jansson R, et al. Duodenal levodopa infusion monotherapy vs oral polypharmacy in advanced Parkinson disease. Neurology 2005;64:216–23.
[7] Bredberg E, Nilsson D, Johansson K, Aquilonius SM, Johnels B, Nystrom C, et al. Intraduodenal infusion of a water-based levodopa dispersion for optimisation of the therapeutic effect in severe Parkinson's disease. Eur J Clin Pharmacol 1993;45:117–22.
[8] National Parkinson's Foundation. Hoehn and Yahr staging of Parkinson's disease, Unified Parkinson disease rating scale (UPDRS), and Schwab and England activities of daily living. Available at: http://www.parkinson.org/NETCOMMUNITY/Page.aspx?pid=367&srcid=202 [accessed 29.12.07].
[9] Department of Public Health, University of Oxford. PDP-39 Parkinson's disease questionnaire. Available at: http://www.publichealth.oxac.uk/units/hsru/PDQ.
[10] Schwab RS, England AC. Rn third symposium on Parkinson's disease. Edinburgh: E and S. Livingstone; 1969. p. 152–57.
[11] Antonioni A, Isaias IU, Canesi M, Zibetti M, Manciani F, Manfredi L, et al. Duodenal levodopa infusión for advanced Parkinson's disease; 12-month treatment outcome. Mov Disord 2007;22:1145–9.
[12] Kurth MC, Tetrud JW, Tanner CM, Irwin I, Stebbins GT, Goetz CG, et al. Double-blind, placebo-controlled, crossover study of duodenal infusion of levodopa/carbidopa in Parkinson's disease patients with "on–off" fluctuations. Neurology 1993;43:1698–703.

Annex VII

SPECIAL FEATURE

Continuous Dopaminergic Stimulation

Clinical Aspects and Experimental Bases

Maria Cruz Rodriguez-Oroz, MD, PhD,†‡ Concepción Marin, MD, PhD,§ and Oriol de Fabregues, MD‖*

Abstract: In patients with Parkinson disease, pulsatile administration of dopaminergic drugs is associated with motor fluctuations and dyskinesias. By contrast, treatments that provide more continuous dopaminergic stimulation are associated with less intense motor complications. This can be achieved by using drugs with longer half-lives, delayed release formulations, and routes of administration that permit continuous delivery. The mechanisms by which different modes of dopaminergic treatment (pulsatile or continuous) determine the motor response are not fully understood. However, the use of experimental models of parkinsonism has helped understand the motor complications associated with pulsatile dopamine replacement. These studies have provided important insights into the biochemical and molecular changes in the basal ganglia in response to continuous stimulation. In addition, these models have facilitated the development of new treatments that may stabilize the motor response and the biochemical alterations in the basal ganglia to provide more efficient forms of continuous dopaminergic stimulation in patients with Parkinson disease.

Key Words: continuous dopamine stimulation, dopaminergic treatments, Parkinson disease, dyskinesia, basal ganglia

(*The Neurologist* 2011;17:S30–S37)

Continuous dopaminergic stimulation (CDS) is a concept that arises from clinical experience in treating patients with Parkinson disease (PD). A few years after oral L-dopa therapy was introduced for PD, the first associated motor complications (dyskinesias and motor fluctuations) were described.[1,2] After an initial period characterized by a long-term response to L-dopa and a stable motor benefit (Fig. 1A), the motor response to each dose gradually decreases over time (Fig. 1B and C), giving rise to motor fluctuations that can be simple (known as "wearing-off") or complex ("on-off"). Simple fluctuations are characterized by an oscillation in motor status between periods of good mobility in the hours after L-dopa intake and parkinsonism when its effect disappears (Fig. 2A). By contrast, the relationship between L-dopa intake and motor benefit is lost when complex fluctuations develop, resulting in unpredictable responses to medication (Fig. 2B). Dyskinesias are involuntary movements induced by dopaminergic treatment and they occur primarily in patients with motor fluctuations (Fig. 1C). Dyskinesias in response to L-dopa can occur during the beneficial period (dyskinesia "on"), in association to the peak dose (peak-dose dyskinesias), or at the beginning and the end of the effect, that is, before and after the patient receives the maximum motor benefit (biphasic dyskinesia). Indeed, several of these complications may often coexist in the same patient. Significantly, several years after the introduction of L-dopa treatment these fluctuations and dyskinesias were recognized as the primary obstacle in the treatment of PD.

Fluctuations have been associated with progressive nigrostriatal dopaminergic denervation and the short half-life of L-dopa (1 to 1.5 h).[3–8] As the disease and treatment regime progress, presynaptic regulation of the transformation of L-dopa into dopamine is impaired, and L-dopa doses produce oscillations in the plasma concentration of L-dopa and consequently, in central dopamine availability (Fig. 1A, B and C). The use of short half-life dopamine agonists, such as apomorphine, does not prevent motor complications, indicating that postsynaptic and presynaptic factors mediate the effects of pulsatile administration.[9–11] Complex fluctuations, in which the relationship between the dose of L-dopa and the motor response is lost, further support the existence of such postsynaptic mechanisms. Intravenous administration of L-dopa avoids the fluctuations in plasma levels associated with oral administration, providing stable motor benefit in previously fluctuating patients.[5,12,13] In clinical practice, the first attempts to combat the effects of pulsatile administration involved the continuous infusion of 2 potent dopamine agonists by subcutaneous pumps, apomorphine, and lisuride.[3,4] Both treatments were effective in reducing motor fluctuations and dyskinesias, although operative problems and side effects prevented their generalized use. Nevertheless, the clinical hypothesis was tested and the concept of "CDS" developed. In the following decades, this led to the development of long half-life dopamine agonists and more recently, delayed release formulations that provide stable plasma levels and, in theory, CDS.

This study will review the clinical and experimental evidence supporting the concept of CDS, its limitations and the recent therapeutic advances in this field.

From the *Department of Neurology, Hospital Donostia; †Neuroscience Unit, BioDonostia Research Institute, Paseo Dr Beguiristain, 20014 San Sebastian; Ikerbasque, Basque Foundation for Science, Bilbao; ‡Centro de Investigación Biomédica en Red sobre Enfermedades Neurodegenerativas (CIBERNED); §Laboratori de Neurologia Experimental, Institut d'Investigacions Biomèdiques August Pi i Sunyer (IDIBAPS), Villarroel; and ‖Movement Disorders Unit, Neurology Service, University Hospital Vall d'Hebron, Passeig de la Vall d'Hebron, Barcelona, Spain.

This study was supported by GlaxoSmithKline (GSK).

Maria Cruz Rodriguez-Oroz is on the advisory board of UCB Spain. She has received payment for lectures, travel and accommodation to attend scientific meetings from ClaxoSmithKline, UCB, Lundbeck and Medtronic. She has received research funding from the national and regional government bodies in Spain. The other authors declare no conflict of interest.

Reprints: Maria Cruz Rodriguez-Oroz, MD, PhD, Neuroscience Unit, BioDonostia Research Institute, Paseo Dr Beguiristain 20014 San Sebastian, Spain. E-mail: macruz.rodriguezoroz@osakidetza.net.

ISSN: 1074-7931/11/1706-0S30

DOI: 10.1097/NRL.0b013e31823966e3

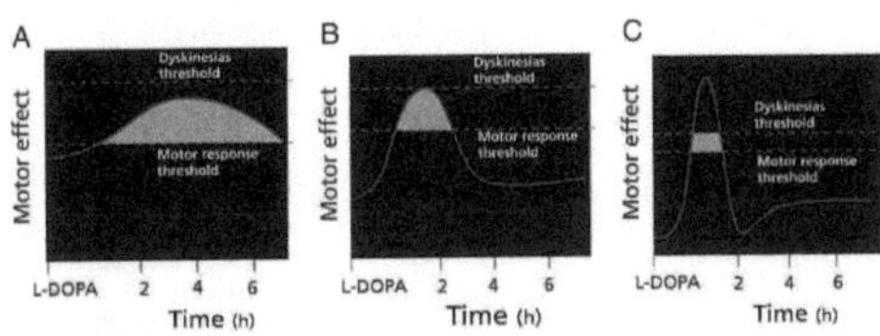

FIGURE 1. A, Initiation of treatment is characterized by a long-term response in which the effect of oral L-dopa doses lasts several hours and no dyskinesias occur. B, As the disease progresses and reaches its intermediate stages, the duration of the benefits of each L-dopa dose decreases and a threshold for dyskinesias appears at the moment the peak dose is reached. C, In the advanced stages of the disease, the response to each L-dopa dose is shortened and dyskinesias occur during the periods in which there are therapeutic benefits.

EXPERIMENTAL STUDIES OF CDS AND DYSKINESIAS

Behavioral Studies

L-dopa induced dyskinesias, and the associated biochemical and molecular alterations, are eliminated by continuous stimulation of dopamine receptors. This stimulation can be achieved either by continuous infusion of dopaminergic drugs or by administration of drugs with a long half-life, both of which should normalize basal ganglia activity.

One of the first studies to compare motor responses induced by intermittent versus continuous administration of L-dopa was performed in rats with a 6-hydroxydopamine (6-OHDA)-induced lesion of the nigrostriatal pathway.[5] Intermittent L-dopa administration increased or sensitized the motor response, which was not observed after continuous administration by an osmotic pump. These results demonstrated that pulsatile stimulation of dopamine receptors is required to develop sensitization and hence dyskinesias, whereas these effects are prevented by CDS.

The half-life of drugs administered intermittently is a crucial factor affecting the onset of motor complications. This prompted the study of the dyskinesiogenic capacity of dopamine agonists with longer half-lives than that of L-dopa, using parkinsonian monkeys treated with 1-methyl-4-phenyl-1,2,3,6-tetrahydropyridine (MPTP). One of the first such studies[6] compared the effects of intermittent administration of L-dopa and bromocriptine, a predominantly D-2 receptor agonist with a half-life of 12 to 15 h.[7] Both treatments exerted similar antiparkinsonian effects, although the dyskinesias developed by monkeys were virtually undetectable in the monkeys treated with bromocriptine.[6] As bromocriptine is also a partial antagonist of D-1 receptors, this activity may underlie the reduction in dyskinesias observed.[6] However, this hypothesis was ruled out when the effects of intermittent administration of L-dopa or bromocriptine were compared with that of ropinirole, a D-2/D-3 agonist with a half life of 6 to 8 h but with no D-1 activity,[7,8] and both bromocriptine and ropinirole were seen to induce milder dyskinesias than L-dopa.[14] In the same model, cabergoline, a D-2 agonist with a long half-life (>24 h),[7] only induced dyskinesias in some of the monkeys and this effect disappeared after 2 weeks of treatment.[9]

There was further evidence that intermittent administration led to the development of motor complications from studies comparing intermittent and continuous administration of the same dopaminergic agent. In the MPTP-monkey model, pulsatile administration of the D-2 agonist U91356A induced dyskinesias in all animals, whereas continuous administration only induced dyskinesias in 1 animal, an effect that disappeared after 10 days of treatment.[10] A more recent study compared the effects of oral pulsatile administration versus subcutaneous infusion of ropinirole demonstrating that constant delivery of ropinirole reduced the expression of dyskinesias.[11]

In both the rat 6-OHDA[15] and monkey MPTP models,[12] continuous administration of rotigotine, a short half-life dopamine agonist with D3/D2/D1 activity, produced more stable striatal drug levels[15] and less dyskinesia than pulsatile administration.[16] Moreover, coadministration of L-dopa and rotigotine in a continuous or pulsatile manner resulted in dyskinesias similar to those induced by L-dopa alone.[16] Similarly, in both the rat[17,18] and monkey models,[13] pretreatment with dopamine agonists did not prevent the development of dyskinesias upon administration of L-dopa, highlighting the importance of pulsatile stimulation in the development of dyskinesia.

Using the monkey MPTP model, the effect of continuous administration of rotigotine on dyskinesias induced by previous pulsatile treatment with L-dopa or rotigotine was studied.[19] Continuous rotigotine administration slightly reduced the severity of dyskinesias in animals previously treated with L-dopa, with a significant effect on duration alone. By contrast, continuous rotigotine administration markedly attenuated the intensity of dyskinesia in animals previously treated repeatedly with a rotigotine bolus.[20] These findings suggest that dyskinesias induced by pulsatile dopamine agonist treatment can be attenuated by switching to continuous rotigotine administration. Similarly, the combination of long half-life agonists such as piribedil, ropinirole, or pramipexole with L-dopa was found to attenuate L-dopa-induced dyskinesias in MPTP-treated monkeys.[13,21]

Taken together, these data suggest that continuous stimulation, by infusion or by administration of long half-life drugs, has a beneficial effect in controlling dyskinesias in experimental models of PD. In addition to studies of dopaminergic agonists, the effect of entacapone on L-dopa-induced motor complications has been widely investigated in preclinical models. Entacapone is an inhibitor of catechol-O-methyltransferase that increases the half-life of L-dopa, and administration of entacapone in combination with L-dopa can potentiate the long-term response to L-dopa, and attenuate L-dopa-induced motor fluctuations and dyskinesias in preclinical models.[22] However, in contrast to dopaminergic agonists, these effects do not involve the normalization of the molecular changes induced by L-dopa in the basal ganglia nuclei (see below).

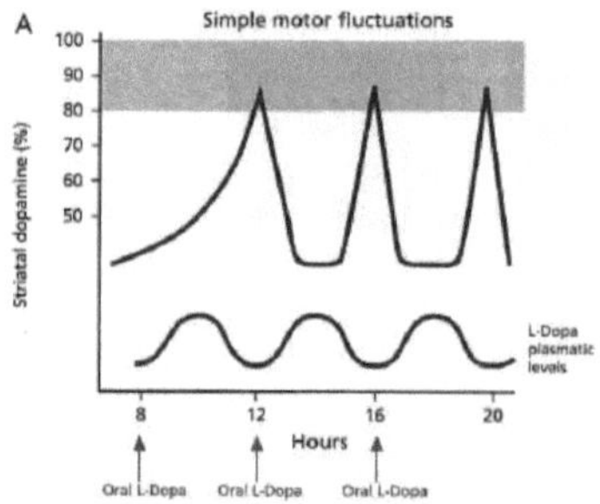

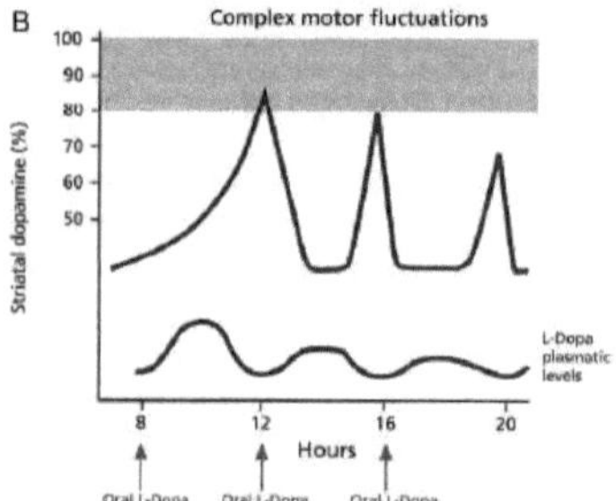

FIGURE 2. A, Simple motor fluctuations: after each L-dopa administration, when an increase in plasma and striatal dopamine concentrations is observed, which is sufficient to produce a predictable motor improvement after each dose. B, Complex motor fluctuations: the relationship between the administration of the L-dopa dose, the plasma and striatal L-dopa concentrations, and the motor response diminishes progressively until it becomes unpredictable.

Biochemical and Molecular Mechanisms

The intermittent administration of dopaminergic drugs induces a cascade of biochemical and molecular alterations in the basal ganglia that are likely to be related to the induction of dyskinesias and/or sensitization of the motor response. The alterations underlying the induction and maintenance of L-dopa-associated complications remain unknown, although the most consistent changes observed are in the expression of striatal neuropeptides (preproenkephalin, preprodynorphin[14,23] and transcription factors (such as deltaFosB[24,25]). Alterations in signalling mediated by D-1 dopamine receptors[26] and kinases[27] have also been described, and altered glutamatergic activity, due to changes in the expression or intracellular trafficking of the subunits making up different glutamate receptor subtypes.[28,29] The effect of continuous stimulation on many of these L-dopa-induced molecular changes has not yet been studied and as such, we will outline only those changes for which this effect has been studied.

Dopamine Receptors

An imbalance between the activity of the direct and indirect pathways of the basal ganglia motor circuit has been proposed to underlie the motor complications induced by dopaminergic drug administration.[7,30] The development of dyskinesias has been linked to changes in the ratio of D-1 to D-2 striatal dopamine receptors in the GABAergic projection neurons that form the direct and indirect pathways, respectively.[30] MPTP-induced dopaminergic denervation causes an increase in the number of striatal D-2 receptors, predominantly in the lateral putamen, although the density of D-1 receptors diminishes or remains unaffected.[15,31] Chronic intermittent L-dopa administration induces dyskinesias in MPTP monkeys, whereas normalizing this increase in D-2 receptors mRNA[32] and increasing D-1 receptor mRNA expression[33,34] in the striatum.

The mode of administration of dopaminergic drugs can influence the subsequent changes in dopamine receptor expression substantially. Intermittent administration and continuous infusion of the D-2 agonist U91356A has been compared in MPTP-treated monkeys.[16] Both modes of administration partially attenuated the decreases in D-1 receptor mRNA induced by MPTP,[16] although only continuous administration of U91356A reversed the increase in D-2 receptor expression. Moreover, the administration of cabergoline, which did not induce dyskinesias but was associated with a discrete tolerance, did not alter the striatal levels of D-2 receptor mRNA.[17] These findings confirmed that neither the dyskinesias observed in animals treated intermittently with a D-2 agonist nor the tolerance induced by continuous D-2 receptor stimulation can be attributed to changes in D-2 receptor mRNA expression.

Comparing the effects of intermittent and continuous administration of the D-1 agonist SKF82958 on dopamine receptor expression revealed that neither regime significantly modified the expression of D-1 receptor mRNA in the putamen of MPTP-treated monkeys. However, the density of D-1 receptors in this region was increased by both modes of SKF82958 administration when measured by ligand studies.[35]

Taken together, these results demonstrate that there is no correlation between the presence of dyskinesias and changes in the density of D-1 or D-2 receptors or in their expression.

Striatal Neuropeptides

D-1 dopamine receptors in the striatal neurons of the direct pathway modulate the levels of the neuropeptides dynorphin and substance P, whereas D-2 receptors of neurons in the indirect pathway modulate the levels of enkephalin.

The denervation that occurs after damage to the nigrostriatal pathway induces an increase in striatal levels of enkephalin and the mRNA that encodes this peptide (PPE), and producing a decrease in the striatal levels of dynorphin and its mRNA transcripts (PDyn: 46). After intermittent administration of L-dopa or dopamine agonists, enkephalin levels increase or remain unchanged, whereas dynorphin levels are normalized or increased.[18,20,36] However, continuous administration of dopamine agonists normalizes the alterations in enkephalin induced by striatal denervation. Accordingly, continuous administration of the D-2 agonist quinpirole normalizes the levels of enkephalin-encoding mRNA, whereas intermittent administration has no effect on the lesion-induced increase.[37] Similarly, treatment with long half-life D-2 agonists, such as bromocriptine and lisuride, normalizes the levels of enkephalin-encoding mRNA in 6-OHDA lesioned rats.[38]

Studies in the MPTP monkey model have shown that administration of cabergoline or continuous administration of the D-2 agonist U91356A fail to induce dyskinesias, normalizing the increase in enkephalin-encoding mRNA.[39] These findings demonstrate a clear relationship between the presence of dyskinesias and the striatal levels of enkephalin.

Striatal Immediate Early Genes

Intermittent dopaminergic stimulation induces the expression of striatal immediate early genes. These genes encode nuclear proteins that bind to DNA sequences present in the regulatory regions of target genes, thereby regulating their expression and mediating changes in neuronal plasticity. Of the many transcription factors that exist in the brain, the Fos and Jun families are the best studied. Fos and Jun protein heterodimers form the activator protein-1 that binds to the activator protein-1 recognition site in DNA and it regulates the expression of genes such as the N-methyl-D-aspartate glutamate receptor, enkephalin and dynorphin.

After MPTP treatment, monkeys exhibit high levels of striatal δ-FosB, a truncated form of FosB,[24] and in monkeys with dyskinesias, intermittent administration of the D-1 agonist SKF82958 increases striatal δ-FosB levels. By contrast, the continuous administration of SKF82958 or the administration of cabergoline, a long half-life D-2 agonist, has no effect on striatal levels of δ-FosB. These findings demonstrate a correlation between the induction of dyskinesias and the synthesis of δ-FosB.

Gamma Aminobutyric Acid ($GABA_A$) Receptors in the Internal Globus Pallidus

Nigrostriatal denervation in MPTP-treated monkeys is accompanied by an increase in the density of $GABA_A$ receptors in the internal globus pallidus.[40] Although $GABA_A$ receptor density remains high after intermittent treatment with L-dopa or the D-2 agonist U91356A, receptor levels are normalized in animals that do not exhibit dyskinesia after continuous administration of D- 2 agonists.[40]

New Developments for CDS in Animal Models of Parkinsonism

Recently developments have demonstrated the potential of gene therapy as a strategy for CDS. Gene transfer mediated by viral vectors is a novel form of treatment that can modulate the expression of a gene mediating the synthesis of a therapeutic agent of interest at the site of vector injection. Striatal injection of genes encoding enzymes involved in the synthesis of dopamine is one such approach currently under development for clinical application.

Several studies in animal models have demonstrated successful outcomes using this approach. Transfection of the gene encoding tyrosine hydroxylase (TH), a rate-limiting enzyme mediating L-dopa synthesis from tyrosine, either alone or in combination with the gene encoding guanine-5'-triphosphate cyclohydrolase-1 (GCH1), responsible for the synthesis of the TH cofactor tetrahydrobiopterin (BH4), increases striatal dopamine concentrations in a rodent PD model with partial dopamine denervation.[24,25,41,42] Simultaneous transfection of 3 genes (TH, GCH1, and the gene encoding aromatic amino acid decarboxylase—AADC,[43] increases striatal dopamine levels and reduces apomorphine-induced rotations in the denervated rat model, an effect that lasts for up to 12 months. Similar results were obtained after simultaneous transfection of the TH and AADC genes.[27]

Gene transfer strategies were recently reported to successfully restore motor function and to alleviate or prevent dyskinesias in the 6-OHDA rat model of PD.[28,29] These studies described a new and optimized system of continuous release of L-dopa, involving intrastriatal injection of an adeno-associated virus encoding TH and GCH1, which resulted in the recovery of motor function after complete dopaminergic denervation. Animals that previously exhibited dyskinesias showed an 85% reduction in dyskinesias in response to this therapy, and they exhibited normal striatal levels of prodynorphin and proencephalin mRNA, and FosB protein.[28] Animals receiving adeno-associated virus therapy from the beginning developed low levels of dyskinesia, even after peripheral administration of L-dopa.[44]

In addition to rodent models, the aforementioned triple transduction approach has been performed in the MPTP monkey model, demonstrating a steady improvement in the parkinsonian state over a period of 10 to 15 months.[32,45] Furthermore, transduction of the AADC gene alone in this model, thereby increasing the conversion of L-dopa to dopamine, resulted in an improvement in parkinsonian indicators after L-dopa administration.[33]

These data suggest that the continuous release of L-dopa mediated by viral vectors is a potentially effective means of mitigating and preventing dyskinesias, further supporting the validity of CDS. Currently, no data are available regarding the effect of these novel treatments on the biochemical and molecular changes associated with dyskinesias.

CLINICAL AND PHARMACOLOGICAL EVIDENCE OF THE EFFECTS OF CDS IN PD

Several studies have investigated the intravenous administration of L-dopa as a means of achieving CDS. This approach yields stable plasma concentrations, it eliminates simple motor fluctuations (and to a lesser extent, complex fluctuations) and it attenuates dyskinesias.[5,34,35,37,46–48] Interestingly, the stabilization of motor symptoms achieved with continuous L-dopa infusion was lost after switching back to conventional oral treatment, which resulted in motor fluctuations and dyskinesias.[34] In clinical practice, however, long-term parenteral administration of L-dopa cannot be maintained.[49,50] Thus, the need for a practical and applicable outpatient system to impart chronic dopamine replacement prompted research into other potential routes of administration, including enteral L-dopa administration, intranasal administration of gelatin microspheres,[51] and subcutaneous, transdermic or rectal administration of L-dopa esters.[52–55] However, for different reasons, none of these treatment strategies have been considered successful enough for widespread implementation. The failure to develop a clinical strategy for continuous L-dopa infusion led to the development of the subcutaneous infusion approach in the 1980s, using 2 dopamine agonists: lisuride and apomorphine. Subcutaneous infusion of lisuride, an ergot derivative dopamine agonist with strong antiparkinsonian activity, clearly decreased the "off" time and produced beneficial effects on simple fluctuations and dyskinesias, rather than on complex fluctuations, when compared with conventional oral treatment.[3,39,56] However, although initially promising, this treatment was abandoned due to problems arising from the use of the infusion pump (which was very large and unsophisticated at the time) and psychiatric side effects (hallucinations, delusions, etc).[3]

At present, the CDS strategies used involve L-dopa administration by enteral infusion (Duodopa) and subcutaneous apomorphine, both delivered continuously by infusion pumps. In addition, more conventional treatments can be used, including oral administration of long half-life dopamine agonists or delayed-release formulations, continuous transdermal agonist administration, and the administration of catechol-O-methyltransferase inhibitors, such as entacapone, in conjunction with L-dopa/carbidopa.

Conventional CDS Strategies

Long half-life dopamine agonists, delayed release formulations and continuous application of transdermal patches have shown to provide stable plasma levels. Multicenter, randomized, prospective, double-blind, controlled clinical trials comparing these approaches to oral L-dopa administration have demonstrated a delay in the onset of motor complications in patients with de novo PD. Thus, in patients treated with ropinirole, dyskinesias appeared later than in those treated with L-dopa. Moreover, the cumulative rate of dyskinesias at 5 years was lower in patients treated with ropinirole, although 66% of these patients required L-dopa supplementation during the follow-up period.[57] Studies with pramipexole also demonstrated delayed onset of motor complications when compared with L-dopa treatment.[58] The follow-up period in both trials (6 years for pramipexole and 10 for ropinirole) revealed that patients who began treatment with dopamine agonists had a lower incidence of motor complications, despite the fact that most of them also received L-dopa during treatment.[52] This reduction in motor complications is particularly relevant in clinical practice, as it indicates a greater risk of developing such complications when dopaminergic replacement therapy consists solely of pulsatile L-dopa administration rather than when treatment regimes involve a longer half-life agonist, even if L-dopa administration is introduced later. More recently, prolonged release formulations of the long half-life dopaminergic agonists, ropinirol and pramipexol, have been used to provide improved CDS. In comparison with the standard release formulation, patients receiving prolonged release roponirole exhibited a more stable motor response,[53] although there are still no equivalent studies on pramipexole use. However, continuous transdermal rotigotine, oral pramipexole, and delayed-release ropinirole all produce significant reductions in motor complications in patients already experiencing L-dopa-related complications.[54,55,59,60]

It is important to stress that in addition to pramipexole, ropinirole, and rotigotine, ergotic dopamine agonists with long half-lives (eg, cabergoline, pergolide) also provide stable dopaminergic stimulation and motor response.[49] However, these approaches could not be maintained in a clinical setting due to the associated adverse events (cardiac fibrotic valvulopathy, etc.[50]

Controlled release (CR) of carbidopa/L-dopa has also been used to produce CDS. Preliminary open label[61,62] and double-blind studies comparing CR of carbidopa/L-dopa with standard carbidopa/L-dopa in patients with PD with motor fluctuations reported more stable plasma levels and motor responses in patients treated with a CR formulation. However, a multicenter 5-year study in de novo patients with PD failed to demonstrate any differences in motor fluctuations and dyskinesias between patients treated with CR carbidopa/L-dopa or the immediate-release form.[63] Although entacapone improves the bioavailability of plasma L-dopa and it enhances its clinical effect when administered as an adjunct to standard or CR L-dopa preparations in patients with PD with motor fluctuations,[64,65] an increase in dyskinesias has also been reported.[66] Moreover, initiating L-dopa/carbidopa therapy with entacapone in early PD failed to delay the time of onset or reduce the frequency of dyskinesia when compared with L-dopa alone, and it was associated with a shorter time to onset and increased frequency of dyskinesia than L-dopa/carbidopa treatment.[67]

New Forms of CDS: Perfusion System Treatments

Enteral Infusion of L-dopa Solution (Duodopa)

Initial studies conducted with an aqueous solution of L-dopa[68] administered through a nasoduodenal tube demonstrated excellent control of motor fluctuations,[69–72] even with long-term administration.[73] The more stable motor response provided by this treatment when compared with oral intermittent L-dopa administration was further demonstrated in a crossover, double-blind, placebo-controlled trial.[74] However, this effect was marred by practical, physical, and mechanical problems associated with the infusion system. Because of the poor solubility of L-dopa, a large volume of fluid must be infused that requires a large pump. Moreover, the probe can cause nasal irritation. These issues led to the development of a gel suspension of L-dopa and carbidopa (Duodopa) that required less solvent for dissolution. The infusion of this gel through a nasoduodenal probe improved motor function and reduced fluctuations when compared with oral treatment, whereas the plasma concentrations of L-dopa remained stable.[75] To gain long-term intestinal access without the risk of nasal irritation or other complications associated with the nasoduodenal tube, administration of this gel was proposed by a probe implanted by gastroduodenostomy. Long-term and open-label clinical trials have demonstrated sustained efficacy and decreased consumption of L-dopa after prolonged treatment,[76–81] and superior efficacy in monotherapy when compared with conventional optimized treatment in patients with motor fluctuations.[82] In addition, a multicenter, randomized, controlled, clinical trial showed greater improvement in fluctuations and dyskinesias with Duodopa than with optimized treatment (Duodopa Infusion: Randomized Efficacy and Quality of Life Trial).[83]

It should be mentioned that treatment with Duodopa is complex and not free of adverse effects. These effects may be related to the percutaneous endoscopic gastroduodenostomy procedure (local peritonitis, dermatitis, granuloma, abdominal pain, and ulcer), the infusion device (problems with connections and tubes, occlusion, and migration to the stomach of the intestinal extremity of the tube), and to the drug itself (pain in the extremities, polyneuropathy, confusion, hallucinations, and aggravation of dyskinesias, especially biphasic dyskinesias).[84]

Perfusion of Subcutaneous Dopamine Agonists

Apomorphine is the most powerful dopamine agonist capable of improving parkinsonian motor symptoms to a similar degree as L-dopa. Pilot studies in the 1990s[85] showed that subcutaneous infusion effectively controlled motor fluctuations and dyskinesias.[86–89] Moreover, the last decade has seen a growing interest in this type of treatment, with several studies demonstrating improvements in motor complications and dyskinesias.[90,91] In some cases, it is possible to maintain stable motor abilities with subcutaneous infusion of apomorphine in monotherapy,[92] although most patients require a combination of subcutaneous apomorphine with oral L-dopa, a prescription that still involves pulsatile dopaminergic stimulation.[93] Among the most important adverse effects that are likely to restrict long-term infusion are skin reactions and nodules that, to greater or lesser extent, occur in most patients.[92]

Experimental Treatments to Provide CDS to Patients with PD

The results of aforementioned experimental studies in animal models of parkinsonism have led to the implementation of several clinical trials. A phase I trial of the administration of the triple vector (TH, AADC, and GCH1) is currently underway and aims to provide a more physiological means of L-dopa delivery, leading to a more stable motor response (A Phase I/II Study of the Safety, Efficacy, and Dose Evaluation of ProSavin, Administered Using Stereotactic Injection to the Striatum of Patients With Bilateral, Idiopathic Parkinson's Disease—ClinicalTrials.gov Identifier: NCT00627588).

Another phase I trial carried out on 5 patients, involved the bilateral transduction of the AADC gene in the striatum. Although an improvement in the baseline parkinsonism was demonstrated in these patients, no motor improvements were reported after L-dopa administration.[94] This result is difficult to interpret and may reflect a placebo effect or, as the authors suggested, the activity of the enzyme overexpressed on endogenous L-dopa.

LIMITATIONS OF CDS

Experimental and clinical studies provide evidence for the potential therapeutic benefits of CDS over pulsatile stimulation in preventing and treating the motor complications and the associated molecular changes. However, while the term CDS has been used as a synonym of continuous dopaminergic drug administration or of long half-life drugs, there is no scientific evidence demonstrating that the action of these drugs on dopamine receptors is actually continuous. Moreover, there is no experimental evidence of a cause-effect relationship between continuous stimulation of dopamine receptors and clinical benefits or a normalization of the molecular changes that underlie the onset of dyskinesias.

Finally, none of the treatment strategies described here provide physiological dopaminergic replacement where different actions of dopamine (neuromodulation through tonic releasing vs. neurostimulation on phasic release) are combined with the topographic and temporal setting in the striatum where this activity occurs, which may also vary depending on the motor and emotional state of the patient.[95]

CONCLUSIONS

CDS is a clinical concept developed to provide an alternative to pulsatile administration of dopaminergic drugs and the motor complications associated with this therapy, ultimately aiming to providing more CDS in the striatum. Although the administration of drugs with long half-lives or continuous drug administration have both proved beneficial, there is no experimental or clinical evidence to demonstrate that these strategies actually result in the continuous stimulation of striatal dopamine receptors. Therefore, it may be more advisable to use the term continuous dopaminergic administration rather than stimulation, although this form of administration does not mimic the physiological action of dopamine, as explained above. However, as the pulsatile administration of drugs with a short half-life differs much more from the situation in the normal dopaminergic system, the administration of long half-life drugs or continuous drug delivery remain the best therapeutic strategies to limit motor complications and improve patient's quality of life.

Further preclinical studies examining the correlation between CDS, clinical benefit, and molecular and electrophysiological normalization of basal ganglia nuclei are required to advance CDS from a theoretical concept to a feasible and applicable therapeutic strategy.

REFERENCES

1. Sweet RD, McDowell FH. The "on-off" response to chronic L-DOPA treatment of Parkinsonism. *Adv Neurol.* 1974;5:331–338.
2. Muenter MD, Tyce GM. L-dopa therapy of Parkinson's disease: plasma L-dopa concentration, therapeutic response, and side effects. *Mayo Clin Proc.* 1971;46:231–239.
3. Vaamonde J, Luquin MR, Obeso JA. Subcutaneous lisuride infusion in Parkinson's disease: response to chronic administration in 34 patients. *Brain.* 1991;114(Pt 1B):601–617.
4. Kempster PA, Frankel JP, Bovingdon M, et al. Levodopa peripheral pharmacokinetics and duration of motor response in Parkinson's disease. *J Neurol Neurosurg Psychiatry.* 1989;52:718–723.
5. Juncos J, Serrati C, Fabbrini G, et al. Fluctuating levodopa concentrations and Parkinson's disease. *Lancet.* 1985;2:440.
6. Bedard PJ, Di Paolo T, Falardeau P, et al. Chronic treatment with L-DOPA, but not bromocriptine induces dyskinesia in MPTP-parkinsonian monkeys: correlation with [3H]spiperone binding. *Brain Res.* 1986;379:294–299.
7. Olanow W, Schapira AH, Rascol O. Continuous dopamine-receptor stimulation in early Parkinson's disease. *Trends Neurosci.* 2000;23(10 Suppl):S117–S126.
8. Pearce RK, Banerji T, Jenner P, et al. De novo administration of ropinirole and bromocriptine induces less dyskinesia than L-dopa in the MPTP-treated marmoset. *Mov Disord.* 1998;13:234–241.
9. Grondin R, Goulet M, Di Paolo T, et al. Cabergoline, a long-acting dopamine D2-like receptor agonist, produces a sustained antiparkinsonian effect with transient dyskinesias in parkinsonian drug-naive primates. *Brain Res.* 1996;735:298–306.
10. Blanchet PJ, Calon F, Martel JC, et al. Continuous administration decreases and pulsatile administration increases behavioral sensitivity to a novel dopamine D2 agonist (U-91356A) in MPTP-exposed monkeys. *J Pharmacol Exp Ther.* 1995;272:854–859.
11. Stockwell KA, Virley DJ, Perren M, et al. Continuous delivery of ropinirole reverses motor deficits without dyskinesia induction in MPTP-treated common marmosets. *Exp Neurol.* 2008;211:172–179.
12. Stockwell KA, Scheller D, Rose S, et al. Continuous administration of rotigotine to MPTP-treated common marmosets enhances anti-parkinsonian activity and reduces dyskinesia induction. *Exp Neurol.* 2009;219:533–542.
13. Jackson MJ, Smith LA, Al-Barghouthy G, et al. Decreased expression of l-dopa-induced dyskinesia by switching to ropinirole in MPTP-treated common marmosets. *Exp Neurol.* 2007;204:162–170.
14. Henry B, Duty S, Fox SH, et al. Increased striatal pre-proenkephalin B expression is associated with dyskinesia in Parkinson's disease. *Exp Neurol.* 2003;183:458–468.
15. Alexander GM, Schwartzman RJ, Grothusen JR, et al. Changes in brain dopamine receptors in MPTP parkinsonian monkeys following L-dopa treatment. *Brain Res.* 1993;625:276–282.
16. Goulet M, Morissette M, Calon F, et al. Continuous or pulsatile chronic D2 dopamine receptor agonist (U91356A) treatment of drug-naive 4-phenyl-1,2,3,6-tetrahydropyridine monkeys differentially regulates brain D1 and D2 receptor expression: in situ hybridization histochemical analysis. *Neuroscience.* 1997;79:497–507.
17. Goulet M, Grondin R, Morissette M, et al. Regulation by chronic treatment with cabergoline of dopamine D1 and D2 receptor levels and their expression in the striatum of Parkinsonian monkeys. *Prog Neuropsychopharmacol Biol Psychiatry.* 2000;24:607–617.
18. Gerfen CR, Engber TM, Mahan LC, et al. D1 and D2 dopamine receptor-regulated gene expression of striatonigral and striatopallidal neurons. *Science.* 1990;250:1429–1432.
19. Stockwell KA, Scheller DK, Smith LA, et al. Continuous rotigotine administration reduces dyskinesia resulting from

pulsatile treatment with rotigotine or L-DOPA in MPTP-treated common marmosets. *Exp Neurol.* 2010;221:79–85.
20. Duty S, Brotchie JM. Enhancement of the behavioral response to apomorphine administration following repeated treatment in the 6-hydroxydopamine-lesioned rat is temporally correlated with a rise in striatal preproenkephalin-B, but not preproenkephalin-A, gene expression. *Exp Neurol.* 1997;144:423–432.
21. Tayarani-Binazir KA, Jackson MJ, Rose S, et al. Pramipexole combined with levodopa improves motor function but reduces dyskinesia in MPTP-treated common marmosets. *Mov Disord.* 2010;25:377–384.
22. Marin C, Obeso JA. Catechol-O-methyltransferase inhibitors in preclinical models as adjuncts of L-dopa treatment. *Int Rev Neurobiol.* 2010;95:191–205.
23. Cenci MA, Lee CS, Bjorklund A. L-DOPA-induced dyskinesia in the rat is associated with striatal overexpression of prodynorphin- and glutamic acid decarboxylase mRNA. *Eur J Neurosci.* 1998; 10:2694–2706.
24. Mandel RJ, Rendahl KG, Spratt SK, et al. Characterization of intrastriatal recombinant adeno-associated virus-mediated gene transfer of human tyrosine hydroxylase and human GTP-cyclohydrolase I in a rat model of Parkinson's disease. *J Neurosci.* 1998;18:4271–4284.
25. Corti O, Sanchez-Capelo A, Colin P, et al. Long-term doxycycline-controlled expression of human tyrosine hydroxylase after direct adenovirus-mediated gene transfer to a rat model of Parkinson's disease. *Proc Natl Acad Sci U S A.* 1999;96:12120–12125.
26. Aubert I, Guigoni C, Hakansson K, et al. Increased D1 dopamine receptor signaling in levodopa-induced dyskinesia. *Ann Neurol.* 2005;57:17–26.
27. Carlsson T, Winkler C, Burger C, et al. Reversal of dyskinesias in an animal model of Parkinson's disease by continuous L-DOPA delivery using rAAV vectors. *Brain.* 2005;128(Pt 3):559–569.
28. Carlsson T, Winkler C, Burger C, et al. Reversal of dyskinesias in an animal model of Parkinson's disease by continuous L-DOPA delivery using rAAV vectors. *Brain.* 2005;128(Pt 3):559–569.
29. Bjorklund T, Carlsson T, Cederfjall EA, et al. Optimized adeno-associated viral vector-mediated striatal DOPA delivery restores sensorimotor function and prevents dyskinesias in a model of advanced Parkinson's disease. *Brain.* 2010;133(Pt 2):496–511.
30. Mouradian MM, Juncos JL, Fabbrini G, et al. Motor fluctuations in Parkinson's disease: central pathophysiological mechanisms, Part II. *Ann Neurol.* 1988;24:372–378.
31. Falardeau P, Bouchard S, Bedard PJ, et al. Behavioral and biochemical effect of chronic treatment with D-1 and/or D-2 dopamine agonists in MPTP monkeys. *Eur J Pharmacol.* 1988; 150:59–66.
32. Palfi S. Towards gene therapy for Parkinson's disease. *Lancet Neurol.* 2008;7:375–376.
33. Eberling JL, Jagust WJ, Christine CW, et al. Results from a phase I safety trial of hAADC gene therapy for Parkinson disease. *Neurology.* 2008;70:1980–1983.
34. Mouradian MM, Heuser IJ, Baronti F, et al. Modification of central dopaminergic mechanisms by continuous levodopa therapy for advanced Parkinson's disease. *Ann Neurol.* 1990;27:18–23.
35. Nutt JG, Woodward WR, Hammerstad JP, et al. The "on-off" phenomenon in Parkinson's disease: relation to levodopa absorption and transport. *N Engl J Med.* 1984;310:483–488.
36. Herrero MT, Augood SJ, Asensi H, et al. Effects of L-DOPA-therapy on dopamine D2 receptor mRNA expression in the striatum of MPTP-intoxicated parkinsonian monkeys. *Brain Res Mol Brain Res.* 1996;42:149–155.
37. Hardie RJ, Malcolm SL, Lees AJ, et al. The pharmacokinetics of intravenous and oral levodopa in patients with Parkinson's disease who exhibit on-off fluctuations. *Br J Clin Pharmacol.* 1986;22: 429–436.
38. Henry B, Crossman AR, Brotchie JM. Effect of repeated L-DOPA, bromocriptine, or lisuride administration on preproenkephalin-A and preproenkephalin-B mRNA levels in the striatum of the 6-hydroxydopamine-lesioned rat. *Exp Neurol.* 1999;155:204–220.
39. Stocchi F, Ruggieri S, Vacca L, et al. Prospective randomized trial of lisuride infusion versus oral levodopa in patients with Parkinson's disease. *Brain.* 2002;125(Pt 9):2058–2066.
40. Calon F, Goulet M, Blanchet PJ, et al. Levodopa or D2 agonist induced dyskinesia in MPTP monkeys: correlation with changes in dopamine and GABAA receptors in the striatopallidal complex. *Brain Res.* 1995;680:43–52.
41. During K. A plant transformation vector with a minimal T-DNA. *Transgenic Res.* 1994;3:138–140.
42. Bencsics C, Wachtel SR, Milstien S, et al. Double transduction with GTP cyclohydrolase I and tyrosine hydroxylase is necessary for spontaneous synthesis of L-DOPA by primary fibroblasts. *J Neurosci.* 1996;16:4449–4456.
43. Shen Y, Muramatsu SI, Ikeguchi K, et al. Triple transduction with adeno-associated virus vectors expressing tyrosine hydroxylase, aromatic-L-amino-acid decarboxylase, and GTP cyclohydrolase I for gene therapy of Parkinson's disease. *Hum Gene Ther.* 2000;11: 1509–1519.
44. Muramatsu S, Wang L, Ikeguchi K, et al. Recombinant adeno-associated viral vectors bring gene therapy for Parkinson's disease closer to reality. *J Neurol.* 2002;249(Suppl 2):II36–II40.
45. Muramatsu S, Wang L, Ikeguchi K, et al. Recombinant adeno-associated viral vectors bring gene therapy for Parkinson's disease closer to reality. *J Neurol.* 2002;249(Suppl 2):II36–II40.
46. Quinn N, Marsden CD, Parkes JD. Complicated response fluctuations in Parkinson's disease: response to intravenous infusion of levodopa. *Lancet.* 1982;2:412–415.
47. Quinn N, Parkes JD, Marsden CD. Control of on/off phenomenon by continuous intravenous infusion of levodopa. *Neurology.* 1984;34:1131–1136.
48. Chase TN, Juncos J, Serrati C, et al. Fluctuation in response to chronic levodopa therapy: pathogenetic and therapeutic considerations. *Adv Neurol.* 1987;45:477–480.
49. Rinne UK, Bracco F, Chouza C, et al. Early treatment of Parkinson's disease with cabergoline delays the onset of motor complications: results of a double-blind levodopa controlled trial. The PKDS009 Study Group. *Drugs.* 1998;55(Suppl 1):23–30.
50. Antonini A, Poewe W. Fibrotic heart-valve reactions to dopamine-agonist treatment in Parkinson's disease. *Lancet Neurol.* 2007;6: 826–829.
51. Brime B, Ballesteros MP, Frutos P. Preparation and in vitro characterization of gelatin microspheres containing Levodopa for nasal administration. *J Microencapsul.* 2000;17:777–784.
52. Parkinson Study Group CALM Cohort Investigators. Long-term effect of initiating pramipexole vs. levodopa in early Parkinson disease. *Arch Neurol.* 2009;66:563–570.
53. Stocchi F, Giorgi L, Hunter B. Schapira AH.PREPARED: comparison of prolonged and immediate release ropinirole in advanced Parkinson's disease. *Mov Disord.* 2011;26:1259–1265.
54. LeWitt PA, Boroojerdi B, MacMahon D, et al. Overnight switch from oral dopaminergic agonists to transdermal rotigotine patch in subjects with Parkinson disease. *Clin Neuropharmacol.* 2007;30: 256–265.
55. Pahwa R, Stacy MA, Factor SA, et al. Ropinirole 24-hour prolonged release: randomized, controlled study in advanced Parkinson disease. *Neurology.* 2007;68:1108–1115.
56. Ruggieri S, Stocchi F, Carta A, et al. Comparison between L-dopa and lisuride intravenous infusions: a clinical study. *Mov Disord.* 1988;3:313–319.
57. Rascol O, Brooks DJ, Korczyn AD, et al. A five-year study of the incidence of dyskinesia in patients with early Parkinson's disease who were treated with ropinirole or levodopa: 056 Study Group. *N Engl J Med.* 2000;342:1484–1491.
58. Parkinson Study Group. Pramipexole vs. levodopa as initial treatment for Parkinson disease: a randomized controlled trial. *Jama.* 2000;284:1931–1938.
59. Poewe WH, Rascol O, Quinn N, et al. Efficacy of pramipexole and transdermal rotigotine in advanced Parkinson's disease: a double-blind, double-dummy, randomised controlled trial. *Lancet Neurol.* 2007;6:513–520.

60. Watts RL, Lyons KE, Pahwa R, et al. Onset of dyskinesia with adjunct ropinirole prolonged-release or additional levodopa in early Parkinson's disease. *Mov Disord*. 2010;25:858–866.
61. Cedarbaum JM, Breck L, Kutt H, et al. Controlled-release levodopa/carbidopa. II: sinemet CR4 treatment of response fluctuations in Parkinson's disease.. *Neurology*. 1987;37:1607–1612.
62. Goetz CG, Tanner CM, Shannon KM, et al. Controlled-release carbidopa/levodopa (CR4-Sinemet) in Parkinson's disease patients with and without motor fluctuations. *Neurology*. 1988;38:1143–1146.
63. Block G, Liss C, Reines S, et al. Comparison of immediate-release and controlled release carbidopa/levodopa in Parkinson's disease: a multicenter 5-year study. The CR First Study Group. *Eur Neurol*. 1997;37:23–27.
64. Piccini P, Brooks DJ, Korpela K, et al. The catechol-O-methyltransferase (COMT) inhibitor entacapone enhances the pharmacokinetic and clinical response to Sinemet CR in Parkinson's disease. *J Neurol Neurosurg Psychiatry*. 2000;68:589–594.
65. Paija O, Laine K, Kultalahti ER, et al. Entacapone increases levodopa exposure and reduces plasma levodopa variability when used with Sinemet CR. *Clin Neuropharmacol*. 2005;28:115–119.
66. Sampaio C, Ferreira JJ. Parkinson disease: adjunctive entacapone therapy increases risk of dyskinesia. *Nat Rev Neurol*. 2010;6:590–591.
67. Stocchi F, Rascol O, Kieburtz K, et al, Initiating levodopa/carbidopa therapy with and without entacapone in early Parkinson disease: the STRIDE-PD study. *Ann Neurol*. 2010;68:18–27.
68. Kurlan R, Rubin AJ, Miller C, et al. Duodenal delivery of levodopa for on-off fluctuations in parkinsonism: preliminary observations. *Ann Neurol*. 1986;20:262–265.
69. Kurlan R, Nutt JG, Woodward WR, et al. Duodenal and gastric delivery of levodopa in parkinsonism. *Ann Neurol*. 1988;23:589–595.
70. Frankel JP, Kempster PA, Bovingdon M, et al. The effects of oral protein on the absorption of intraduodenal levodopa and motor performance. *J Neurol Neurosurg Psychiatry*. 1989;52:1063–1067.
71. Cedarbaum JM, Silvestri M, Kutt H. Sustained enteral administration of levodopa increases and interrupted infusion decreases levodopa dose requirements. *Neurology*. 1990;40:995–997.
72. Sage JI, Trooskin S, Sonsalla PK, et al. Long-term duodenal infusion of levodopa for motor fluctuations in parkinsonism. *Ann Neurol*. 1988;24:87–89.
73. Syed N, Murphy J, Zimmerman T Jr, et al. Ten years' experience with enteral levodopa infusions for motor fluctuations in Parkinson's disease. *Mov Disord*. 1998;13:336–338.
74. Kurth MC, Tetrud JW, Tanner CM, et al. Double-blind, placebo-controlled, crossover study of duodenal infusion of levodopa/carbidopa in Parkinson's disease patients with 'on-off' fluctuations. *Neurology*. 1993;43:1698–1703.
75. Bredberg E, Nilsson D, Johansson K, et al. Intraduodenal infusion of a water-based levodopa dispersion for optimisation of the therapeutic effect in severe Parkinson's disease. *Eur J Clin Pharmacol*. 1993;45:117–122.
76. Nilsson D, Hansson LE, Johansson K, et al. Long-term intraduodenal infusion of a water based levodopa-carbidopa dispersion in very advanced Parkinson's disease. *Acta Neurol Scand*. 1998;97:175–183.
77. Sjalander-Brynne L, Paalzow LK. Pharmacodynamic aspects of drug administration: tolerance development. *Adv Drug Deliv Rev*. 1998;33:235–240.
78. Stocchi F, Vacca L, Ruggieri S, et al. Intermittent vs. continuous levodopa administration in patients with advanced Parkinson disease: a clinical and pharmacokinetic study. *Arch Neurol*. 2005;62:905–910.
79. Antonini A, Isaias IU, Canesi M, et al. Duodenal levodopa infusion for advanced Parkinson's disease: 12-month treatment outcome. *Mov Disord*. 2007;22:1145–1149.
80. Antonini A, Mancini F, Canesi M, et al. Duodenal levodopa infusion improves quality of life in advanced Parkinson's disease. *Neurodegener Dis*. 2008;5:244–246.
81. Eggert K, Schrader C, Hahn M, et al. Continuous jejunal levodopa infusion in patients with advanced parkinson disease: practical aspects and outcome of motor and non-motor complications. *Clin Neuropharmacol*. 2008;31:151–166.
82. Nyholm D, Askmark H, Gomes-Trolin C, et al. Optimizing levodopa pharmacokinetics: intestinal infusion versus oral sustained-release tablets. *Clin Neuropharmacol*. 2003;26:156–163.
83. Nyholm D, Nilsson Remahl AI, Dizdar N, et al. Duodenal levodopa infusion monotherapy vs. oral polypharmacy in advanced Parkinson disease. *Neurology*. 2005;64:216–223.
84. Fabregues OD. Management of complications of long-term duodenal levodopa infusion therapy. *Mov Disord*. 2008;23:S314–S315.
85. Obeso JA, Grandas F, Vaamonde J, et al. Apomorphine infusion for motor fluctuations in Parkinson's disease. *Lancet*. 1987;1:1376–1377.
86. Frankel JP, Lees AJ, Kempster PA, et al. Subcutaneous apomorphine in the treatment of Parkinson's disease. *J Neurol Neurosurg Psychiatry*. 1990;53:96–101.
87. Hughes AJ, Bishop S, Kleedorfer B, et al. Subcutaneous apomorphine in Parkinson's disease: response to chronic administration for up to five years. *Mov Disord*. 1993;8:165–170.
88. Pietz K, Hagell P, Odin P. Subcutaneous apomorphine in late stage Parkinson's disease: a long-term follow-up. *J Neurol Neurosurg Psychiatry*. 1998;65:709–716.
89. Tyne HL, Parsons J, Sinnott A, et al. A 10-year retrospective audit of long-term apomorphine use in Parkinson's disease. *J Neurol*. 2004;251:1370–1374.
90. Katzenschlager R, Hughes A, Evans A, et al. Continuous subcutaneous apomorphine therapy improves dyskinesias in Parkinson's disease: a prospective study using single-dose challenges. *Mov Disord*. 2005;20:151–157.
91. Garcia Ruiz PJ, Sesar Ignacio A, Ares Pensado B, et al. Efficacy of long-term continuous subcutaneous apomorphine infusion in advanced Parkinson's disease with motor fluctuations: a multicenter study. *Mov Disord*. 2008;23:1130–1136.
92. Manson AJ, Turner K, Lees AJ. Apomorphine monotherapy in the treatment of refractory motor complications of Parkinson's disease: long-term follow-up study of 64 patients. *Mov Disord*. 2002;17:1235–1241.
93. Antonini A, Tolosa E. Apomorphine and levodopa infusion therapies for advanced Parkinson's disease: selection criteria and patient management. *Expert Rev Neurother*. 2009;9:859–867.
94. Eberling JL, Jagust WJ, Christine CW, et al. Results from a phase I safety trial of hAADC gene therapy for Parkinson disease. *Neurology*. 2008;70:1980–1983.
95. Grace AA. The tonic/phasic model of dopamine system regulation: its relevance for understanding how stimulant abuse can alter basal ganglia function. *Drug Alcohol Depend*. 1995;37:111–129.

Annex VIII

Parkinsonism and Related Disorders 21 (2015) 871–876

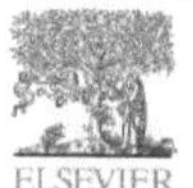

Contents lists available at ScienceDirect

Parkinsonism and Related Disorders

journal homepage: www.elsevier.com/locate/parkreldis

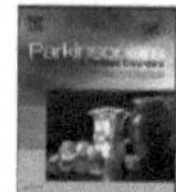

Long-term response to continuous duodenal infusion of levodopa/carbidopa gel in patients with advanced Parkinson disease: The Barcelona registry

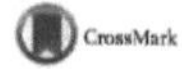

Maríateresa Buongiorno [a, b, c], Francesca Antonelli [a, b, c], Ana Cámara [a, b, c], Victor Puente [d], Oriol de Fabregues-Nebot [e], Jorge Hernandez-Vara [e], Matilde Calopa [f], Berta Pascual-Sedano [c, g], Antonia Campolongo [c, g], Francesc Valldeoriola [a, b, c], Eduardo Tolosa [a, b, c], Jaime Kulisevsky [c, g, h], Maria Jose Martí [a, b, c, *]

[a] Parkinson's Disease and Movement Disorders Unit, Neurology Service, Hospital Clínic, University of Barcelona, Spain
[b] Instituto de Investigaciones Biomédicas August Pi I Sunyer – IDIBAPS, Barcelona, Spain
[c] CIBERNED Carlos III Health Institute, Spain
[d] Neurology Service, Institut Municipal d'Investigacio Medica, Hospital del Mar, Autonomous University of Barcelona, Barcelona, Spain
[e] Movement Disorders Unit, Department of Neurology, Institut de Recerca Vall d'Hebron, Hospital Universitari Vall d'Hebron, Autonomous University of Barcelona, Barcelona, Spain
[f] Neurology Service, Hospital de Bellvitge, University of Barcelona, l'Hospitalet de Llobregat, Spain
[g] Movement Disorders Unit, Neurology Service, Sant Pau Hospital, Autonomous University of Barcelona, Spain
[h] Health Sciences Department, Universitat Oberta de Catalunya, Spain

ARTICLE INFO

Article history:
Received 6 November 2014
Received in revised form
23 April 2015
Accepted 12 May 2015

Keywords:
Parkinson disease
Levodopa/carbidopa intestinal gel
Motor fluctuations
Non-motor symptoms
Long-term treatment

ABSTRACT

Introduction: Continuous infusion of levodopa/carbidopa intestinal gel (LCIG) is an effective treatment for patients with advanced Parkinson Disease (PD) that cannot be further improved by oral therapy.
Methods: We conducted an observational, prospective, and multicenter study to collect, in a large sample of PD treated with LCIG, long-term information about the outcome and safety of the treatment. The assessments were performed before LCIG, 1, 3, 6 months after, and ever since, every 6 months.
Results: We studied 72 patients with a mean observation time of 22 months and a maximum of 48 months. During follow-up 28 patients discontinued the treatment, especially for lack of efficacy or adverse events related to the drug. We obtained a significant improvement of motor and non-motor fluctuations, mean off time and some non-motor symptoms. A significant increase in the percentage of time with dyskinesias was found in patients having less than 50% of the day with dyskinesias before LCIG. However, patients having already many dyskinesias before LCIG experienced a significant decrease of the troublesome dyskinesias, meaning that outcomes might be different depending on specific clinical characteristics. Adverse effects were in general minor but one case of intestinal perforation and one of abdominal cellulite were observed.
Conclusions: We confirmed that LCIG is a very effective treatment option for advanced PD; however considering the findings that dyskinesia can increase and the potential for serious side effects, we suggest the necessity for development of guidelines that better define the profile of responders.

1. Background

Substitutive oral dopamine (levodopa) is the best treatment for Parkinson's disease (PD) symptoms; however, after an initial "honeymoon" period of time with a sustained response, long-term treatment might induce the appearance of clinical fluctuations and dyskinesias [1,2]. These complications over time may become

* Corresponding author. Parkinson's Disease and Movement Disorders Unit, Neurology Service, Hospital Clínic, Universitat de Barcelona, Villarroel, 170 08036 Barcelona, Spain.
E-mail address: MJMARTI@clinic.ub.es (M.J. Martí).

http://dx.doi.org/10.1016/j.parkreldis.2015.05.014
1353-8020/

severe and difficult to treat with the consequent worsening of the patient quality of life. The origin of these complications is unknown, but a relationship with the pulsatile dopaminergic stimulation, due to the oral substitute therapy, has been proposed [3]. In a way to give a more stable and physiological stimulation to the dopaminergic receptors, alternative therapy, as continuous subcutaneous infusion of apomorphine, deep brain stimulation (DBS) [4,5], and the continuous intra-duodenal infusion of levodopa-carbidopa gel (LCIG) have been tried [6].

LCIG is a water-based suspension containing micronized levodopa 20 mg/ml and carbidopa 5 mg/ml that was approved in EU in 2004 as treatment for advanced PD. Since its approval substantial amounts of information regarding its efficacy and security have been collected, but so far there are only two controlled studies [7,8], and the long-term information is still scarce and incomplete [9–13].

The aim of this study was to record, from a large group of patients, prospectively, in a routine clinical setting, comprehensive long-term (up to 48 months) clinical data on efficacy and safety of LCIG.

2. Methods

We conducted an observational, prospective, and open label study in the context of the clinical practice of 5 centers of the metropolitan area of Barcelona. The study protocol was approved by the Ethics Committee of Hospital Clinic of Barcelona (Barcelona, Spain) and procedures were in accordance with the ethical standards laid down in Helsinki Declaration, and revised in 2000. All patients signed a consent form for the procedure and for the collection and the report of data. We enrolled 72 PD patients, all with motor fluctuations, not satisfactory controlled by the standard treatment. The LCIG starting procedure was performed, in all centers following three steps: test period, percutaneous endoscopic gastrostomy (PEG) surgery, and post PEG evaluation. During the first days of hospitalization, we calculated the dose of LCIG to administer from the oral dose of levodopa and dopamine agonist, by using the levodopa equivalent daily dose (LEDD) [14]. Then we performed a test phase, where a nasoduodenal tube connected to a portable pump administered the treatment. After that, the PEG was done and the infusion started trough a catheter ending in the duodenum. Finally, after PEG, the infused therapy was optimized following the patient's condition. Patients were evaluated before LCIG (baseline visit), 1, 3, and 6 months after the procedure and since ever, every 6 months until a maximum follow up of 48 months. During the entire follow up the dose was optimized according to the patient's requirements.

During each visit we recorded clinical data, and information about daily perfusion and oral treatment dosage. To collect clinical data we used a not-validated semi-structured interview that explores the presence (yes or not) and severity (mild, moderate or severe) of different items. Information was recorded about motor (wearing-off, delayed on, no-on, unpredictable off, nocturnal and morning akinesia, hours/day spent in off), and non-motor fluctuations (dysautonomic symptoms, such as hyperhidrosis and palpitations, sensitive symptoms, such as pain and paresthesia, and every other non motor symptoms observed in off state). We assessed then the presence, the duration (hours/day spent with them) the severity (using the item 33 of UPDRS-IV) and the timing (on, off state or transitional) of dyskinesias. The presence and severity of non motor symptoms were recorded by classifying them in neuropsychiatric symptoms (presence and severity of depression, cognitive impairment, dementia, hallucinations/psychosis, symptoms of dopaminergic dysregulation), sleep disorders (presence and severity of insomnia, excessive daytime sleepiness, nightmares and dream enacting behaviors), dysautonomic symptoms (presence and severity of urgency/incontinence, constipation, orthostatic hypotension), and others (presence and severity of pain, fatigue and restless leg syndrome). As general indicator of disease progression and treatment response over time both the investigator and the patients performed the Clinical Global Impression Scale (CGI) [15]. Clinical data included also the results of the assessment of UPDRS part I-IV (part motor-III performed in on and off state) [16], and Schwab and England Activities of Daily Living Scale [17] both on and off therapy. Finally we collected all information about safety, in terms of occurrence, timing and severity of adverse events (AEs).

Results were expressed as mean and standard deviation for continuous variables and as absolute numbers and relative frequencies (%) for categorical variables. Due to the variation in the duration of follow-up, for each variable the mean last value reported during the last visit (LV) was calculated and compared to mean baseline. Comparisons in the clinical variables between visits were conducted using a Student's t-test for continuous variables and Pearson's chi-squared test, McNemar test or Fisher exact test for categorical variables. Statistical significance was set at a p-value of $p < 0.05$. The statistical analysis was performed using SAS v.9.3 (SAS Institute Inc., Cary, North Carolina).

3. Results

The study was conducted from May 2008 to August 2012. We enrolled 72 PD patients: center 1 enrolled 23 patients, center 2, 17 patients, center 3, 16 patients, center 4, 11 patients and center 5, 5 patients. Characteristics of the patients are presented in the Table 1. The test phase was different depending on the center, with a mean duration of 5 days (minimum 3 days, maximum 10 days). The mean follow up was 22 ± 14 months. Of the 72 patients, three reached the 48 months-evaluation, 12 the 36 months-evaluation, 17 the 24 months, 19 reached the scheduled follow-up evaluation of 18 months and in 21 patients the follow-up ranged between 1 and 14 month. During the study, 28 patients discontinued the treatment, the major part of them in the first year of inclusion. Fifteen patients discontinued in the first three months after starting LCIG. Over the 28 drop outs, thirteen were related to lack of efficacy of the therapy, 8 for the occurrence of adverse events (AEs) related to the therapy (i.e. severe dyskinesias, bothersome sleepiness, symptomatic orthostatic hypotension, anorexia, and uncontrolled punding), four abandons were for lack of acceptance of the device, and three for AEs related to the PEG and to the device (Table 2 and Fig. 1). The patients who dropped out from the study did not differ in terms of age, sex distribution, and severity of the disease compare to other patients. However those patients that drop out from the study had slightly more dyskinesias compare to the rest of the population ($p > 0.05$).

3.1. Motor and non-motor fluctuations

From baseline to LV we observed a significant decrease of the number of patients reporting wearing-off (97% vs. 64%), delayed on (86% vs. 28%), no-on (56% vs 18%), unpredictable off periods (75% vs. 29%), nocturnal akinesia (73% vs. 49%) and morning akinesia (78% vs. 47%) ($p < 0.0001$). The mean OFF time per day decreased significantly from 6.8 ± 2.8 h before treatment to 3.0 ± 3.5 h in the LV and the percentage of the day in off decreased significantly from 45% before treatment to 20% in the LV ($p < 0.0001$). Behavioral and mood disorders, especially anxiety, depression and irritability reported at baseline by the 66% of patients, decreased during LV to 38% ($p < 0.0001$); the % of patients with dysautonomic symptoms, especially hyperhidrosis, decreased from 60% to 33% ($p = 0.0015$);

M. Buongiorno et al. / Parkinsonism and Related Disorders 21 (2015) 871–876

Table 1
Baseline characteristics of patients.

	N	Mean	SD	Median	Range
Number of patients	72				
Sex (M/F)	41/31				
Age at LCIG initiation		68.4	7.3	69	51–87
PD duration (years)		13.1	5.1	12	4–30
LCIG treatment duration at follow-up (months)		22	14	23	0.5–48
Troublesome dyskinesias (YES/NO; %)	20/52; 27,8%				
Motor Fluctuations (YES/NO; %)	72/0; 100%				

M: Male; F: Female. LCIG: levodopa-carbidopa intestinal gel; PD: Parkinson's disease; N: number; SD: standard deviation.

Table 2
Adverse Events and drop out.

	N°	Cause of dropout (N°)
Adverse events drug related		
Acatisia	1	0
Hallucination/confusion	13	0
Anorexia	3	2
Anxiety	1	0
Troublesome dyskinesia (start or worsening)	13	3
Polineuropathy	2	0
Weightloss	5	0
Punding	2	1
Excessive daytime sleepness	3	1
Symptomatic orthostatic hypotension	3	1
Adverse events device related		
Intestinal tube kinking	13	0
Bezoar	5	1
Tube and connection issue	13	0
Intestinal tube dislocation	3	0
Intestinal tube occlusion	2	0
Intestinal impaction	2	0
Intestinal perforation	0	1
Adverse events PEG related		
Abdominal cellulite	2	1
Wound infection	5	0
Pneumoperitoneum	9	0
Pump breakage/malfunction	12	0

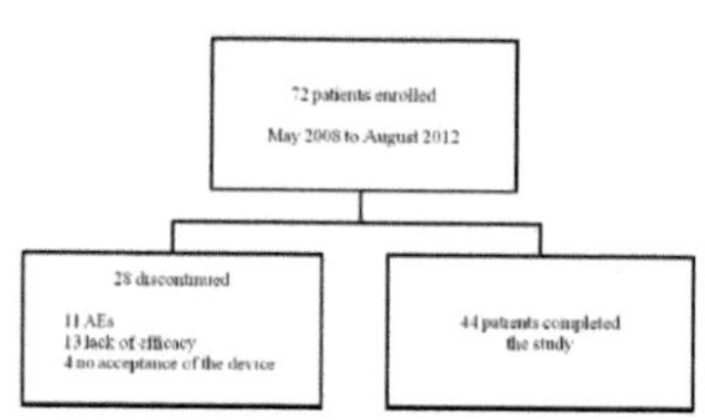

Fig. 1. Flow chart of the study. AEs: Adverse events.

and the % of patients with sensory symptoms like painful paresthesias, decreased from 48% to 30% ($p < 0.0001$).

3.2. Dyskinesias

Examining the entire population's study, the percentage of the day with dyskinesias reported by the patients showed a significant increase through the study (30% before treatment vs. 40% in LV, $p = 0.019$). The percentage of the day with disabling dyskinesias slightly decreased (9% vs. 7%) and the degree of disability induced by dyskinesias (UPDRS IV item 33) was similar at baseline and LV (UPDRS IV Item 33 baseline $= 1.4 \pm 1.3$ vs. UPDRS Item 33 LV $= 1.2 \pm 1.2$). The scatter plot of the items 33 showed the existence of two different groups in our population, with different behavior. Post hoc analysis showed that the existence of these two groups depended on the baseline 32 items values (duration of dyskinesias). By dividing our group in two groups, one with patients having item 32 between 0 and 2 and other having people with score >2, we had basically divided the population in a group having less than 50% of dyskinesias per day and another group having more than that. Following this criteria, we re-analyzed our population. Patients at baseline having less than 50% (the 70% of the entire population of the study) of the day with dyskinesias significantly increased their percentage of the day with dyskinesias along the study (mean percentage of the day with dyskinesias baseline = 18, vs. mean percentage of the day with dyskinesias LV = 35, $p < 0.001$) with no change in the percentage of day with disabling dyskinesias. Patients having at baseline more than 50% of the day with dyskinesias (the 30% of the study's population) did not change along the study the percentage of day with dyskinesias, but significantly improved the percentage of day with disabling dyskinesias ($p = 0.04$) (Fig. 2). Looking to the data collected every follow-up, we find that all the significant changes of dyskinesias found, were all registered three months after the LCIG compare baseline data.

3.3. Non-motor symptoms

We recorded a significant decrease in the prevalence of constipation (from 58% patients having constipation baseline to 46% during LV, $p < 0.0001$), fatigue (51% baseline vs. 36% LV, $p = 0.0127$) and pain (49% baseline vs. 36% LV, $p = 0.049$). No differences were found evaluating the presence of orthostatic dysautonomic symptoms. The number of patients with hallucinations or psychotic symptoms at baseline (10) slightly increased during LV (13), however from the 10 patients having dopamine dysregulation syndrome before LCIG, only 6 presented those symptoms at the LV. Comparing the proportion of patients *with* insomnia with those *without* it at baseline and during LV, we did not find any differences, however looking to the data collected every follow up, we find that the percentage of patients having insomnia significantly decrease three months after the LCIG, ($p = 0.0053$). In the successive visits the proportion between insomniac and not insomniac patients slowly became the same as that one presented at baseline visit. Comparing patients with improvement of their sleep with *LCIG* with patients without it, we found that patients with sleep improvement had a significantly better improvement of nocturnal akinesia compare to the others ($p = 0.0128$). They did not differ in terms of age, disease duration, and severity of disease. We did not find differences from baseline to LV in the percentage of patients

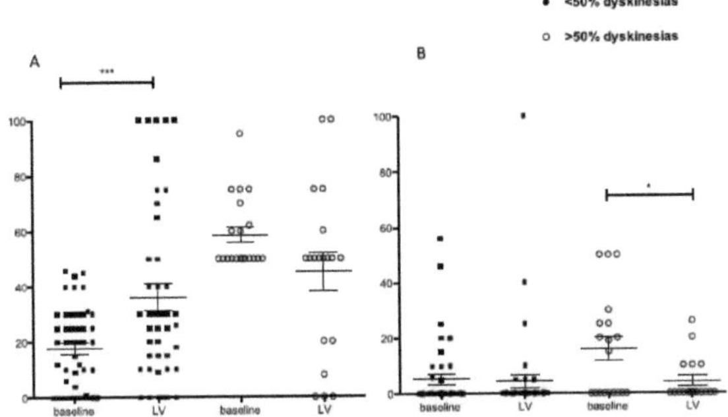

Fig. 2. Effect of LCIG treatment on dyskinesias. Panel A shows the change in % of day with all kind of dyskinesias (from 0 to 100%) between baseline and the last value reported during the last visit (LV) in two groups: patients having since baseline less than 50% of the day with dyskinesias (black dots) and patients having more than 50% of the day with dyskinesias (white dots). Panel B shows the change in % of day with troublesome dyskinesias between baseline and LV in the two groups. In patients with less than 50% of the day with dyskinesias at baseline we found a significant increase ($p < 0.001$) of % of not troublesome dyskinesias at the last visit. In patients with more than 50% of the day with dyskinesias we found a significant ($p = 0.04$) decrease troublesome dyskinesias in the last visit compare to baseline condition.

having daytime somnolence and RLS, however patients referred a significant reduction of nightmares over the study ($p = 0.0075$). The percentage of patients presenting symptoms of dementia or cognitive decline did not differ along the study. A slight tendency to a decrease in the prevalence of depression was on the other part showed during the LV compare the baseline condition (58% of patients having depression before LCIG versus 46% of the patients during LV) (Supplementary Figure).

3.4. Change in motor symptoms and disability

Regarding UPDRS part II and III we did not find changes from baseline to the LV either while patients were on (UPDRS II on baseline = 13.6 vs UPDRS II on LV = 14.3 and UPDRS III on baseline = 21.9 vs UPDRS III on LV = 22.3) and off (UPDRS II off baseline = 25.8 vs. UPDRS II off LV = 22.5 and UPDRS III off baseline = 40.7 vs UPDRS III off LV = 39.9). Motor symptoms such as off freezing of gait and falls showed an improvement with a significant decrease of percentage of patient presenting them (from 97% to 65%, $p = 0.005$). Conversely motor symptoms referred by patients in on state at baseline (on freezing of gait and falls) did not improve with LCIG treatment (from 49% to 47%).

No significant differences were found in the Schwab and England score from baseline to LV in both conditions, on and off period (SE on baseline 68.7 ± 18.6 vs SE on LV 69.5 ± 18.7; SE off baseline 39.4 ± 19.9% vs. SE off LV 46.2 ± 18.7%).

3.5. Clinical global impression

The majority of patients (70%) described a subjective improvement of the symptoms. In the 46% of the cases, the improvement was considered "much" and "very much". The Clinical global impression of improvement assessed by the investigators was consistent with the evaluation given by the patient.

3.6. Pharmacological therapy

Total daily doses of LCIG, including the morning bolus dose, continuous maintenance dose and the extra bolus doses, remained stable from discharge to the LV (1456.9 mg/day on average at the discharge vs 1444.7 mg/day on average at LV). Likewise, mean daily time of infusion remained stable over the study and was around 15 h per day, with only 4 patients (6%) receiving continued infusion during 24 h. The proportion of patients using dopamine agonists dropped from 70% at baseline to 19% at LV and the proportion of patients taking catechol-O-methyl transferase inhibitors dropped from 62% to 17%. The use of amantadine also dropped from 24% to 14%. The percentage of patients taking extended release levodopa at bedtime did not change comparing baseline to the LV (73% patients at baseline, vs 60% of patients at LV).

3.7. Adverse events

The AEs were classified as related to PEG procedure, to infusion devices or to LCIG treatment (Table 2). The most common adverse events were the ones related to infusion devices, especially kinking and deterioration of connectors. They were also the most troublesome requiring invasive procedure to resolve them. In particular we observed 5 cases of bezoares, 3 of them causing intestinal tube dislocation and 2 required re-positioning of internal device. In one case a phytobezoar entrapped the tip of the device producing a decubital intestinal perforation and requiring the extirpation of 1 m of bowel and end-to-end jejunal anastomosis. Complications related of PEG procedure were common but most of the time were not severe and usually limited to the first week after the procedure. They included pneumoperitoneum (which appeared in the 54% of patients), abdominal pain (20%), and stoma infection (3%). AEs related to treatment were reported in 23 patients. The most frequent was the worsening of dyskinesias (increase of the overall time with dyskinesia, which appeared in 13 cases) and hallucinations (8 cases). In both conditions, the reduction of LCIG dose resolved the complication. Furthermore we reported two patients with polyneuropathy and two with punding.

All results were analyzed also taking in account the sex and the age of the patients, however we did not find differences comparing male versus female patients and comparing younger patients versus older. No differences were also found by analyzing the results centre by centre, excluding a possible "centre-driven" results effect.

4. Discussion

In this study we have collected from five centers specialized on Movement Disorders comprehensive and prospective data on the long-term effects of LCIG treatment in a large sample of patients, and in a natural care setting. Specifically we evaluated 72 patients that raised with a high rate of variability a mean follow up of 22 months. Overall, our study confirms the well-known efficacy of LCIG treatment on motor and non-motor fluctuations in PD [18,19,12,7], with a good degree of satisfaction of both patients and investigator. In fact the majority of our patients reported a significant reduction of prevalence and duration of all type of *off-phenomena*. Regarding on periods, contrary to other groups [20], we did not report improvement of axial symptoms in on state. Moreover we reported a global increase of waking time with dyskinesias related to LCIG specifically in those patients having less dyskinesias before the treatment (less of 50% of waking day). Conversely in the group of patients spending more than 50% of waking time with dyskinesia, the LCIG improved significantly and fast (in the first three months) the percentage of the day with disabling dyskinesias. On the other hand we also observed three dropouts in relation to the appearance of new-onset, severe, and untreatable dyskinesias. All those data indicate that LCIG may be beneficial for patients having severe dyskinesias, confirming previous data on this issue [21]. However our results showed also that LCIG may cause the occurrence of very severe hyperkinetic movements and an increase time with not troublesome dyskinesias in some patients. Those results are in disagreement with other studies that have reported a global improvement of dyskinesias [13,19,12,7]. Most of them however did not focus on specific effect of LCIG on dyskinesias. In fact the largest study published so far [21] described a significant increase of the ON time without troublesome dyskinesias, but nothing is said about not troublesome dyskinesias. Moreover a small work that used video to score clinical status in patients with LCIG, suggested that dyskinesia during this treatment might be much more prevalent and severe than subjects' reports indicated [22]. Taking all this in consideration, we agree with a recent published editorial stating that "the jury is still out on the effects of constant infusion of L-dopa on dyskinesia" [23]. Further works focused on the specific effect of LCIG on dyskinesias are needed to clarify those discrepancies.

In accordance with previous studies, we did not find differences between to UPDRS part II and III, both on and off state, from baseline to LV. Furthermore we confirmed the improvement of both the non-motor symptoms associated with fluctuations (especially anxiety episodes, irritability, neuro-vegetative symptoms and pain) and non-motor symptoms not associated with fluctuations (especially constipation, fatigue and pain), supporting the hypothesis about a possible dopaminergic origin of those symptoms [24], but an improvement related to better absorption and mobility cannot be ruled out. Interestingly in our cohort with almost exclusively diurnal perfusion we observed a significant improvement of motor symptoms also during night, with a concomitant improvement of the sleep. This could be attributed to the overall improvement of the clinical conditions in the waking time, with a consequent better regulation of the sleep–awake cycle and the quality of sleep, and with a lower perception of nocturnal discomfort. On the other part we could not exclude a "long-duration response" dopaminergic effect of LCIG, previously suggested also by others authors [25], even if classically the sleep improvement has been described during 24 h infusion [24,26].

Analyzing our dropout rate (38%) we have noted that is quite high compared to that seen in other series. In our study the majority of the dropouts happened in the first 3 months after starting treatment and especially during the first year of the recruitment period, and was related to levodopa's lack of efficacy or lack of acceptance of the device. This observation means that for these patients the LCIG was not the optimal therapeutic choice and that we need to better define the profile of the good responder. In the successive months of recruitment the dropout rate decreased, suggesting an experience curve effect.

In terms of safety, our profile was consistent with that reported in previous studies [27,21,12,13] and similar to the safety profile of oral treatment, as referred by other authors [21,28,29]. Our main problems were related to the infusion device and in most of the cases they were of mild intensity. However, in contrast to others studies, we reported some cases of severe device-related complications, related most of the time to the formation of bezoar, a mass of fibers trapped in the gastrointestinal tract that usually are clinically silent, but that in few cases may lead to probe trapping, decubitus and perforation 10–12 months after surgery. The fact that our patients followed a Mediterranean diet at the time of the study, which is known to be richer in fiber compare others diets, may explain why in our series we observed higher prevalence of bezoar and phytobezoar compare to others series [10,11]. Considering that, in a high risk population, we suggest the necessity of good follow up protocols that may include a gastroscopy 12 months after PEG.

In conclusion this study collected a large variety of information about LCIG treatment. Our data confirmed the good profile of safety and efficacy of long-term LCIG. However, considering the high cost, the presence of potentially severe adverse events, and the presence of different outcomes, we think that further work are needed to better define the profile of the good responder, and adequate follow up-protocols.

Disclosures

Dr. Mariateresa Buongiorno has received honoraria from Abbvie during 2013. No financial conflict of interest.

Dr. Farncesca Antonelli received during 2013 a grant from European Federation of Neurological Societies. No financial conflict of interest.

Dr. Victor Puente has received honoraria from Abbvie during 2013. No financial conflict of interest.

Dr Oriol de Fabregues-Nebot has received honoraria from Abbvie during 2013. No financial conflict of interest.

Dr Jorge Hernandez-Vara reports no financial conflict of interest.

Dr. Matilde Calopa has received honoraria from Abbvie during 2013. No financial conflict of interest.

Dr.Berta Pascual-Sedano: has received honoraria from Abbvie during 2013. No financial conflict of interest.

Miss. Antonia Campolongo has received honoraria from Abbvie during 2013. No financial conflict of interest.

Miss. Ana Camara has received honoraria from Abbvie during 2013. No financial conflict of interest.

Dr. Francesc Valldeoriola has received honoraria from Abbvie,

UCB, Lundbeck, Medtronic. No financial conflict of interest.

Dr. Jaime Kulisevsky has received honoraria for lecturing or advisory boards from Abbvie, UCB, Lundbeck, Medtronic, Zambon and General Electric and research grants from Instituto de Salud Carlos III, Madrid, Spain. No financial conflict of interest.

Dr. Martí reports consultancies for Abbvie, Ipsen and Merz. No financial conflict of interest.

Dr. Tolosa received honoraria from Novartis, Teva, Bohringer-Ingelheim, UCB, Solvay, Lundbeck, and he received funding for research from Spanish Network for Research on Neurodegenerative Disorders (CIBERNED)-Insitituto Carlos III (ISCIII), The Michael's J. Fox Foundation for Parkinson's Research (MJFF). No financial conflict of interest.

Authors roles

Buongiorno MT took part visiting the patients, analysis of the data and writing the manuscript; Antonelli F took part in statistical analysis and writing the manuscript; Ana Camara, Victor Puente, Matilde Calopa, Jorge Hernandez, Oriol de Fabregas-Nebot, Berta Pascual, Antonia Campolongo, Francesc Valldeoriola, and Jaime Kulisevsky participated by visiting patients complete the database and critical review of the manuscript; Eduardo Tolosa and Maria Jose Martí took part conceptualizing the study, visiting the patients and critical review of the manuscript.

Acknowledgment

This observational study was supported by Solvay® first and AbbVie® supported the study by providing the electronic data collection system (EDC) to enter the collected data, and by performing the statistical analysis. Moreover we would like to thanks Bioclever for the development of the Electronic Capture Dataset (EDC) and Neus Cerdá for the statistical analysis.

Appendix A. Supplementary data

Supplementary data related to this article can be found at http://dx.doi.org/10.1016/j.parkreldis.2015.05.014.

References

[1] A. Schrag, N. Quinn, Dyskinesias and motor fluctuations in Parkinson's disease. A community-based study, Brain 123 (2000) 2297–2305.

[2] S. Fahn, The spectrum of levodopa-induced dyskinesias, Ann. Neurol. 47 (2000) S2–S9.

[3] M.M. Mouradian, I.J. Heuser, F. Baronti, G. Fabbrini, J.L. Juncos, T.N. Chase, Pathogenesis of dyskinesias in Parkinson's disease, Ann. Neurol. 25 (1989) 523–526.

[4] K. Wenzel, C.N. Homann, G. Fabbrini, C. Colosimo, The role of subcutaneous infusion of apomorphine in Parkinson's disease, Expert Rev. Neurother. 14 (2014) 833–843.

[5] A. Castrioto, A.M. Lozano, Y.Y. Poon, A.E. Lang, M. Fallis, E. Moro, Ten year outcome of subthalamic stimulation in Parkinson disease: a blinded evaluation, Arch. Neurol. 68 (2011) 1550–1556.

[6] S.W. Pedersen, J. Clausen, M.M. Gregerslund, Practical guidance on how to handle levodopa/carbidopa intestinal gel therapy of advanced PD in a movement disorder clinic, Open Neurol. J. 6 (2012) 37–50.

[7] C.W. Olanow, K. Kieburtz, P. Odin, A.J. Espay, D.G. Standaert, H.H. Fernandez, et al., Continuous intrajejunal infusion of levodopa-carbidopa intestinal gel for patients with advanced Parkinson's disease: a randomised, controlled, double-blind, double-dummy study, Lancet Neurol. 13 (2014) 141–149.

[8] M.C. Kurth, J.W. Tetrud, C.M. Tanner, I. Irwin, G.T. Stebbins, C.T. Goetz, et al., Double-blind, placebo controlled, crossover study of duodenal infusion of levodopa/carbidopa in Parkinson's disease patients with "on-off" fluctuations, Neurology 43 (1993) 1698–1703.

[9] A. Antonini, I.U. Isaias, M. Canesi, M. Zibetti, F. Mancini, L. Manfredi, et al., Duodenal levodopa infusion for advanced Parkinson's disease: 12-month treatment outcome, Mov. Disord. 15 (2007) 1145–1149.

[10] D. Devos, French Duodopa Study, Patient profile, indications, efficacy and safety of duodenal levodopa infusion in advanced Parkinson's disease, Mov. Disord. 15 (2009) 993–1000.

[11] D. Nyholm, Duodopa® treatment for advanced Parkinson's disease: a review of efficacy and safety, Parkinsonism Relat. Disord. 18 (2012) 916–929.

[12] M.T. Cáceres-Redondo, F. Carrillo, M.J. Lama, I. Huertas-Fernández, L. Vargas-González, M. Carballo, et al., Long-term levodopa/carbidopa intestinal gel in advanced Parkinson's disease, J. Neurol. 261 (2014) 561–569.

[13] M. Zibetti, A. Merola, C.A. Artusi, L. Rizzi, S. Angrisano, D. Reggio, et al., Levodopa/carbidopa intestinal gel infusion in advanced Parkinson's disease: a 7-year experience, Eur. J. Neurol. 21 (2014) 312–318.

[14] C.L. Tomlinson, R. Stowe, S. Patel, C. Rick, R. Gray, C.E. Clarke, Systematic review of levodopa dose equivalency reporting in Parkinson's disease, Mov. Disord. 25 (2010) 2649–2653.

[15] J. Busner, S.D. Targum, The clinic global impression scale applying a research tool in clinical practice, Psychiatry (Edgmont) 4 (2007) 28–37.

[16] S. Fahn, R.L. Elton, Members of the UPDRS Development Committee, Unified Parkinson's disease rating scale, in: S. Fahn, C.D. Marsden, D.B. Calne, A. Lieberman (Eds.), Recent Developments in Parkinson's Disease, McMillan Health Care Information, Florham Park, NJ, 1987, pp. 153–163.

[17] Schwab and England Scale Schwab RS, England AC, Projection technique for evaluating surgery in Parkinson's disease, in: F.J. Gillingham, I.M.L. Donaldson (Eds.), Third Symposium on Parkinson's Disease, E and S Livingstone, Edinburgh, 1969.

[18] A. Antonini, P. Odin, L. Opiano, V. Tomantschger, C. Pacchetti, B. Pickut, et al., Effect and safety of duodenal levodopa infusion in advanced Parkinson's disease: a retrospective multicenter outcome assessment in patient routine care, J. Neural Transm. 120 (2013) 1553–1558.

[19] B.A. Pickut, C. van der Linden, S. Dethy, H. Van De Maele, D.Z. de Beyl, Intestinal levodopa infusion: the Belgian experience, Neurol. Sci. 35 (2014) 861–866.

[20] M.C. Sensi, F. Preda, L. Trevisani, E. Contini, D. Gragnaniello, J.G. Capone, et al., Emerging issues on selection criteria of levodopa carbidopa infusion therapy: considerations on outcome of 28 consecutive patients, J. Neural Transm. 121 (2014) 633–642.

[21] H.H. Fernandez, D.G. Standaert, A. Vanagunas, R.A. Hauser, A. Lang, V.S. Fung, et al., Levodopa-carbidopa intestinal gel in advanced Parkinson's disease open-label study: final 12-months, open-label results, Mov. Disord. 30 (2015) 500–509.

[22] D. Nyholm, A. Johansson, S.M. Aquilonius, E. Hellquist, H. Lennernas, H. Asmark, Complexity of motor response to different doses of duodenal levodopa infusion in Parkinson disease, Clin. Neuropharmacol. 35 (2012) 6–14.

[23] J.G. Nutt, Continuous levodopa infusion is better-for now, Mov. Disord. 30 (2015) 443–445.

[24] H. Honig, A. Antonini, P. Martinez-Martin, I. Forgacs, G.C. Faye, T. Fox, et al., Intrajejunal levodopa infusion in Parkinson's disease: a pilot multicenter study of effects on nonmotor symptoms and quality of life, Mov. Disord. 24 (2009) 1468–1474.

[25] M. Zibetti, M. Rizzone, A. Merola, S. Angrisano, L. Rizzi, E. Montanaro, et al., Sleep improvement with levodopa/carbidopa intestinal gel infusion in Parkinson disease, Acta Neurol. Scand. 127 (2013) 28–32.

[26] D. Nyholm, R. Jansson, T. Willows, I. Remahl, Long term 24-hour duodenal infusion of levodopa: outcome and dose requirements, Neurology 65 (2005) 1506–1507.

[27] D. Nilsson, D. Nyholm, S.M. Aquilonius, Duodenal levodopa infusion in Parkinson's disease-long-term experience, Acta Neurol. Scand. 104 (2001) 343–348.

[28] H.H. Fernandez, P. Odin, Levodopa-carbidopa intestinal gel for treatment of advanced Parkinson's disease, Curr. Med. Res. Opin. 27 (2011) 907–919.

[29] T. Müller, T. van Laar, D. Cornblath, P. Odin, F. Klostermann, F. Grandas, G. Ebersbach, P. Urban, et al., Peripheral neuropathy in Parkinson's disease: levodopa exposure and implications for duodenal delivery, Parkinsonism Relat. Disord. 19 (2013) 501–507.

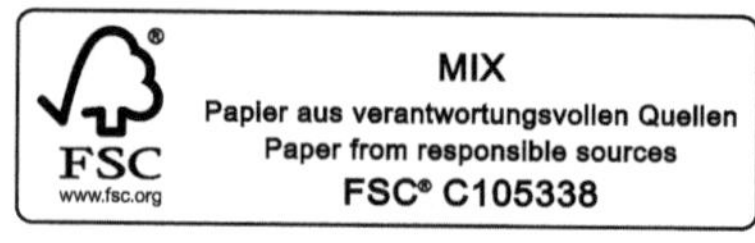

Printed by Books on Demand GmbH, Norderstedt / Germany